Über dieses Buch Der Inzest ist eine Erfahrung, die das Leben von Frauen so tiefgreifend beeinträchtigt wie kein anderes emotionales Erlebnis. Angst, Unsicherheit, Mißtrauen, Vereinsamung, schwerste psychosomatische Krankheiten sind einige der Folgen, die dieses schreckliche Kindheitstrauma nach sich zieht. In diesem Buch erzählen Frauen davon, wie sie den Inzest erlebt haben und wie es ihnen gelungen ist, dieses Trauma und seine Folgen zu bewältigen: durch radikale Ehrlichkeit sich selbst und ihren Angehörigen gegenüber, durch unendliche Geduld und große Kraft. Wir erfahren, wie Frauen sich von einer zerstörerischen Erfahrung befreit und den Weg zurück ins Leben gefunden haben. So berichtet dieses Buch zugleich auch von weiblichen Stärken: von Sensibilität, Phantasie, Überlebenswillen.
Die persönlichen Erinnerungen einer der beiden Autorinnen, die selbst von ihrem Vater als Kind mißbraucht wurde, Tiefeninterviews mit 50 betroffenen Frauen, ein umfassendes Selbsthilfeprogramm sowie die neuesten Forschungsergebnisse sind in diesem Buch auf eindrucksvolle Weise miteinander verbunden.

Die Autorinnen Karen Lison ist Absolventin des Alfred-Adler-Instituts in Chicago. Sie arbeitet als Psychotherapeutin in privater Praxis und gründete Therapie- und Selbsthilfegruppen für erwachsene Inzestopfer.
Carol Poston, selbst Opfer eines Inzests, ist promovierte Literaturwissenschaftlerin und lehrt an der Universität von Illinois in Chicago.

Karen Lison / Carol Poston

Weiterleben nach dem Inzest

Traumabewältigung und Selbstheilung

Aus dem Amerikanischen von
Almuth Dittmar-Kolb

Fischer Taschenbuch Verlag

Die Frau in der Gesellschaft
Lektorat: Ingeborg Mues

Veröffentlicht im Fischer Taschenbuch Verlag GmbH,
Frankfurt am Main, Oktober 1991

Titel der amerikanischen Originalausgabe:
»Reclaiming our Lives. Hope for Adult Survivors of Incest«,
erschienen im Verlag Little, Brown and Company
(Boston, Toronto, London)

Umschlaggestaltung: Friederike Simmel
Umschlagfoto: Mauritius, Backgrounds
Gesamtherstellung: Clausen & Bosse, Leck
Printed in Germany
ISBN 3-596-10422-X

Inhalt

Dieses Buch ist allen Frauen gewidmet, die als Kind einen Inzest erdulden mußten. In Bewunderung für die, die überlebten, in Trauer um die, die umkamen, und als Ermutigung für alle, die sich erst noch erinnern müssen.

Danksagung

Wenn auch der Anstoß und der Wille, dieses Buch zu schreiben, von uns ausgingen, hätten wir wohl kaum eine Seite zustande gebracht, wenn uns nicht andere geholfen hätten. Zuallererst möchten wir der Schriftstellerin und Übersetzerin Lore Segal danken, deren freimütige Ratschläge, aktive Unterstützung und sorgfältiges Lesen der ersten Niederschrift ermutigend und richtungweisend wirkten, in einem Stadium, als wir am dringendsten Zuspruch nötig hatten. Ein erstes Interview mit Dr. Richard Krugman vom Henry-C.-Kempe-Center in Denver war uns bei der Auseinandersetzung mit dem komplexen Thema sehr hilfreich. Wir danken Jane Jordan Browne, einer hervorragenden Agentin, die uns mit Rat und Tat zur Seite stand und wie ein Drache vor unserer Tür wachte; und Jennifer Josephy, unserer Lektorin bei Little, Brown, die sich sowohl für unser Gesamtanliegen einsetzte wie auch Detailfragen im Auge behielt. Wir danken auch Barbara Roy, Carolyn Hulse, Grace White, Judith Osterman und Linda Williams, die einzelne Kapitel lasen und wertvollen inhaltlichen Rat erteilten. Wir danken Sue Sindelar vom Office of Academic Affairs an der Universität von Illinois in Chicago, die uns bei der Textproduktion half. Und zu guter Letzt Larry Poston, der sich als Manuskriptlektor, Computer-Mittelsmann und Muntermacher betätigte – immer und überall hilfreich.

Karen Lison bedankt sich bei ihren Eltern Jerry und Cas Kaitis für Jahre voller Liebe, Unterstützung und Ermutigung; bei ihrem Mann John für seine unerschütterliche Zuversicht, daß sie dies und noch mehr schaffen könne; bei ihren Söhnen Christopher und Timothy dafür, daß sie ihre Mama ohne Wenn und Aber liebhaben; und bei ihrer Freundin und Mitautorin Carol Poston, die Gedanken und Ideen so angemessen in Worte faßte. Zu guter Letzt ist Karen allen ihren Klientinnen dankbar – von Diana, der ersten Heranwachsenden im Jahre 1966, bis zu Marcella, einer

Großmutter von zehn Enkeln, 1988 –, den Frauen also, die ihre inzestbelastete Vergangenheit aufdeckten und dazu beitrugen, daß Karen nach immer neuen Wegen suchte, um ihre Heilung zu fördern. Ihre Lebensgeschichten waren die Keimzelle dieses Buchs.

Carol Poston dankt ihrer Therapeutin Patricia Dore für ihre sanfte und intelligente Fürsorge; der Grace Episcopal Church in Oak Park, Illinois, insbesondere dem dortigen Gesprächskreis für Ehepaare und den Vortragsgruppen für die Stärkung der Seele; den Freunden Jeanette Crowley, Emily Kohl, Suzanne Greene und Christopher und Elizabeth Keys für ihre Liebe und Unterstützung; und Karen Lison, die dieses Vorhaben mit Scharfsinn, Humor und Beständigkeit durchführte. Und schließlich ihrem Mann Larry, dessen Liebe und Unterstützung dieses Buch – und möglicherweise ihr Leben überhaupt – erst möglich machten.

Am wichtigsten aber ist uns der Dank an die Frauen, die uns ihre Lebensgeschichten anvertraut haben. Da sie anonym bleiben sollen, haben wir ihre Namen geändert, doch sie wissen, wer gemeint ist. Ihre Ehrlichkeit, ihr Mut und ihr Humor haben jeden unserer Schritte beflügelt. Ihr Leben und ihre Erfahrungen waren der fruchtbare Boden, der dieses Buch hervorbrachte.

Einleitung

Wie es zu diesem Buch kam

Karen Lison: Mein Interesse am Thema Inzest reicht ins Jahr 1966 zurück, als ich nach meinem College-Abschluß als Bewährungshelferin am Jugendgericht von Cook County in Chicago anfing. Ich hatte durchschnittlich 35 Fälle von Mädchen zwischen 12 und 17 Jahren zu betreuen. Viele von ihnen hatten Bewährung, weil sie von zu Hause ausgerissen waren, etwas, das nur dann zu einem Vergehen wird, wenn ein Mädchen bereits unter Bewährung stand (meistens, weil sie eine Ausreißerin ist) und dann wieder gegen die Auflagen verstößt, indem sie noch einmal davonläuft.

Viele dieser Mädchen vertrauten mir an, daß sie von zu Hause fortgelaufen waren, um dem täglichen sexuellen Mißbrauch durch Väter, Stiefväter oder Brüder zu entkommen. Sie wurden aber durch die Staatsanwälte oft als »promiskuitiv« abgestempelt, und man ließ durchblicken, daß diese Mädchen in Wirklichkeit – wie wir doch alle *wüßten* – »verführerische Nymphchen« seien, »die sich an alles heranmachten, was Hosen trüge«.

Die Mädchen, mit denen ich zu tun hatte, erfuhren nie eine Behandlung, die ihren Problemen angemessen gewesen wäre. Statt dessen wurden viele aus ihren Familien gerissen und in die State Training School for Girls eingewiesen. Sie wurden *eingesperrt, weil sie vor sexuellem Mißbrauch geflohen waren*. Damals war es sehr frustrierend, als Bewährungshelferin zu arbeiten, eben weil es so wenige Hilfsmöglichkeiten gab.

Heute wissen wir, daß diese jungen Frauen die Wahrheit sagten, und den Gerichten steht heutzutage eine Vielzahl von Programmen für die Therapie inzestuöser Familien zur Verfügung.

1972 ging ich an die Universität zurück. Eine der Voraussetzungen für die Magisterprüfung war die Teilnahme an einem Praktikum, bei dem ich insgesamt zehn Klienten während ihrer Therapie zu begleiten hatte. Es waren sieben Frauen darunter, und vier von ihnen hatten einen Inzest erlebt.

Nach meinem Examen erhielt ich eine Anstellung an einer kleinen psychiatrischen Klinik in einem Vorort von Chicago. Es war meine Aufgabe, an dem dortigen Therapieprogramm für Inzestfamilien mitzuarbeiten. Hier wurde die *ganze Familie* stationär behandelt – eine ausgezeichnete, aber sehr teure alternative Behandlungsmethode. Als das Programm auslief, blieb ich dort, um mit den anderen psychisch Kranken weiterzuarbeiten.

Im Laufe der Zeit erfuhr ich immer mehr über die einzelnen Patientinnen. Als eine nach der anderen mir ihre Lebensgeschichte offenbarte, wurde deutlich, daß es immer wieder um Inzest und Mißbrauch ging. Wieder machte es mich sehr betroffen zu sehen, wie häufig Inzest vorzukommen schien und welche verheerende Wirkung er auf die Opfer hatte.

Von der Klinik wechselte ich zu einer Agentur der Sozialversicherung, um ein Hilfsprogramm für Eltern zu koordinieren, das zur Vorbeugung von Kindesmißhandlung in Risikofamilien dienen sollte. Und wieder tauchte das Inzestproblem auf, als viele der Mütter, bei denen die Gefahr bestand, daß sie ihre eigenen Kinder mißhandelten, begannen, mir ihre eigene Lebensgeschichte anzuvertrauen. Durch diese Berichte zog sich der Inzest wie ein roter Faden.

Ich konnte von dem Problem nicht loskommen. Wohin ich mich auch wandte, ich fand Patientinnen, die von ihrer inzestbelasteten Vergangenheit sprachen. Alle hatten das Gefühl, ganz allein dazustehen und an dem Geschehen schuld zu sein. Mir war klar, daß sie eine Gruppe brauchten, in der sie über ihre Gefühle sprechen und erfahren konnten, daß sie kein Einzelfall waren. Sie mußten verstehen lernen, wie der Inzest sich auf ihr Erwachsenenleben ausgewirkt hatte und wie sie ihre Erfahrungen endlich hinter sich bringen konnten, um für sich selbst weiterzukommen.

Im Juni 1982 gab ich meinen Job auf und begann soviel wie

möglich über den Inzest zu lesen, nahm an Workshops und Seminaren zu dem Thema teil und schrieb Brief auf Brief an die Autoren der Bücher, die ich gelesen hatte. Ich wollte möglichst alles über den Inzest erfahren, um eine Gruppe für Frauen, die einen Inzest überlebt hatten, gründen zu können. Im September jenes Jahres traf sich die erste Gruppe in meinem winzigen Büro, das ich bei einem Bekannten gemietet hatte.

Eine Lebensgeschichte nach der anderen rollte vor uns ab, und jede wirkte noch verheerender als die vorhergehende. Aber zugleich wurden auch die Gemeinsamkeiten immer deutlicher. Alle Frauen sprachen von Schuldgefühlen, Scham, niedrigem Selbstwertgefühl, von Problemen mit Sexualität und Nähe und von einem Mangel an Vertrauen. In dem Maße, wie ihre Scham abnahm, wuchs ihr Selbstwertgefühl. Ihre Angst vor Bloßstellung ließ allmählich nach, als sie ihre Ängste und Verletzlichkeit miteinander zu teilen begannen. Auch ich, obwohl kein Inzestopfer, wußte, daß ich meinen Platz gefunden hatte. Ich erkannte, daß ich zum erstenmal etwas im Leben dieser Frauen bewirken konnte. Zum erstenmal leitete ich ein Projekt, das den Inzestüberlebenden wirklich von Nutzen war und wo ihre Wunden heilen konnten. Der Name unserer Gruppe? SIGH (dt.: Seufzer), eine Abkürzung für *Survivors of Incest Gaining Health* – Inzestüberlebende, die gesund werden.

______*Carol Poston:* Im Markus-Evangelium sagt Jesus: »Zündet man auch ein Licht an, daß man's unter einen Scheffel oder unter einen Tisch setze? Mitnichten, sondern daß man's auf einen Leuchter setze. Denn es ist nichts verborgen, daß es nicht offenbar werde, und ist nichts Heimliches, das nicht hervorkomme.«[1]

Es war sehr schwierig, das dunkle Geheimnis des Inzests in meinem Leben ans Licht zu bringen. Es wurde nur ganz allmählich licht um mich, so, wie wenn man die Flamme einer Petroleumlampe langsam höher dreht, bis sie schließlich so hell strahlt, daß auch die hintersten Ecken des Raumes beleuchtet sind. Ich brauchte Jahre dazu, um die Lampe auch nur in die Kammer mit meinem Geheimnis zu tragen. Es dauerte weitere schwere Jahre in therapeutischer Behandlung, bis ich meine Augen öffnen und mir den Raum, den die Lampe beschien, ansehen konnte. Schließlich war es soweit, auch unter die Betten und hinter die Möbel zu sehen, selbst dorthin, wohin das Licht nicht reichte.

Da ich Literaturwissenschaft studiert habe und Autorin bin, meinte ich, daß diese Geschichte einer Selbstentdeckung es wert sei, aufgeschrieben zu werden. Ich war inzwischen über vierzig, und ich wußte, daß ich sie schon deshalb erzählen mußte, weil ich keineswegs allein damit dastand. Als schließlich diese Kammer meines Lebens hell erleuchtet vor mir lag, nahm ich die Anstrengung auf mich, anderen zu sagen, wie es darin aussah. Menschen, die in ihrer Kindheit nicht sexuell mißbraucht wurden, können sich das nur schwer vorstellen.

Ich machte mich daran, Menschen zu interviewen, die mit dem Thema Inzest persönlich zu tun hatten. Dieser journalistische Ansatz – Interviews mit Experten – war für mich normal; und es war die einzige Möglichkeit, echte Informationen zu bekommen, da es nicht sehr viele Bücher über erwachsene Frauen, die einen Inzest überlebt haben, gibt. Und bei diesen wenigen Veröffentlichungen handelt es sich meist um qualvolle und abschreckende Darstellungen des sexuellen Mißbrauchs; sie befassen sich viel zu wenig mit dem Heilungsprozeß. Das, was ich bis zu meiner Gesundung durchgemacht hatte, war aber nicht abschreckend gewesen, sondern eher ein Wachsen und Sichverändern. Ich wußte, daß ich nicht allein dastand. Deshalb beschloß ich, mit anderen zu sprechen – sowohl mit Menschen, die beruflich damit zu tun hatten, als auch mit den wahren Experten, den Frauen, die durch den dunklen Tunnel der Erfahrung gegangen waren und das Licht an seinem Ende gefunden hatten.

Während ich recherchierte und Experten ausfindig machte, hörte ich auch von der Arbeit von Karen Lison, und ich setzte mich mit ihr in Verbindung. Sie erzählte mir, daß auch sie ein Buch schreiben wollte, da sie so viele Informationen zusammengetragen hatte und da zu ihrer Bestürzung ein Großteil der vorhandenen Literatur nichts von dem wiedergab, was sie als gelebte Wahrheit vor sich sah.

Wir trafen uns zum Tee. Wir stellten uns gegenseitig vorsichtige Fragen. Wir kamen zu dem Schluß, daß wir die gleichen Vorstellungen hatten. Wir sind beide sehr gewissenhaft, und deshalb machten wir einen schriftlichen Vertrag miteinander. Nach fast vier Jahren enger Zusammenarbeit mit vielen Diskussionen und auch Meinungsverschiedenheiten sprechen wir noch immer miteinander, und nicht nur das – wir sind sogar enge Freundinnen. Karen nennt es Zufall; ich nenne es Gnade.

_____*Wie wir dieses Buch schrieben:* Die bisher erschienenen Bücher, Aufsätze und Vorträge zum Thema der erwachsenen Inzestüberlebenden schienen uns von zweierlei Art: zum einen schockierende, oft anonyme Erfahrungsberichte, die betroffenen Frauen zwar dabei helfen, daß sie sich nicht mehr allein fühlen, die aber oft auch entmutigend, deprimierend und ganz und gar ohne Hoffnung sind. Zum anderen Bücher, die von und oft für Fachleute geschrieben wurden. Wir wünschen uns ein Buch, das von Frauen und für Frauen – für *alle* Frauen – geschrieben sein sollte, ein Buch, das anrührt, informiert und neue Hoffnungen vermittelt.
Carol beschloß, jedem Kapitel ein Stück aus ihrer eigenen Lebensgeschichte voranzustellen. Der Schwerpunkt der Kapitel stammt aus Informationen, die wir bei den gemeinsam geführten Tiefeninterviews mit fast 50 Überlebenden gewannen. Viele dieser Frauen waren zu irgendeinem Zeitpunkt Karen Lisons Patientinnen gewesen, aber es kamen auch einige zu uns, weil sie von unserem Vorhaben gehört hatten; und Therapeuten aus der Umgebung riefen uns an, um uns Patientinnen zu empfehlen.
Dieser Text ist aus dem Dialog der Autorinnen erwachsen. Carol sprach von ihren persönlichen Gefühlen und Erlebnissen, und Karen interpretierte sie. Karen wiederum brachte die umfassenden Erfahrungen ein, die sie im Lauf der Jahre mit über 200 Patientinnen gemacht hatte. Carol schrieb mit und nahm die Dinge in sich auf. Diese Interviews fanden während eines Zeitraums von zweieinhalb Jahren jede Woche einmal statt. Vervollständigt wurden sie durch einige gemeinsame Wochenenden in einer Hütte in Michigan, fern von den jeweiligen Familien und

Haushaltungen der Autorinnen. Die Zusammenarbeit war eng, das Quellenstudium intensiv.
Trotzdem sind wir über manches verschiedener Meinung, und wir geben zu, daß diese Spannung gelegentlich im Text spürbar wird. An Punkten, an denen wir deutlich uneins sind, unterbrechen wir den Text, und jede spricht für sich. Die Rolle, die die Mutter des Inzestopfers spielt, ist so ein Fall. Als eine Inzestüberlebende hat sich Carol Poston lange Zeit mit ihrer eigenen Mutter auseinandergesetzt, und sie glaubt, daß jede Mutter, wenn sie nur will, den Schmerz ihrer Tochter sehen und den Inzest aufdecken kann. Kurz, sie hält alle Mütter für mitschuldig. Karen Lison dagegen, die als Therapeutin über jahrelange Erfahrung in der Behandlung von Inzestüberlebenden verfügt, ist der festen Überzeugung, daß es Mütter gibt, die nicht die geringste Ahnung haben, was passiert, und daß diese Mütter eine Schuldzuweisung keinesfalls verdient haben. Die Schuld sollte einzig auf das Konto dessen gehen, der sie nun einmal hat: des Täters. Solange es keine weiteren wissenschaftlichen Untersuchungen gibt, sind wir beide der Meinung, daß diese beiden festverankerten kontroversen Ansichten die Facetten einer sehr komplexen Wahrheit angemessener widerspiegeln als jeweils nur einer der Standpunkte.
An anderen Punkten ist die Spannung vielleicht weniger deutlich spürbar, insbesondere, wenn die Autorinnen, obwohl sie an einigen Stellen der Interpretation nicht übereinstimmen, es nicht für nötig hielten, ihre Verschiedenheiten durch abwechselnde Meinungsäußerungen hervorzuheben. Falls eine Leserin spürt, daß sich hinter einer Äußerung ein Dissens der Autorinnen verbirgt, hat sie wahrscheinlich recht.
In diesem Buch – wie in allen guten Büchern – geht es um die Wahrheit. Es mag Frauen geben, die andere Erfahrungen haben als wir. Alles, was wir dazu sagen können, ist: Wir schreiben und berichten nur, was wir wissen.

Kapitel 1

Anfänge

Vor vielen, vielen Jahren war ich ein kleines Mädchen. Ich hatte den Spitznamen »Punky«, denn damals war ich so rund wie ein Kürbis. Mein Bruder nannte mich »Sis« oder »Sissy«. Niemand in der Familie rief mich jemals mit meinem richtigen Namen oder auch nur mit einem davon abgeleiteten Spitznamen.
Wir lebten in einem Haus tief in den Wäldern, nah bei einem kleinen Fluß, einem wunderschönen Fluß, zu dessen steinigen Ufern ein steiler Pfad hinabführte. Daß ich dort nicht ausrutschte und mir den Hals brach, verhinderten nur ein paar Baumwurzeln, die aus der Erde ragten und den kleinen Füßen ein wenig Halt gaben.
Im Sommer schlängelte sich das Flüßchen gemächlich dahin, und in der klaren Tiefe zwischen den Granitfelsen schwammen Forellen. Im Frühling wurde es zum reißenden Strom, der über die Ufer trat, Bäume entwurzelte und lehmig und braun immer höher an der Böschung emporstieg.
Das Haus oben auf dem Berg über dem Flüßchen war aus Holz, ein Siedlerhaus ohne jeden Komfort, mit zwei Zimmern und einem Dielenfußboden. Das Trinkwasser mußte unten am Fluß geholt werden, jeden Morgen trug mein Vater es herbei, einen schweren Stahleimer in jeder Hand. Bei einem der Eimer lag eine Schöpfkelle, weißes Emaille mit einem roten Rand, und wenn ich vom Spielen und Rennen zwischen den Würgkirschenbüschen und Strauchkiefern Durst bekommen hatte, lief ich herbei, um hastig einen Schluck daraus zu trinken.
Hier war man weit draußen auf dem Lande, in den Bergen. Es war

eine schöne Gegend, in der nur wenige Menschen lebten, und die Familie war intakt, wenn auch arm. Doch diese Geschichte hätte sich ebensogut in einem Hochhaus in der Großstadt, in einer Mietwohnung in einem Industriegebiet oder in einem Einfamilienhaus der feineren Vororte zutragen können. Es hätte auch keine Rolle gespielt, ob die Familie schwarz oder weiß, eine neu entstandene mit einem Stiefvater oder überhaupt keine richtige Kernfamilie gewesen wäre.

Als kleines Mädchen dachte ich, daß das Unglück damit begonnen hätte, daß meine Mutter arbeiten gehen mußte. In meinen ersten Lebensjahren hatten wir auf einer großen Farm gewohnt, und meine Mutter hatte auf dem Hof gearbeitet und war zu Hause gewesen.

Aber mein Vater war jähzornig und hatte sich mit seinen Arbeitgebern überworfen. Er brauchte mehr Ellbogenfreiheit, sagte er, und so nahm er seine Familie und zog höher in die Berge, um sich allein durchzuschlagen. Er hatte nie wieder einen Chef.

Er fand mal hier, mal da einen Job, Akkordarbeit, nichts Ständiges, und er arbeitete oft schwer und bis zur Erschöpfung. Dann kam er schmutzig, müde und zornig nach Haus. Es war ein armseliges Leben für die beiden, mit wenig Annehmlichkeiten, wenig Geld, unter primitiven Umständen.

Aber am Anfang machte mir das nichts aus, die Freude am Spielen überwog – im Sommer kletterten wir ganze Tage in den Bäumen herum, und im Winter fuhr ich mit meinem Bruder Schlitten. Aber dann fingen die Streitereien an. Obwohl mein Vater als ehrlicher und anständiger Mann angesehen wurde, verdiente er nicht genug Geld. Und meine Mutter wünschte sich Dinge für sich selbst und ihre Kinder. Sie wollte, daß die Rechnungen bezahlt würden, und sie hatte den Wunsch, daß wir eines Tages keine Miete mehr bezahlen müßten und etwas Eigenes hätten. Sie war die Bruchbude mit nur zwei Zimmern leid, den Abtritt im Freien, das Wasserholen unten am Fluß – allein um die Waschmaschine zu füllen brauchte man sechs Eimer Wasser, vom Spülwasser gar nicht zu reden, das selbst dann noch seifig und graublau aussah, wenn man die blaue Stahlwanne damit bis zum Rande füllte. Ich stampfte barfuß in der Pfütze herum, die das Wasser hinterließ, wenn meine Mutter es mit einem Schlauch auf den kahlen Hofplatz ablaufen ließ.

Meine Mutter hatte es erst mit anständiger und anerkannter Arbeit versucht, wie zum Beispiel dem Haus-zu-Haus-Verkauf von modischen Röcken, und ich weiß noch, wie ich meine Mutter bewunderte, wenn sie einen dieser gestärkten Röcke trug, die sie zu verkaufen versuchte, und wie ihr dunkles Haar glänzte und in ihren Augen ein koketter Schimmer aufblitzte. Die Schwierigkeit war, daß die Frauen, die das Geld hatten, um solche Sachen zu kaufen, nicht daran dachten, diese Frau in ihr Wohnzimmer mit dem Teppich und den dazu passenden Vorhängen zu bitten und auf das hübsche Sofa zu komplimentieren. Wenn sie eingelassen wurde, dann von Leuten, die zwar Zeit für eine Tasse Kaffee und ein Schwätzchen hatten, aber kein Geld für solchen Tand wie Seidenstrümpfe und modische Röcke.

Meine Mutter war ehrgeizig. Sie stammte aus einer Einwandererfamilie mit acht Kindern, und sie nahm ihren ersten Job an, als sie 13 war – noch früher, wenn man die Groschen mitrechnen will, die sie bekam, wenn sie die Nachbarskühe zum Melken reintrieb. Geld, von dem ihre Mutter einen Eimer Schweineschmalz oder ein bißchen Nähgarn zum Stopfen kaufen konnte.

Sie hatte auch keine Angst vor schwerer Arbeit. Der nächste Ort war ein beliebtes Ausflugsziel, und dort im Tanzpavillon gab es Jobs zur Genüge. Normalerweise hatte die kleine Stadt nur wenige Einwohner, aber im Sommer strömten die Touristen in Massen herbei, und der Pavillon dröhnte von den Klängen der Bigbands und dem Lärm der Paare, die von weit her gekommen waren, um unter den hohen Kiefern, die in der leichten Sommerbrise rauschten, zu tanzen und zu trinken.

Meine Mutter nahm einen Job als Kellnerin an, und das brachte nicht nur Lohn ein, sondern auch Trinkgelder, die bei einer so tüchtigen und fleißigen Person, die trotz der harten Arbeit immer noch ein Zwinkern im Augenwinkel hatte, nicht schlecht ausfielen. Wenn wir morgens aufwachten, bauten mein Bruder und ich hohe Türme mit den Münzen, und wir kicherten dabei erwar-

tungsvoll, weil wir wußten, daß es heute wieder Eiskrem oder Bonbons geben würde und einen Sechserpack Bier für die Großen. Meine Mutter blieb also bei der Nachtarbeit, auch wenn ihr Mann wütend auf sie war. Sie arbeitete, bis der letzte Gast das Lokal verlassen hatte, und dann blieb sie vielleicht noch etwas länger da, um selbst noch einen Happen zu essen und etwas zu trinken. In all diesen langen Nächten ließ sie einen frustrierten, zornigen Mann zurück – denn es verletzte seinen Stolz, daß seine Frau arbeiten gehen mußte –, allein im Haus mit seinen kleinen Kindern.
Und so hielt er sich an sie ...
und ließ seine Wut an ihnen aus ...
an seinen Opfern, jagdbarem Wild, und so fing es an mit dem häßlichen kleinen Geheimnis. Wenn ich zurückdenke, war ich vielleicht fünf, als er es übernahm, mich abends zu baden. Er goß warmes Wasser aus dem Teekessel in die weiße Emailleschüssel mit dem roten Rand und wusch meinen kleinen Körper so zärtlich wie eine Mutter.
Vielleicht nicht mit der Absicht ...
vielleicht sehr wohl mit der Absicht ...
Und wie sah es mit meinen Gefühlen aus?
Zuerst verstand ich nicht, was da eigentlich vor sich ging. Wenn er mich wusch, stand ich mit einem Fuß in der weißen Emailleschüssel, während er mir die vom Spielen staubigen Beine abspülte. Ich fühlte, wie er zitterte, wenn er den eingeseiften Waschlappen meinem Schoß näherte, und sah, daß er rot wurde, und hörte, daß seine Stimme zitterte, während er zu mir sagte, wie hübsch ich sei. Ich schämte mich, daß ich so hübsch war.
Nicht lange danach fingen die Besuche zur Schlafenszeit an. Wenn die Lichter aus waren und meine Mutter schon lange fort war, um im Tanzschuppen Geld zu verdienen, lag ich in meinem Bett gegenüber dem Doppelbett meiner Eltern, voller Angst und Schrecken, denn er hatte sich angewöhnt, sich leise zu mir hinzuschleichen. Mein Bett war in Wirklichkeit das Sofa – ich hatte nie ein eigenes Bett. Meine Eltern hatten beschlossen, daß mein Bruder und ich zu alt seien, um weiter zusammen zu schlafen. So lag er nebenan allein in einem Doppelbett.

Mein Vater kam und steckte seine Hand unter die Decke und machte etwas mit mir. Er flüsterte mir zu, daß es unser Geheimnis sei, nicht wahr, und daß ich es gern hätte, nicht wahr. Er wollte, so sagte er, nur mit mir »spielen«. Es fühlte sich aber nicht wie Spielen an. Es war ganz anders, als wenn ich sonst mit meinem Bruder im Fluß von Stein zu Stein sprang oder mit dem Roller den Bergweg hinuntersauste, beide Füße auf dem Trittbrett, und versuchte, bis ganz zum Ende oben zu bleiben.

Es tat weh. Seine Hände waren groß und durch jahrelange Arbeit knotig geworden, aber es lag vor allem an ihrer Größe, denn er war ein großer Mann. Und er wanderte mit seinen Fingern hierhin und dahin und bahnte sich seinen Weg zwischen meine Beine, wie fest ich die Augen auch zusammenkniff und die Beine zusammenpreßte und zu Maria und Gott und Sankt Judas, dem Heiligen des Undenkbaren, betete, damit er fortginge. Ich biß die Zähne zusammen und schloß die Augen und drehte meinen Kopf weg, so daß er mich nicht auf den Mund küssen konnte. Ich glaubte, ich müßte mich dann übergeben, und das würde ihn zornig machen. Ich spannte meine Bauchdecke an, damit er mir nicht weh tat, wenn er mich stieß oder schlug.

Jahrelang kam er jede Nacht von der anderen Seite des Zimmers herüber, und manchmal stand er dort drüben, bevor er das Licht ausmachte, und rieb sein schrecklich großes Ding, das rot und häßlich und dick aussah.

Ich bekam Alpträume.

Ich wachte schreiend auf, und dann stand er auf und kam von seinem Bett herüber, um mich zu »beruhigen«, indem er mich überall streichelte, bis ich so tat, als sei ich wieder eingeschlafen, und schnarchte, so daß er mich in Ruhe ließ und wieder zu Bett ging.

Ich begann zu schlafwandeln, weil die Träume so schrecklich waren, daß mein Körper weglaufen mußte. Ich hatte einen furchtbaren Traum – als ich ihn der Familie erzählte, lachten alle nur –, in dem ich dastand und meinen Teddybären an mich preßte, während ein riesiger Kran, mit einem Stapel von langen, dicken Kiefernstämmen an der Kette, langsam und unausweichlich auf

mich zu schwenkte, genau dorthin, wo ich stand. Ich lief weg, denn sonst hätte er mich unweigerlich unter sich begraben.
Einmal wachte ich draußen auf dem Hof auf und wußte gar nicht, wo ich war. Noch öfter passierte es, daß ich im Dunkeln den Weg zurück zu meinem Bett nicht mehr fand und mich statt dessen auf den Stuhl kauerte, bis der Morgen anbrach und ich erkennen konnte, wohin ich mich verirrt hatte.
In einem anderen Traum war ich starr vor Angst und konnte nicht fortlaufen. Ich mußte über eine winzige schmale Brücke aus grünem Gras, aber auf beiden Seiten gähnten Abgründe, so tief und dunkel, daß ich nicht bis auf den Grund sehen konnte. Schließlich preßte ich meinen Teddy an mich und setzte vorsichtig einen Fuß vor den anderen und ging genau geradeaus.
Teddy war mein einziger Trost, und er bekam von mir immer eine Belohnung dafür, daß er so gut zu mir war. Wenn wir zusammen im Bett lagen, tat ich so, als gäbe ich ihm Kakao zu trinken. Darum bettelte er nämlich immer. Er erhielt all die Küsse und Umarmungen und Tränen und Liebkosungen, die ich niemand anderem gab.
Dann entschied Mutter, daß der Teddy weg müßte. Ich sei ein zu großes Mädchen, um weiter ein albernes Plüschtier mit ins Bett zu nehmen, obwohl Teddy seinen kuscheligen Pelz inzwischen fast verloren hatte und sich ganz glatt anfühlte. Aus dem ursprünglichen Rosa war ein schmutziges Braun geworden. Seine Nase war plattgedrückt, weil ich ihn immer an mich preßte.
Am Morgen meines neunten Geburtstages, als ich die Decken von meinem Sofabett abnahm und faltete und sie in die Truhe an der gegenüberliegenden Wand legte, wo sie tagsüber aufbewahrt wurden, legte ich also Teddy zuunterst statt obenauf. Und dort blieb er, auf der anderen Zimmerseite, so nah und doch so fern, denn wenn ich nachts Angst bekam, durfte ich nicht aufstehen und mir meinen Bären holen. Ich war ja jetzt ein großes Mädchen.
Also entwickelte ich neue Strategien. Mit elf Jahren bekam ich meine Periode, und ich entdeckte, daß er mich nicht anfaßte, wenn ich mich mit Camelia und Bindengürtel ausgerüstet hatte – ein moderner Keuschheitsgürtel, wie sich herausstellte.

Daraufhin hatte ich Perioden von phänomenaler Länge. Jahre später mußte ich über diese List lächeln, denn sie zeigte doch, daß ich eine gewisse Courage besaß.
Denn womit ließ sich letztendlich das Leid auf einer erträglichen Stufe halten? Höchstens mit Courage und Tapferkeit und Büchern, dicken Büchern, die mich aus Zeit und Raum entführten, wie Die Elenden *von Victor Hugo. Im Vergleich zu denen schien mein Leben direkt in Ordnung zu sein.*
Aber mein Mut sank immer mehr, weil die Dinge schlimmer wurden. Ich hatte Jahre der nächtlichen Heimlichkeiten ertragen, doch nun mußte ich obendrein auch noch tagsüber hart arbeiten. Meine Mutter ging jetzt als Putzfrau zu fremden Leuten, arbeitete, wenn es ging, nachts als Kellnerin und nahm dazu noch anderer Leute Wäsche ins Haus. Wenn ich aus der Schule kam, wurde von mir erwartet, daß ich das Abendessen aufsetzte, das Haus putzte und die Wäsche von der Leine nahm.
Eines Abends im Winter kam ich mit einem Berg Hausaufgaben von der Schule nach Hause. Das Haus war kalt; es brannte kein Feuer im Kamin, der unsere einzige Wärmequelle außer dem Küchenherd war. Ich ging hinaus in den Schnee, um die brettsteif gefrorenen Windeln von der Leine zu nehmen. Während ich sie drinnen auf einer anderen Wäscheleine aufhängte, füllte sich das Zimmer mit dem dumpfigen Uringeruch von Kinderwindeln.
Ich fror, fühlte mich ungeliebt und mit Arbeit überhäuft, und so beschloß ich schluchzend, mir eine Kugel durch den Kopf zu jagen. Ich ging zu der Kommode neben dem Bett, wo er immer die geladene 38er–Pistole in der untersten Schublade aufbewahrte, um Eindringlinge abzuwehren – das war er seinem Ruf als Beschützer der Familie schuldig –, und ich wog die massive, kalte Waffe eine Weile in den Händen.
Ich beschloß, mich vor seinen Augen zu töten, so daß er wüßte, warum ich es getan hatte. Weinend stolperte ich zur Garage, wo er sich gerade über eine Kettensäge beugte, die er reparieren wollte – er besaß auch den Ruf, Dinge wieder instand setzen zu können, wenn auch nach seinem Tod noch allerlei kaputte Stücke in der Garage herumlagen.

Er blickte auf. Ich schluchzte: »Ich halte das nicht mehr aus!« Und ich sehe noch seine düsteren Augen vor mir, die wie bei einem Bergmann mit dickem Staub gerändert waren, und die unrasierten Backen, als er von seinen ölverschmierten, schweren Händen, die auf der Säge ruhten, zu mir hochsah.
Er sprang auf und entriß mir mit einer einzigen Bewegung der einen Hand die Waffe, während er mich mit der anderen zu Boden warf, wo ich weinend zwischen Kohlengrus und Kiefernnadeln liegenblieb. Er stapfte ins Haus und legte den Revolver zurück in die Schublade, wo sie bis nach seinem Tode liegenblieb. Meine Mutter hat sie erst fortgelegt, als sie Angst bekam, daß ihre kleinen Enkelkinder sie dort finden könnten.
Ich dachte mir neue Tricks aus, um das Grauen zu beenden. Jetzt gab es auch tagsüber kein Entrinnen mehr. Seit das Tanzlokal geschlossen hatte, war meine Mutter den ganzen Tag über fort, weil sie in einem Laden arbeitete. Er aber kehrte oft früh von seinen Gelegenheitsjobs nach Hause zurück oder ging gar nicht erst zur Arbeit. Jedermann wußte, daß er es mit dem Herzen hatte und jeden Mittag zwei Stunden Pause brauchte, um sich hinzulegen.
Eines Nachmittags überraschte er mich, weil er früher als erwartet nach Hause kam. Ich war dabei, den Küchenboden zu wachsen. Als ich den speziellen Ausdruck mit dem hängenden Unterkiefer und dem einfältigen Grinsen bemerkte, mit dem sich seine Kneif- und Tätscheltouren ankündigten, begann ich, ihn methodisch aus dem Raum hinauszuwachsen – mich selbst allerdings in einer Ecke einzuschließen. Ich merkte, wie er sich über meinen Trick ärgerte. Früher allerdings hätte ihn der Wachssee nicht zurückhalten können, doch jetzt gab es etwas anderes – meine neugeborene kleine Schwester, die in dem hinteren Schlafzimmer schlief. Er machte auf dem Absatz kehrt, ging dorthin und hob das Baby aus dem Kinderbett. Ich hörte, wie er sich in den Schaukelstuhl im Wohnzimmer setzte und anfing, das Baby zu wiegen und ihm etwas zuzuraunen. Ich blickte nicht hin. Ich wollte nichts sehen. Ich drehte mein Gesicht zur Wand, und mein Magen verkrampfte sich vor Schmerzen. Ich konnte nicht mehr weinen. Ich konnte nichts mehr an mich heranlassen, das zu sehr weh tat.

Die langen goldenen Sommerferientage zerfielen für mich in eine Reihe von Einzelmanövern, um nur ja aus seiner Reichweite zu gelangen. Wenn ich im selben Raum, wo er saß, bügeln mußte, sorgte ich dafür, daß das Bügelbrett zwischen uns stand. Zum Lesen oder sogar zum Maschineschreiben setzte ich mich lieber draußen unter die Bäume, als das Risiko einzugehen, drinnen in die Enge getrieben zu werden. Aber gegen eine Sache war ich machtlos: Jeden Morgen – ohne Ausnahme – weckte er mich, indem er mich in eine oder beide meiner inzwischen voll entwickelten Brüste kniff.

Ich suchte mir Arbeit außer Haus und ging morgens so früh wie irgend möglich fort. Eines Tages kamen wir beide zum Mittagessen nach Hause, und es war sonst keiner da. Ich machte ihm Rührei, und er schob mich gegen das Spülbecken, rieb sich an mir, drückte und kniff mich und drängte seinen harten, ausgebeulten Unterleib an mich. Es dauerte Jahre, bis der Mann, den ich schließlich wirklich liebte, sich mir von hinten nähern konnte, um mir einen Kuß zu geben, besonders, wenn ich am Spülbecken stand.

Als er schließlich auf die andere Seite des Wohnzimmers ging und sich eine Zigarette anzündete, stieß ich voller Abscheu und Zorn unter Tränen hervor: »Warum kannst du nicht wie ein richtiger Vater sein?« Und dann hielt ich inne und fügte mit gesenkter Stimme hinzu: »Du weißt, ich könnte dich vor Gericht bringen und denen sagen, was du für einer bist ...«

Und er drehte sich um und sagte ganz leise: »Wenn du das jemals tust, bring' ich dich um.«

Und ich glaubte ihm.

______Aber: Ich habe es überlebt.

So wie zahllose andere Frauen, erwachsene Frauen, die weiterleben und das ungeheuerliche Verbrechen, das ihnen als Kind angetan wurde, verschweigen – ein Verbrechen, das sich auf fast alle Bereiche ihres Erwachsenenlebens auswirkt. Die Statistik, die fast jeden Monat einen Zuwachs aufweist, läßt vermuten, daß Sie entweder eine von uns kennen oder eine von uns sind. Wenn Sie auf der Landstraße unterwegs sind zum Einkaufszentrum Ihrer kleinen Stadt, kann es sein, daß jede dritte Frau, die Sie beim Wäscheaufhängen oder Kinderwagenschieben oder beim Einpakken der Einkäufe sehen, als Kind sexuell mißbraucht worden ist. Wenn Sie sich bei Ihren Weihnachtseinkäufen auf einer belebten Straße durch die Menge drängen, kann es sein, daß jede vierte Frau, die Sie zufällig streifen, auf irgendeine Weise Erfahrung mit dem Inzest gemacht hat. In der überwältigenden Mehrheit dieser Inzestfälle war der Täter ein Mitglied aus dem engsten Familienkreis, fast immer der Vater oder der Stiefvater. Ein Mädchen, das sexuell mißbraucht wird, ist weder auf der Straße noch in der Schule ähnlich stark gefährdet wie in ihrem eigenen Zuhause, umgeben von denen, die es »lieben«.

Die Schätzungen über die Anzahl der Inzestüberlebenden schwanken.[1] Susan Forward und Craig Buck geben an, daß zehn Millionen amerikanische Frauen Inzestopfer waren; Sandra Butler spricht sogar von 25 Millionen.[2]

Die Zahlen sind erschütternd, ganz gleich, in welcher Weise wir davon betroffen sind. Die Zahlen stehen für Menschen, reale Menschen, die ihr beschämendes Geheimnis mit sich herumtragen und es vielleicht niemals verraten werden – nicht einmal anonym bei einer Meinungsumfrage. Denn noch alarmierender ist vielleicht die Tatsache, daß sexueller Mißbrauch ein Verbrechen ist, bei dem es in den meisten Fällen nie zu einer Anzeige kommt. Sowohl das FBI wie auch das Justizministerium schätzen, daß nur einer von zehn Fällen angezeigt wird. Man könnte durchaus sagen, daß sexueller Mißbrauch fast schon etwas Alltägliches ist – so häufig geschieht er.

Wir können uns nicht länger vormachen, daß der Inzest, der von den Sozialwissenschaftlern lange als »weltweites Tabu« bezeichnet wurde, wirklich ein Tabu ist. Wenn eine von vier Frauen ein ehemaliges Opfer ist, muß der geheime Schmerz des Inzests auch hinter den Augen einer Frau, die Sie kennen, liegen. Das Opfer können auch Sie selbst als Kind gewesen sein.

Es ist richtig, daß der Inzest in letzter Zeit mehr und mehr ans

Licht geholt worden ist. Das Thema ist in Fernsehsendungen und in den großen Zeitungen behandelt worden, häufig in einfühlsamen und sensiblen Reportagen. Aber in den Massenmedien lag der Schwerpunkt der Berichte überwiegend auf den jugendlichen Opfern und den erwachsenen Tätern. Das neu erwachte Interesse am sexuellen Mißbrauch von Kindern ist zwar begrüßenswert und notwendig, doch über die erwachsenen Frauen, die als Kind einen Inzest überlebt haben, ist nur wenig Zutreffendes berichtet worden.

Wir müssen uns daran erinnern, daß der Inzest nicht erst in diesem Jahrzehnt erfunden wurde. Wenn wir heute mehr darüber hören, können wir daraus nur schließen, daß es in früheren Generationen genausooft dazu kam, aber damals geheim blieb. Die Opfer trugen ihre Last ein Leben lang und schwiegen, weil sie sich schämten, und die Gesellschaft, die nie nachfragte, weil sie sich keine Gedanken darüber machte, verstärkte diese Haltung noch.

Wenn in der Massenpresse schon einmal etwas über erwachsene Inzestopfer geschrieben wird, dann werden sie immer als total zerstörte Wesen dargestellt. Wollten wir diesen Berichten Glauben schenken, dann müßte wohl jede vierte Frau in unserer Bevölkerung eine mißhandelte Ehefrau sein, die ihre Kinder schlägt oder vernachlässigt und die weder im Beruf bestehen kann noch in der Ehe oder sonst einer intimen Beziehung zu einer so festen und gesunden Bindung fähig ist wie ein »normaler« Mensch. Es kommt noch schlimmer: Es wird behauptet, daß Inzestopfer dazu verdammt seien, hinter Gittern zu landen, als Ausreißerinnen an Busbahnhöfen herumzulungern, als Prostituierte auf den Strich zu gehen oder psychiatrische Anstalten zu bevölkern.

Viele dieser schlimmen Berichte sind natürlich wahr. Eine Studie aus dem Jahr 1983 zeigt, daß in einer Besserungsanstalt für Frauen 100 Prozent der Insassen als Kind Opfer eines sexuellen Mißbrauchs gewesen sind.[3] Es gibt Studien, die einen alarmierend hohen Zusammenhang zwischen sexuellem Mißbrauch und Prostitution nachweisen, wie auch mit dem Streunen von Minderjährigen und dem Straffälligwerden bei Jugendlichen.

Aber es bleibt eine Tatsache, daß die *meisten* von uns *nicht* hinter Gittern sitzen, wenn wir auch in unserem Innern Gitter aufgerichtet haben, und daß die meisten von uns *nicht* als Prostituierte auf den Strich gehen, wenn wir auch in den meisten Fällen ein normales Sexualleben nur unter schweren Kämpfen erreichen. Wir laufen *nicht* fort. In der Mehrzahl der Fälle schlagen oder mißbrauchen wir unsere Kinder *nicht*, obwohl viele Fachleute im Gesundheitswesen das von uns glauben.

Wer sind wir – die erwachsenen Überlebenden eines Inzests?

Wir sind nicht sozial unangepaßt und keine Psychopathinnen.

Wir haben wahrscheinlich mehr Ähnlichkeit mit einer Frau, die wir hier Sabrina nennen wollen.

Sie hat gehört, daß wir an einem Buch über Inzestüberlebende schreiben, und uns ihr Wissen angeboten. Sie betritt das Büro leise, lächelt freundlich, nimmt ihre Pelzmütze ab und zieht ihre Winterjacke aus. Sie ist schlank, hat hellblondes Haar und sieht zehn Jahre jünger aus, als sie ist – 44. Sie macht seit etwa zwei Jahren eine Einzel- und eine Gruppentherapie, und sie hat gelernt, über ihre Erlebnisse offen zu sprechen, wenn sie auch zugeben muß, daß sie oft ängstlich und unsicher wird, wenn sie vor jemandem, den sie nicht kennt, darüber reden muß; sie ist schüchtern und nicht sehr selbstbewußt.

Als wir sie fragen, wie der Inzest sich abgespielt hat (was wir routinemäßig machen), sagt sie: »Ich will versuchen, mich daran zu erinnern, aber ich erinnere mich nur teilweise. Beim erstenmal war ich elf, und es war noch kein Geschlechtsverkehr, nur so ein Befummeln. Meine Mutter kam herein, sah es und ging wieder weg. Sie fragte meinen Vater zwar, was er da mache, aber er sagte, das ginge sie nichts an, er müsse mich eben aufklären, weil sie es nicht täte.«

Einige Zeit darauf verreiste die Mutter allein ins Ausland. Sabrina flehte ihre Mutter an, sie mitzunehmen. »Ich habe darum gebettelt, daß ich mitdurfte«, erzählt sie. Während der Abwesenheit der Mutter hatte der Vater mit ihr Geschlechtsverkehr, im selben Zimmer, in dem auch ihre Brüder schliefen. Sie glaubt, daß sie ohnmächtig war, während es passierte, denn sie erinnert sich nur daran, wie er damit anfing, und nicht, wie er zum Schluß kam: »Das ist das Komische – ich erinnere mich daran, daß er es machte, aber ich kann mich nie daran erinnern, was am Ende passierte. Aber ich weiß noch, daß er hinterher zu mir sagte: ›Du darfst mit niemandem darüber reden, sonst muß ich dich und mich umbringen.‹«

Weiterer Verkehr, Anfassen, Befummeln, Mundverkehr und wüste Beschimpfungen folgten, und das Ganze dauerte an, bis sie mit 18 Jahren von zu Hause fortging, um zu heiraten. Gibt es irgend etwas, wodurch Sabrina sich von einer sogenannten normalen Ärztin, Lehrerin, Hausfrau, Bibliothekarin oder Büroangestellten, wie man sie jeden Tag sieht, unterscheidet? Äußerlich ist ihr nichts Besonderes anzusehen. Sabrina arbeitet gern in ihrem Beruf als Friseuse, sie liebt ihre Kinder und ist eine attraktive Frau, die eine gute Ehe führt und scheinbar ein glückliches Leben lebt. Aber fragen wir Sabrina selbst.

Der Inzest hat auf Sabrina noch als Erwachsene seelische wie körperliche Auswirkungen. Sie entwickelte körperliche Symptome, die schwer zu erklären waren. Ein Jahr lang verschrieb ihr ein Arzt ein Antikrampfmittel, weil er glaubte, sie wäre möglicherweise Epileptikerin, denn es passierte immer wieder, daß sie ohnmächtig wurde, unvorhersehbar und ohne erkennbaren Anlaß. Die Ohnmachten hörten auf, als sie sich schließlich daran erinnerte, daß diese Zwischenfälle begannen, als ihr Bruder, den die Eltern aus dem Haus geworfen hatten, vor ihrer Tür stand und bei ihr und ihrer Familie leben wollte. Sie sagte nein, weil sie mit zwei kleinen Kindern zu wenig Platz hatte. Daraufhin schlug ihr Bruder sie zusammen und drohte damit, er würde sich rächen, indem er sagen würde, »was du mit deinem Vater gemacht hast«.

»Das ließ alles wieder hochkommen«, sagt sie, und damals fiel sie zum erstenmal als Erwachsene in Ohnmacht. Sie erklärt sich das heute so, daß sie als Kind während des inzestuösen Verkehrs ohnmächtig wurde und daß ihr dasselbe als Erwachsene passierte, weil ihr Bruder sie daran erinnerte. Die Bewußtlosigkeiten waren ihre Abwehr gegen den unerträglichen Schmerz.

Das schwere Leid, das sie als Kind durchmachte, führte dazu, daß

sie dissoziierte – sie lernte, ihr Bewußtsein von dem tatsächlichen Geschehen abzuspalten, um nichts davon fühlen zu müssen[4] (s. S. 58ff.). Sie meint, daß sie als Kind ihre Gefühle total verleugnete, um weiterleben zu können. Als Erwachsene hat sie noch immer Probleme mit ihren Gefühlen: »Ich kann nicht wirklich zornig werden oder so starke Empfindungen haben wie andere«, sagt sie. Sie muß hartnäckig und mit unermüdlichem Einsatz daran arbeiten, damit sie lernt, sich durchzusetzen und anderen ihre Gefühle zu vermitteln.
Sie hat auch als Erwachsene die Rolle des Opfers gespielt, weil sie als Kind mit Gewalt zum Opfer gemacht wurde – die Schläge des Bruders haben sie das erneut gelehrt. Hätte sie eine andere Kindheit erlebt, wäre es ihr erspart geblieben, so mühsam um eine reife Selbsteinschätzung und um Achtung vor sich selbst ringen zu müssen.
Der Inzest hat sich auch sehr stark auf das Verhältnis zu ihren Eltern ausgewirkt. Obwohl ihre Mutter in derselben Stadt wohnt, besucht Sabrina sie nicht. Die Mutter will nicht zugeben, daß sie ihre Tochter besser hätte schützen können, und Sabrina sehnt sich immer noch danach, daß ihre Mutter sagt: »Es tut mir leid.« Sie weiß, daß sie darauf vielleicht ewig warten muß.
Ihr Vater lebt im Ausland. Sabrina hat ihm einen Brief geschrieben, in dem sie ihn zur Rechenschaft zog für alles, was er ihr angetan hat, aber sie hat keine Antwort bekommen. »Ich bin darüber wütend«, sagt sie, »und ich werde ihm einen zweiten Brief über den Inzest schreiben und ihm sagen, wie ich mich fühle und wie zornig ich bin, und wenn ich wieder keine Antwort erhalte, werde ich es seine Familie wissen lassen, was er mir angetan hat.« Sie rechnet aber damit, daß er sein Vergehen vielleicht nie zugeben wird.
Was am Beispiel von Sabrina sehr deutlich wird, sind die außerordentliche Widerstandskraft und Tapferkeit, die die Frauen auszeichnen, die einen Inzest überlebt haben. Sie müssen mit Dingen leben, über die man mit vielen »normalen« Menschen nicht einmal sprechen darf, als so unerträglich erscheint es denen. Therapeuten und Wissenschaftler, die sich mit dem Thema befassen,

staunen manchmal darüber, daß Menschen, die so sehr verletzt wurden, überleben konnten, ja, daß es ihnen sogar gutgeht. Ähnlich wie die Überlebenden eines Konzentrationslagers mußten sie Erniedrigungen, Gewalt und Schmerz ertragen und am Ende versuchen, diese Erlebnisse in Kräfte umzuwandeln, die sie lebensfähig machen. Sie waren gezwungen, die dürftige Währung einer mißbrauchten Kindheit in die relativen Reichtümer eines befriedigenden Erwachsenenlebens umzutauschen.

Sabrina ist ein typisches Beispiel für die Inzestopfer, die über erniedrigende und schmerzvolle sexuelle Erfahrungen mit Mut und Willenskraft triumphiert haben. Daß die Last, die sie mit sich herumschleppt, verringert wurde, verdankt sie nur der Wahrheit, zu der alle Inzestüberlebenden schließlich gelangen: »Das hattest du nicht verdient, und es ist nicht deine Schuld. Sorge jetzt selbst für dein Glück, trotz allem, was dir angetan wurde.«

Es ist an der Zeit, daß einige der Schauermärchen über uns zu den Akten gelegt werden und daß wir statt dessen sagen, wie unser Leben wirklich aussieht, und zeigen, daß wir weder Monster noch unangepaßte Einzelgängerinnen sind.

Aber es ist auch an der Zeit, über unsere Leiden zu sprechen und darüber, wie wir das Leid in unser Leben als erwachsene Menschen integrieren können.

In diesem Buch finden sich solche Aussagen – Berichte, die uns Inzestüberlebende selbst gegeben haben. Sie erzählen, wie es sich anfühlt, wenn man als Kind zum Opfer gemacht wurde und als Erwachsener diese Rolle unbewußt weiterspielte, und wie sie erst unter Schmerzen und mit großer Mühe lernten, daß sie nicht mehr länger Opfer zu sein brauchten, wenn sie es nicht wollten.

Die Inzesterfahrungen, die wir hier behandeln, sind sehr unterschiedlich, die Beispiele reichen von jahrelangem erzwungenem Zusehen bei exhibitionistischen Akten des Vaters, bei denen es aber nie zum physischen Kontakt kam, bis zu Szenen voller Brutalität und Heftigkeit mit Vergewaltigungen und sexuellen Perversionen. In beiden Fällen handelt es sich um Inzest; beide hinterlassen bei den Überlebenden Verletzungen und Leid.

Unter Fachleuten und Laien gehen die Meinungen darüber, was

passieren muß, um ein Geschehen als Inzest zu bezeichnen, weit auseinander. Für unsere Arbeit haben wir die Definition des sexuellen Mißbrauchs zugrunde gelegt, die das »Nationalkomitee zur Prävention von Kindesmißbrauch« verwendet: »Sexueller Mißbrauch besteht aus Kontakten oder Interaktionen zwischen einem Kind und einem Erwachsenen, bei denen das Kind zur sexuellen Stimulation des Erwachsenen oder einer anderen Person benutzt wird.« Lynn Daughertys Definition in ihrem Buch *Why Me?* ist noch weiter gefaßt und könnte Überlebenden hilfreich sein: »Sexueller Mißbrauch ist immer dann gegeben, wenn ein Mensch durch Täuschung, Hinterlist, Zwang oder Bestechung zu einem sexuellen Akt verleitet wird.«[5]

Inzest hat noch eine zusätzliche zerstörerische Dimension: Der Täter ist mit dem Opfer verwandt. Auch hier wollen wir keine allzu feinen Unterscheidungen treffen. Es ist offensichtlich, daß die bloße Tatsache, daß ein Stiefvater kein Blutsverwandter ist, den Schmerz des Inzests nicht nennenswert mildert: Dieser Mensch ist nicht deshalb für das Mädchen weniger Vater, nur weil er nicht sein leiblicher Vater ist. Über solche Feinheiten können Erwachsene sich in endlosen Haarspaltereien ergehen; für ein Kind bedeutet es genau den gleichen Vertrauensbruch. In den Inzestfällen, mit denen wir es zu tun hatten, traten neben Vätern auch Stiefväter, Onkel, Brüder und Großväter auf. Wir kennen nur zwei Fälle, wo die Täter Frauen waren (eine Mutter und eine Großmutter), und daher befassen wir uns weder mit weiblichen Tätern noch männlichen Opfern.

Wir haben auch nicht den Versuch unternommen, eine Rangfolge nach dem Grad der Verletzung aufzustellen: Man kann nicht eindeutig vorhersagen, wie sich der Inzest auf ein Individuum auswirken wird. Oft scheinen vergleichsweise »milde« Übergriffe massive Verwüstungen im Leben einer Frau angerichtet zu haben, während andere Opfer außergewöhnlich schwere und aberwitzige Vergehen als einigermaßen intakte Persönlichkeit überstanden haben. Jeder Einzelfall umfaßt eine Fülle von Faktoren.[6] Wissenschaftler beschränken sich zumeist auf die Untersuchung folgender Punkte: den Grad der Gewaltanwendung, den Altersunterschied zwischen Täter und Opfer, den Verwandtschaftsgrad, die Häufigkeit des Mißbrauchs und das Vorhandensein von stabilen Rollenmodellen außerhalb der Familie. Aber diese Variablen lassen sich nur schwer in einer Gleichung formulieren, die zur Vorhersage der Probleme im Erwachsenenleben dienen könnte. Jede Frau ist mit ihren eigenen genetisch determinierten Persönlichkeitsmerkmalen ausgestattet, und so findet jede Frau ihre eigene Antwort auf den Mißbrauch. Es gibt zahlreiche Varianten und bewundernswerte Lösungen.

Was eine Frau auf jeden Fall wissen sollte, ist, daß es nicht ihr persönliches Verschulden war, daß es zum Inzest kam. Als Heranwachsende fragen sich viele Inzestopfer: »Warum gerade ich?« – »Was habe ich nur getan, daß ich das verdiene?«

Die schockierende Antwort auf diese Fragen läßt sich nur im Bewußtsein des Täters und seiner Komplizen, falls er welche hatte, finden. Wir haben uns entschieden, uns nicht mit der seelischen Verfassung des Täters zu beschäftigen; wir haben mit keinem gesprochen, mit keinem ein Interview gemacht. Gegen diese Einseitigkeit könnte man Einspruch erheben, wenn wir Wissenschaftlerinnen wären, die die Ursachen und die Bedingungen des Inzests zu erforschen versuchten. Doch wir bezweckten etwas anderes, nämlich *von den Experten selber – den Frauen, die es selbst erfahren haben* – zu hören, was es bedeutet, eine erwachsene Inzestüberlebende zu sein, und wie sie es geschafft haben, heute mit dem Schmerz zurechtzukommen und ihre Scham überwunden zu haben.[7]

Was verstehen wir unter einer »Überlebenden«? Die Experten im Gesundheitswesen haben Checklisten erarbeitet, welche Anforderungen eine »echte« Überlebende erfüllen muß. Auch Inzestselbsthilfegruppen haben Kategorien oder Phasenmodelle aufgestellt, an denen sich die Entwicklung einer Überlebenden ablesen läßt. Es gibt Handbücher, in denen man die Schritte aufgelistet findet, die man bewältigen muß, um sich vom Opfer zur Überlebenden zu entwickeln.

Solche Checklisten, die sagen, was eine Frau tun muß, um das Prädikat einer »Überlebenden« zu erhalten, belasten die Frauen, die in dieser Welt als Erwachsene leben und funktionieren, schwer. Die meisten haben mühsam kämpfen müssen, um überhaupt einen gewissen Grad an »Normalität« zu erreichen, und deshalb ist es besonders gedankenlos, ja sogar grausam, einer Frau zu sagen: »Diese Stufen fehlen Ihnen noch, bevor Sie behaupten können, Sie hätten *wirklich* überlebt.«

Wir sind der Ansicht, daß jede Frau, die nicht auf dem Friedhof liegt, zu den Überlebenden zählt. Selbst die Frauen in einer psychiatrischen Anstalt haben – auf ihre Weise – überlebt, denn sie haben eine psychische Störung entwickelt, um einer unerträglichen Situation zu entfliehen – wenn auch diese Störung unglücklicherweise zur Folge hat, daß sie unfähig sind, in der Außenwelt zu leben. Die Tatsache, daß sie alle das *Leben* gewählt haben und nicht den Tod von eigener Hand, macht aus ihnen Überlebende. Wir hatten es nicht nötig, ein Testverfahren für »echtes Überleben« zu entwickeln, um die Interviews für dieses Buch zu machen und es zu schreiben. Falls es Frauen gab, die solchen Schaden genommen hatten, daß sie mit uns nicht verständlich über ihre Erlebnisse sprechen konnten, haben wir schlichtweg nichts von ihnen gehört. Einige sind vorangekommen; andere überleben auf einer Ebene, die nur sie selbst kennen, und es liegt uns fern, sie arrogant als Nicht-Überlebende zu bezeichnen. Wer mit dem Herzen urteilt, wird zu dem Schluß kommen, daß es ein sehr komplexer Prozeß ist, einen derartigen Schmerz zu überleben, der auf vielfältigste Weise im Leben von Millionen Frauen hervorgerufen wird und den wir niemals vollständig verstehen können.

Durch unsere Gespräche mit Frauen, die im Schatten ihres Geheimnisses aufgewachsen sind und trotz der erlittenen Schäden ihr Leben in den Griff bekommen haben, sind wir zu einigen allgemeinen Schlußfolgerungen gekommen. Außerdem fanden wir eine allgemeingültige Wahrheit: Es gibt nicht einen Inzest, der keinen Schaden hinterläßt, so verschieden die Formen auch sein mögen.

Darüber hinaus fanden wir heraus, daß die Form der Schädigung in Umrissen vorhersehbar war. Es gab eine erstaunliche Übereinstimmung bei den Problemen, mit denen alle Inzestüberlebenden zu kämpfen hatten. Natürlich litt nicht jede unter den gleichen Symptomen und auf die gleiche Weise. Es gab eine ganze Bandbreite unterschiedlicher Inzesterlebnisse und entsprechend variierender Mechanismen, die die Frauen als Antwort auf ihre Situation entwickelten. Wir beschlossen, den Schwerpunkt unseres Vorhabens auf diese Sachverhalte zu legen: auf die Probleme, mit denen diese Frauen zu tun haben, und wie sie lernten, trotzdem damit weiterzuleben – darauf also, wie sie ihr eigenes Leben wiedergewannen, nachdem das Verbrechen, das ihre Kindheit überschattete, hinter ihnen lag.

Ihr dringlichstes Problem war natürlich das rein physische Überleben der inzestuösen Vorfälle. Jede Überlebende erinnert sich daran, daß sie als Kind ein Gefühl der Ausweglosigkeit erfahren hatte, wie ein kleines Tier, das von einem Raubtier in die Enge getrieben wird. Sexuelle Annäherungsversuche eines Erwachsenen sind Teil eines Machtkampfs. Und der Erwachsene ist ja nicht nur viel größer und körperlich überlegen, er verkörpert auch eine emotionale Autorität. Unweigerlich ist das Kind verwirrt, weiß nicht mehr ein noch aus und sucht verzweifelt nach einem Fluchtweg. Jede Frau mußte diese Situation mit Hilfe irgendeines »Fluchtreflexes« überstehen: Sie konnte beispielsweise so tun, als ob die Sache gar nicht wirklich geschähe, oder Bestechungen annehmen oder vorgeben, daß es ihr Spaß mache, oder sogar Gefühl und Wirklichkeit so weit trennen, daß es zu einer Dissoziation oder einer Bewußtseinsspaltung kam.

Das rein physische Überleben stand für alle Frauen im Zentrum, bei denen der Inzest mit Gewalttätigkeiten verbunden war und wo deshalb die Angst, getötet oder schwer mißhandelt zu werden, oder auch der Wunsch, Selbstmord zu begehen, hinzukam. Bei ihnen konnten wir eine Reihe von Bewältigungstechniken beobachten, die sich direkt aus ihrer *Zwangslage* entwickelt hatten und die eine Zuflucht boten, die diesen Frauen buchstäblich das Leben rettete. Einige nahmen einfach Bestechungsgeschenke an dafür, daß sie mitmachten: eine ziemlich verbreitete Taktik, die dem Mädchen zumindest in dem Augenblick das Gefühl vermittelt, die Situation unter Kontrolle zu haben. Andere machten eine Persönlichkeitsspaltung durch, die es ihnen ermöglichte, während des Geschehens aus ihrem Körper zu fliehen. Viele berichten von solchen Erlebnissen, wo sie das Gefühl hatten, sich außerhalb ihres Körpers zu befinden. Eine Frau drückte es so aus: »Es war, als läge da eine Stoffpuppe, und ich sah zu, wie mit ihr Sachen gemacht wurden.« Überlebende müssen sich klarmachen, daß dieses Fluchtverhalten für ihr Überleben *notwendig* war. Bei ihren begrenzten Möglichkeiten mußten sie nach jedem Strohhalm greifen, und was immer sie taten, um zu überleben, war akzeptabel.

Das Gefühl, ausweglos in einer Falle zu sitzen, wird von der Psychologin Alice Miller, die immer wieder über den Mißbrauch von Kindern geschrieben hat, anschaulich erklärt:

> Der Erwachsene darf mit Gott, mit dem Schicksal, mit den Behörden, mit der Gesellschaft hadern, wenn man ihn betrügt, übergeht, ungerecht bestraft, überfordert, anlügt, aber das Kind darf mit seinen Göttern, den Eltern und Erziehern, nicht hadern. Es darf seine Frustrationen auf keinen Fall zum Ausdruck bringen, muß die Gefühlsreaktionen verdrängen oder verleugnen, die in ihm bis ins erwachsene Alter wuchern, um dort eine bereits transformierte Abfuhr zu erfahren. Die Formen dieser Abfuhr reichen von der Verfolgung der eigenen Kinder mit Hilfe der Erziehung über alle möglichen Grade psychischer Erkrankungen, über Sucht, Kriminalität bis zum Selbstmord.[8]

Wir stimmen mit Alice Miller darin überein, daß der Inzest Schäden hinterläßt und in irgendeiner Form zu einer psychischen Erkrankung der Erwachsenen führt. Aber wir glauben nicht, daß das Gefühl der Ausweglosigkeit in der Kindheit notwendigerweise zu einem unheilbaren Zustand im Erwachsenenleben führt. Auch wenn sich das Kind in einem engmaschigen Netz des Leidens gefangen sah, hat die erwachsene Frau die Chance, es bewußt zu zerreißen, damit weder sie selbst noch andere weiter zu Opfern gemacht werden.

Den ersten Hinweis darauf, daß Veränderungen möglich und nötig sind, erhält eine Frau, wenn sie erkennt, daß die Überlebensmechanismen ihrer Kindheit nicht mehr gut funktionieren oder daß sie sich sogar destruktiv auswirken. Keine Gefühle zuzulassen, um den Schmerz des Mißbrauchs nicht zu spüren, erhielt manches kleine Mädchen am Leben. Doch wer auch als erwachsene Frau keine Gefühle zuläßt, stumpft ab und fühlt sich nicht mehr richtig lebendig. Die Erwachsene muß neue Überlebenswege beschreiten, denn die alten sind nicht mehr effektiv. Und sie muß lernen, sich ihren derzeitigen Problemen zu stellen, die sich als Folge ihrer mißbrauchten Kindheit entwickelt haben.

Das Zentralproblem im Erwachsenenalter ist für sie das Vertrauen. Für eine Frau, der von einem Mann Gewalt angetan wurde, kann es sehr schwer sein, jemals wieder einem Mann zu vertrauen. Vielleicht empfindet sie als Erwachsene Haß oder Furcht gegenüber Männern, oder sie wird in ihrem Selbstwertgefühl völlig von ihnen abhängig. Die Extreme reichen von sexueller Verweigerung bis zu sexueller Hörigkeit. Weil sie ständig Angst hat, sich selbst zu verlieren, kann sie niemandem ehrliche Liebe und Vertrauen entgegenbringen.

Doch die Angst davor, jemandem Vertrauen zu schenken, ist nicht auf den Kontakt zu Männern beschränkt. Oft kann sie auch Frauen nicht mehr vertrauen, weil ihre Mutter, die den Mißbrauch geschehen ließ, in ihren Augen als Beschützerin versagt hat und sie in der Folge alle Frauen für suspekt und nicht vertrauenswürdig hält. Es kann dann schwer sein, Freundschaften einzugehen und aufrechtzuerhalten. Und falls sie Freundinnen gefunden hat, stellt sie Ansprüche an sie, die die anderen bis an ihre Grenzen belasten oder für sie unzumutbar sind. Und werden diese dann nicht erfüllt, seufzt sie prompt: »Hab' ich's nicht gleich gesagt? So sind sie alle – man kann niemandem trauen.«

Und zuletzt: Frauen, die einen Inzest überlebt haben, trauen nicht einmal mehr sich selbst. Immer haben sie Angst, zurückgewiesen, ausgenutzt, verlassen zu werden – wie eine Stoffpuppe, die wieder einmal auf dem Fußboden liegenbleibt. Um dem vorzubeugen, verstecken viele ihr »wahres Ich« (das zeigt auch die Tatsache, daß wir so wenig von den Überlebenden selbst hören oder lesen – und wenn, dann zumeist anonym). Sie haben Angst davor, loszulassen oder ihrem Gefühl zu trauen. Schließlich wurde ihnen als Kind oft genug gesagt, was sie zu fühlen hätten, und sie mußten ihre eigenen Emotionen ebenso wie all ihre Wünsche unterdrücken:

»Wir beide, du und der Papa, wir haben eine kleines Geheimnis, nicht wahr, und es macht uns beiden solchen Spaß, aber du sagst niemandem, wie gern du es hast, nicht wahr?« Es kann passieren, daß die gewaltsam unterdrückten eigenen Gefühle der Überlebenden, die mit den Phantasievorstellungen des Vaters nichts gemein haben, ein Leben lang begraben bleiben.
Das Problem des Vertrauens steht für alle Überlebenden im Mittelpunkt, und wenn sie einen Sieg davontragen, dann ist er hart erkämpft. Es gibt kaum eine Frau, die den Inzest überlebt hat, die diesen Kampf nicht durchgemacht hat. Als erstes mußte sie lernen, sich selbst zu vertrauen, sich endlich einzugestehen, daß sie überhaupt eigene Gefühle hat. Das können »schlechte« oder unangenehme Gefühle sein, von denen sie sich wünschen würde, daß es sie nicht gäbe. Doch sich selbst anzunehmen bedeutet, diese Gefühle anzunehmen. Es kann lange dauern, bis sie anderen Frauen und schließlich auch Männern vertrauen kann, und fast immer ist das nur möglich, wenn sie klar erkennt, daß der Täter nur ein einzelner Mann (oder zwei oder drei im Höchstfall) und daß er krank und pervers war. Alle anderen Menschen könnten zwar auch krank oder pervers sein, aber eben auch *nicht*, und keinesfalls ist einer von ihnen identisch mit dem, der sich an ihr vergangen hat und unter dessen Taten ihr Körper und ihre Seele leiden. Andere Menschen verdienen es, danach beurteilt zu werden, wie sie wirklich sind.
Das Problem der Selbstachtung oder des Selbstvertrauens ist das nächste, dem sich die Überlebenden stellen müssen – sie müssen sich mit ihrem eigenen Wert als Menschen auseinandersetzen. Von dem Zeitpunkt an, wo einer Frau bewußt wird, daß das, was ihr passiert, nicht jeder anderen auch passiert (und dieses Gefühl kann sich bereits am Anfang des Inzests einstellen, beispielsweise wenn ein Kind merkt, daß Papa sich eigenartig benimmt oder ausgefallene Forderungen stellt), wird sie sich »komisch« oder »irgendwie anders« vorkommen. Fast immer ist sie schon mit diesem Gefühl herangewachsen, so daß sie als Erwachsene endgültig glaubt, daß sie irgendwie nicht wie andere Menschen ist. Weil sie sich nicht auf ihr Gefühl verlassen kann und weil sie nicht

genau weiß, wie normale Menschen sich benehmen, kann eine Frau, die als Kind Opfer eines Inzests wurde, auch als Erwachsene wieder und wieder zum Opfer werden. Wenn sie sich erst einmal selbst als beschädigte Ware, als ein Stück Dreck einschätzt, kann sie von einem Vergewaltiger oder einem Ehemann, der sie schlägt, immer wieder terrorisiert werden. Manche Überlebende lassen es zu, daß sie in ihren Beziehungen stets ausgenutzt werden. Sie haben immer wieder sexuelle Begegnungen, bei denen sie sich prostituieren, ohne selbst irgend etwas davon zu haben. Andere begnügen sich mit einer unbefriedigenden Ehe und glauben, sie hätten nichts Besseres verdient.

Der Mangel an Selbstvertrauen und die geringe Selbstachtung können dazu führen, daß sich eine Frau in ihrem sozialen Umfeld nicht behaupten kann, daß sie in ihren intimen Beziehungen unterwürfig bleibt, daß sie unfähig ist, Ärger und Zurückweisung auf übliche Weise auszudrücken. Sie kann Jahre der äußersten Hoffnungslosigkeit und Verzweiflung durchleben, durchdrungen von dem Gefühl, »daß ich bis in den innersten Kern kaputt bin und niemals mehr in Ordnung komme«, wie es eine Betroffene ausdrückte.

Aber diese Frauen haben gelernt, sich mit neuen, anderen Überlebenstechniken gegen ihre geringe Selbsteinschätzung zur Wehr zu setzen. Techniken, die im allgemeinen auch für alle anderen Menschen nützlich sind, wie sorgfältige Selbstbeobachtung, so daß man lernt, niemanden mehr auf sich herumtrampeln zu lassen, oder ein Selbstbehauptungstraining oder gezielte Verhaltensübungen, wie man in die Welt hinaustritt und Risiken eingeht – all das hilft Frauen zu überleben. Wir kennen eine Frau, die immer lachen muß, wenn sie den Button ansieht, den ihr ihre Therapeutin schenkte. Dort steht in zierlicher Schreibschrift: »Wer Scheiße ißt, wird krank.« Er hilft ihr tatsächlich dabei, nie wieder vor Menschen zu kuschen, die sie kleinkriegen und ausnutzen wollen.

Nur wenn ihre Selbstachtung zugenommen hat, kann eine Frau sich allmählich eine gesunde Sexualität aufbauen. Schwere sexuelle Störungen als Folge eines Inzests reichen von sexueller Hörigkeit bis zu totaler Ablehnung von Sexualität. Aber die Inzestüberlebende kann auch andere, weniger dramatische Probleme mit dem Sex haben. Sie treten im Rahmen eines relativ normalen Sexuallebens auf. Viele Frauen erwähnen, daß sie den Geruch oder Geschmack von männlichem Samen nicht ertragen können; viele fühlen sich von Männern abgestoßen, die betont »sexy« auftreten; andere finden bestimmte sexuelle Positionen oder »Blicke« oder bestimmte Dinge, die man im Bett tut, widerwärtig oder bestenfalls unangenehm.

Das Problem zu erkennen ist Grundlage des Überlebens. Wenn einer Frau irgendwann klar wird, daß ihre Unfähigkeit, mit dem Partner, den sie liebt, oralen Sex zu genießen, von ihrem Vater herrührt, weil dieser sie dazu gezwungen hat, dann kann es sein, daß diese Erinnerung für sie etwas Befreiendes hat – sei es, daß sie in der Liebe von nun an alles mögliche machen kann, sei es, daß sie erkennt, daß gewisse Praktiken sich nie in ihrem privaten Lexikon der Liebe finden werden. Wenn sie ihrem Partner das sagt und dieser verständnisvoll reagiert und aufhört, sie zu bedrängen, dann hat sie tatsächlich ihre Vergangenheit recht gut bewältigt.

Ein weithin unbekannter Aspekt bei der Sexualität von Inzestüberlebenden im weiteren Sinn ist auch das Verhältnis zum eigenen Körper. Bei ehemaligen Inzestopfern findet sich ein großes Spektrum an Eßstörungen, von Magersucht und Bulimie bis hin zur zwanghaften Freßgier, mit allen erdenklichen Zwischenformen. Magersucht und Fettsucht sind zwei mögliche Extremreaktionen von Inzestopfern, denn beides kann ein Verleugnen des eigenen Körpers bedeuten. Manche Frauen wollen sich durch Über- oder Untergewicht unattraktiv machen, um sexuelle Annäherungen abzublocken. Im Fall der Fettsucht stellt das Körpergewicht so etwas wie einen Verteidigungswall aus Fleisch dar, hinter dem sich das Ego verstecken kann. Übergewichtigkeit kann auch den Wunsch nach physischer Größe widerspiegeln. Eine sehr dicke Überlebende sagte, sie wolle »größer sein als er, damit er mich nicht mehr so herumschubsen kann«.

Eng verbunden mit Eßstörungen ist der tatsächliche körperliche Schaden, den ein Opfer davonträgt und den es manchmal bewußt leugnet – was für die Frau gefährlich ist. Die Defekte reichen von schweren Verletzungen und Vernarbungen an den Fortpflanzungsorganen – manche, die bei sehr frühem Geschlechtsverkehr entstehen, sind so ernsthaft, daß die Frau als Erwachsene keine Kinder bekommen kann – bis zu Geschlechtskrankheiten und Blasenbeschwerden.

Ein Termin beim Gynäkologen kann das Herz eines Inzestopfers bis zum Halse schlagen lassen, nicht nur wegen der Art der Untersuchung, sondern auch, weil die Frau es nicht ertragen kann, eine eventuelle genitale Verstümmelung bestätigt zu bekommen. Eine Frau, die einen Inzest überlebt hat, hat sich normalerweise mit dieser Angst auseinandergesetzt und weiß über ihren physischen Gesundheitszustand Bescheid; hat sie körperliche Deformierungen davongetragen, muß sie lernen, sie zu akzeptieren.

Nicht so einfach zu diagnostizieren oder zu behandeln sind die psychosomatischen Störungen, die Inzestopfer heimsuchen: zum Beispiel Kopfschmerzen, Rückenbeschwerden und Kreuzschmerzen; Muskelverspannungen, die durch Streß und durch den Zwang, zu lächeln und normal auszusehen, verursacht wurden; alle Arten von Schlafstörungen; Alkoholismus und Drogenmißbrauch.

Die meisten Überlebenden haben mindestens mit einem dieser Symptome zu tun gehabt, und manche haben gelernt, sie für sich nutzbar zu machen; wenn sich diese Probleme erneut bemerkbar machen, ist es wahrscheinlich, daß der Streß wieder zunimmt und daß es höchste Zeit ist, besonders fürsorglich mit sich selbst umzugehen.

Fürsorglichkeit ist in der Tat eine Art Schlüsselbegriff für Inzestüberlebende, die in ihrer Kindheit fast immer weder vom Vater noch von der Mutter fürsorglich behandelt wurden; denn auch die Mutter hat häufig ihre Tochter seelisch im Stich gelassen. Wer schon in früher Kindheit eine Erwachsenenrolle spielen mußte, hat oft eine ganze Anzahl von belastenden Problemen zu bewältigen, einschließlich des Phänomens der »kleinen Mutter«. Weil die Mutter sich seelisch von ihr distanziert oder sie real verläßt, übernimmt nämlich die Tochter oft die Mutterrolle, und zwar nicht nur die Betreuung der Geschwister und die Haushaltspflichten, sondern auch die sexuelle Befriedigung des Vaters. Dieser Rollentausch isoliert sie. Sie hat keinen Kontakt zu Gleichaltrigen und kann deshalb die sozialen Fertigkeiten, die den Umgang mit anderen erleichtern, nicht erwerben.

Für die fehlende Mutter suchen sich die Inzestopfer vielfach Ersatzpersonen – in der Kindheit und auch später. Wie viele freundliche Nachbarinnen, liebevolle Tanten und wunderbare Lehrerinnen haben einem jungen Mädchen das Leben gerettet, ohne es zu wissen. Viele Überlebende haben sich die Bemutterung, die sie als kleine Kinder brauchten, verschafft, indem sie sich an eine Mutterfigur angelehnt haben. Andere kompensieren ihren Mangel, indem sie sich in überströmender Mütterlichkeit um ihre eigenen Kinder kümmern. Und viele haben schließlich herausgefunden, wie gut es ihnen tut, wenn sie sich selbst ein bißchen bemuttern, indem sie sich allerlei kleine Aufmerksamkeiten gönnen – einen Waldspaziergang, ein genüßliches Schaumbad, einen Töpferkurs oder sonst etwas, das ihnen hilft, sich in der eigenen Haut wohl zu fühlen. Die Überlebenshilfen auf diesem Gebiet sind fast so zahlreich wie die Überlebenden selbst.

Wenn eine gesunde Bemutterung gefehlt hat, zeigt sich das auch in der Haltung der Überlebenden zu Elternschaft und Ehe. Viele geben zu, daß sie Ehe und Kinderkriegen ablehnen oder vor sich herschieben, weil sie Angst haben, daß auch sie ihre Kinder mißhandeln könnten – daß sich die Vergangenheit wiederholen könne. Für diejenigen, die doch heiraten, kann es eine streßgeladene Situation sein, Kinder zu haben; da Überlebende in ihrer Familie kein taugliches Mutterbild kennengelernt haben, sind sie oft unsicher, wie sie sich selbst als Mutter verhalten sollen. Diese Unsicherheit kann zu allzu großer Strenge oder auch zu ständigem Verwöhnen führen oder einfach zu dem Gefühl, daß sie nie, nie etwas falsch machen dürfe – was sowohl Mutter wie auch Kind übermäßig belastet.

Eine Minderheit der Überlebenden, mit denen wir sprachen, schlägt ihre Kinder tatsächlich häufig; bei anderen scheint sich die eigene Mißhandlung wie eine Schutzimpfung ausgewirkt zu haben, und sie schlagen ihre eigenen Kinder nie. In den meisten Fällen machten den Frauen aber lediglich die gleichen Probleme zu schaffen, die alle Eltern bei der schwierigen Aufgabe der Kindererziehung haben. Der Unterschied lag nur darin, daß eine Inzestüberlebende es sich oft schwerer macht, weil sie sich selbst ständig in Frage stellt. Da sie selbst ein negatives Rollenvorbild gehabt hat, ist sie oft unsicher, was eine Mutter eigentlich tun sollte.

Obwohl es für viele Überlebende nicht leicht war, haben sie gelernt, sich Hilfe zu suchen, sei es in einer Selbsthilfegruppe, in einem kleinen Kreis von Leidensgenossinnen oder bei einer Therapeutin. Doch auch diese Bemühungen um Heilung haben ihre Risiken: Bei unseren Interviews stellten wir immer die Frage: »Wie haben sich die berufsmäßigen Helfer Ihnen und Ihrer Inzestgeschichte gegenüber verhalten?«, und die Antworten waren keineswegs beruhigend. Viele Therapeuten fühlen sich schlichtweg nicht wohl bei dem Thema und konnten daher mit einem Inzestopfer nicht kompetent umgehen. Ausweichen und Ablehnung scheinen unter professionellen Helfern weit verbreitet zu sein. Viele würden eine Patientin eher fragen, ob sie Stimmen hört, als danach, ob es in ihrer Vorgeschichte einen sexuellen Mißbrauch gibt, selbst wenn die empirischen Daten nahelegen, daß die Chancen dafür weit höher sind als für das Hören von Stimmen.

Je nachdem, ob es sich um männliche oder weibliche Therapeuten handelt, scheint es unterschiedliche Problemfelder zu geben, die eventuell dazu führen, daß sie eine Inzestüberlebende nicht effektiv behandeln können. Doch auch wenn es den Anschein hat, daß einige Therapeuten mit ehemaligen Inzestopfern nicht gut zurechtkommen, gibt es doch genug kompetente Therapeuten, die sich einfühlen können.

Ein letzter Punkt: Nach Meinung vieler Therapeuten – auch Volksweisheiten und religiöse Denkweisen zielen in diese Richtung – ist es unbedingt erforderlich, daß eine erwachsene Inzestüberlebende den Verursacher ihrer Leiden mit seinen Taten konfrontieren sollte. Wie soll sie sich bei einer solchen Gegenüberstellung verhalten? Ist es jemals möglich, zu vergeben? Was bedeutet es wirklich für eine Frau, den Inzest als einen Teil ihres Lebens zu betrachten?

Bei allen Berichten fällt auf, mit welchem Elan, welcher Sensibilität und Tapferkeit die überlebenden Frauen ihre inneren Kämpfe durchstehen. Doch niemals können sie das Inzesterlebnis ganz wegstecken. Es überlebt zu haben bedeutet auch, diese Erfahrung das ganze Leben hindurch in irgendeiner Form mit sich zu tragen. Aber im Laufe ihres Veränderungsprozesses lernt die Überlebende ihre Stärken kennen und wird frei, intensiver und bewußter zu leben, wenn die Jahre des Leidens und des Zorns schließlich durch die hellen Strahlen des Sich-selbst-Annehmens ins Licht gerückt worden sind.

Kapitel 2

Wie Kinder den Inzest überleben

Als Kind fand ich Zuflucht in meinen Gedanken. Ich benutzte meine Vorstellungskraft, um dem im wahrsten Sinne des Wortes unmöglichen Leben, das man mir abverlangte, zu entfliehen.

Mir standen dafür verschiedene Möglichkeiten offen. In erster Linie war ich eine Träumerin. Ganz bewußt rief ich abends im Bett Träume oder Phantasien herbei, um mich an einen anderen Ort und in eine andere Zeit zu versetzen. Ich war wie ein Filmvorführer, der einen Projektor bedient, ein Zug am Hebel, und der Film lief ab: Er handelte immer nur von mir, aber als Erwachsene, und ich tat nur Sachen, die mir Spaß machten, und von meiner Familie war weit und breit niemand zu sehen.

Meine Phantasievorstellungen waren durchaus nicht glamourös. Meistens stellte ich mir vor, wie ich in einem zartgeblümten Kleid – ich durfte als Kind fast nie ein Kleid tragen – nach meinem langen Arbeitstag als Sekretärin zum Parkplatz ging, um mein blaues Auto zu besteigen. Dieses Bild vermittelte mir ein Gefühl überwältigender Freiheit, und ich verweilte wieder und wieder bei jedem einzelnen Detail – wie das Kleid aussah, welche Frisur ich trug, die Türgriffe des Wagens, der Kies auf dem Parkplatz, meine Handtasche, das Gefühl, wenn ich einem Bekannten, der auf der Straße an mir vorbeifuhr, zuwinkte.

Ich habe vergeblich versucht, mich daran zu erinnern, was mir durch den Kopf ging, während ich physisch und sexuell mißbraucht wurde, und das einzige, worauf ich komme, heißt »be-

ten«. Das ist nicht unwahrscheinlich, denn ich befolgte auch sonst kunstvoll aufgebaute Gebetsrituale, bei denen es sich wohl mehr um Beschwörungen als um Gebete im christlichen Sinne handelte. Ich zwang mich dazu, abends mit zum Gebet gefalteten Händen einzuschlafen – für den Fall, daß ich nachts sterben würde. Ich traf komplizierte Abkommen mit Gott, versprach ihm nicht einen, sondern drei *Rosenkränze zu beten, wenn er meinen Vater diese Nacht von meinem Bett fernhielte. Ich hortete Heiligenbildchen von Märtyrern und schwärmte ganz besonders für die Geschichte der kindlichen Märtyrerin Maria Goretti, die mit 14 Jahren starb, als sie sich gegen eine Vergewaltigung wehrte. Fünfzehnmal stach der Angreifer auf sie ein, und sie vergab ihm noch im Sterben! Maria Goretti war die Schutzheilige der Kinder, die rein bleiben wollten.*

Während mein Vater mir Gewalt antat, betete ich meine »Gegrüßet seist du, Maria« Perle für Perle auf einem Rosenkranz, der nur in meinem Kopf existierte. Es war wie ein Mantra, eine Zauberformel, die mich die reale Umwelt vergessen ließ. Mir passiert es noch heute beim Zahnarzt, daß ich automatisch den Rosenkranz zu beten beginne, wenn der Arzt den Bohrer zur Hand nimmt.

In den Jahren, als meine Mutter bis spät in die Nacht als Kellnerin arbeitete, wollte ich sie immer wieder bewegen, zu Hause zu bleiben, damit ich beschützt würde (sie kann sich nicht daran erinnern). Ich erinnere mich an die gewaltige Erleichterung, die ich verspürte, wenn ich das Licht der Autoscheinwerfer auf der Auffahrt sah, das ihre Rückkehr ankündigte – endlich konnte ich einschlafen. Bis dahin hatte ich das Schlafen nur vorgetäuscht, mit geschlossenen Augen und einem künstlichen leisen Schnarchen, und nun endlich konnte ich mich wirklich in den Schlaf hinübersinken lassen.

Heikler war es, dem Mißbrauch bei Tage zu entfliehen. Da konnte ich die Augen nicht schließen und so tun, als ob ich schliefe, oder mich in einen tranceartigen Traum versetzen. Und das Beten nützte nicht viel, wenn man die Augen dabei offen hatte. Als Ersatz dafür errichtete ich eine Mauer um meine Gefühle und lebte dann in dieser kleinen Festung. Ich versenkte mich so in meine Hausaufgaben, daß ich jeden Sinn für die Zeit verlor und nicht wahrnahm, was um mich herum gesprochen wurde. Ich las mit unersättlicher Gier, um mich in die sichere Welt der Bücher zu flüchten und nicht dort zu sein, wo ich wirklich war, an einem Ort der Gewalt, der Beleidigungen und der Erniedrigung.

Auf diese Fähigkeiten bin ich stolz, und als Erwachsene weiß ich heute, daß daran nichts Absonderliches war: Menschen in Geiselhaft oder im Gefängnis suchen oft Zuflucht in ähnlichen Strategien, sie versenken sich in geistige Tätigkeit oder stellen sich ein klar strukturiertes Leseprogramm auf, um nicht den Verstand zu verlieren.

Mein Problem war, daß ich diese Überlebenstaktiken in mein Erwachsenenleben mit hinübernahm. Die eisigen Mauern, die ich um meine Gefühle gezogen hatte, schmolzen nicht, und aus der Realität flüchtete ich mich weiter in betäubende Träume und Mantra-Gebete, selbst wenn mein Leben sicher und gut schien.

Einige dieser kindlichen Talente wuchsen sich später zu Schwächen und körperlichen Leiden aus. Ich habe sehr lange studiert und litt jahrelang unter etwas, das ich für mich als »Prüfungssyndrom« bezeichnete: Ich preßte meine Kiefer aufeinander, knirschte mit den Zähnen und zog die Brauen zusammen, um durchzukommen – und das beschränkte sich nicht auf Universitätsprüfungen. Jeder Tag, und war er noch so sonnig und schön, kam mir wie eine Prüfung vor; ich mußte die Zähne zusammenbeißen und mich durchkämpfen.

Als die Gesichts-, Kopf- und Kieferschmerzen immer schlimmer wurden, ging ich schließlich zum Arzt. Ich erfuhr, daß ich an TMJ (temporo-mandibular-joint-disease) litt, einer schmerzhaften Entzündung des Kiefergelenks auf einer oder beiden Seiten, die beispielsweise den Biß in einen Apfel oder das Verspeisen eines Hot dogs physisch unmöglich macht. Ich lebte von Joghurt, Rührei und Aspirin, bis meine Kiefergelenke einigermaßen schmerzfrei waren. Aber sie kamen nie wieder ganz in Ordnung, denn diese Kiefergelenkserkrankung wird durch Zähneknirschen und -zusammenbeißen verursacht, das im Schlaf oder unbemerkt auch tagsüber auftritt. Was war passiert? Ich hatte bei dem Versuch,

Schmerzen von mir fernzuhalten, mir selbst *Schmerzen zugefügt. Im Lauf der Jahre litt ich auch unter Migräneanfällen, Darmkrämpfen, Kreuzschmerzen, Blinddarmreizungen und chronischer Bronchitis. Aber trotz meiner Leiden schien ich nicht fähig zu sein, wirkliche Schmerzen zu empfinden, und das war das erschreckendste Symptom. Ich hatte immer alles unter Kontrolle. Ich war diejenige, die in Notsituationen einen kühlen Kopf behielt; ich hatte das faltenlose Gesicht und die tüchtige Resolutheit einer Arzthelferin – oder wenigstens dachte ich das, bis ich registrierte, daß das Krankenwagenpersonal oder die Feuerwehrleute auf Pressefotos von Unfällen oft regelrecht gezeichnet aussehen, während sie ihre Arbeit tun. Es ist nicht normal, daß ein Mensch jederzeit gänzlich unberührt von starken Empfindungen ist. Im Lauf der Zeit wurde mir klar, daß ich mich vor Schmerzen schützte, indem ich fast kein Gefühl zuließ – weder Zorn, Trauer, Unglücklichsein noch Ausgelassenheit, Befriedigung oder überschwengliche Freude.*

Das war die schlimme Hinterlassenschaft meiner in der Kindheit erworbenen Fähigkeiten, die damals der einzige Schutzschild waren, den ich hatte. Als Kind hatte ich gelernt, Gefühle auszuschalten; wie sollte ich sie als Erwachsener dann wahrnehmen? Als Kind hatte ich mich durch das ständige Wiederholen meiner Gebete betäubt; als Erwachsene war ich oft teilnahmslos gegenüber meiner Umwelt. Als Kind hatte ich unzählige Nächte damit verbracht, so zu tun, als wenn ich schliefe. Das war eine Lüge gewesen, eine List – und zugleich doch das einzige, das mein kindliches Gemüt sich ausdenken konnte, um mich vor den Belästigungen zu schützen. Doch als ich erwachsen wurde, hatte ich eine Menge Übung darin, Dinge abzuleugnen. Es lag deshalb nahe, mir weiterhin vorzumachen, daß etwas, was ich erlebte, in Wirklichkeit ganz anders sei: Wenn ich Zorn, Angst oder Trauer spürte, war es in Wirklichkeit eben etwas anderes, und wenn ich diese unerwünschten und bedrückenden Gefühle nur lange genug ignorierte, dann würden sie endlich verschwinden, so, wie mein Vater schließlich immer wieder aufstand und im Dunkel der Nacht verschwand.

Ich war regelrecht stoisch geworden und ließ mich niemals gehen, weder um Schmerz zu durchleiden noch um Freude zu fühlen. Das war keine gute Art zu leben.

______Dies ist ein düsteres Kapitel, und das kann auch nicht anders sein, denn wir müssen auf den folgenden Seiten reale Inzestfälle von Kindern detailliert schildern. Wir bezwecken damit keinesfalls, voyeuristisch oder sexuell anregend zu sein, und ebensowenig genießen wir es, Männer als von Grund auf böse hinzustellen. Wir tun es, um Dinge zu erklären. Leserinnen, die sich diesen quälenden Geschichten von mißbrauchten Kindern nicht aussetzen möchten, sollten dieses Kapitel vielleicht überspringen. Insbesondere, wenn sie selbst als Kind mißbraucht worden sind, könnte dieser Abschnitt sie verletzen. Vielleicht sollten sie deshalb die Lektüre noch hinausschieben, bis sie sich sicher genug dafür fühlen.

Wir meinen jedoch, daß es notwendig ist, in dieser Weise ins Detail zu gehen, denn nur wenn wir sehen, was den Überlebenden in der Kindheit passierte, können wir sie als Erwachsene verstehen. Wir müssen die Ursprünge ihrer Überlebensstrategien aufdecken. Was tut ein Kind, wenn es versucht, dem Schmerz und der Schande des Inzests zu entgehen? In welcher Weise setzen sich diese Techniken im Erwachsenenalter fort? Wir unterteilen diese Reaktionen in psychische, physische und manipulative, sind uns aber darüber im klaren, daß die meisten Kinder von jeder der drei Methoden irgendwann einmal Gebrauch machen und daß es manchmal schwierig ist, sie streng voneinander zu trennen. Die Opfer nehmen einen ganzen Komplex von kindlichen Überlebenstechniken mit ins Erwachsenenalter, und einige davon sind durchaus nützlich. Andere müssen etwas abgewandelt werden, damit sie zu wirklicher Tapferkeit und Stärke führen. Und manche muß man aufgeben, um statt dessen neue und effektivere Wege zu finden, um mit dem Leben zurechtzukommen.

Zuerst müssen wir versuchen, uns zu erinnern, und zwar nicht aus unserer abgeklärten Erwachsenenperspektive. Wir müssen uns wirklich auf die Vorstellung einlassen, wie es sich anfühlt, wenn

man ein Kind ist, das mißbraucht wird – *kein Erwachsener*, denn Erwachsene haben mehr Macht und mehr Wahlmöglichkeiten als Kinder. *Denken Sie immer daran: ein Kind, das mißbraucht wird!*
Um uns ein Bild zu machen, ist die erste Frage: Wie alt ist das Kind, das sexuell mißbraucht wird? Dr. Ruth und Henry Kempe, Pioniere auf dem Gebiet der Erforschung des Kindesmißbrauchs, haben vor etwa einem Jahrzehnt geschätzt, daß »das Altersmittel bei Inzestverhalten in den letzten Jahren zwischen 9 und 10 Jahren (lag)«. Diese Zahl ist nicht neu, und auf diesem Forschungsgebiet ist noch vieles im Fluß, doch die Fachleute ziehen sie auch heute nicht ernstlich in Zweifel. Wenn überhaupt, dann gehen sie eher von einem noch niedrigeren Alter aus. David Finkelhor, ebenfalls in diesem Forschungsbereich Experte, gibt an, daß der Altersgipfel für den Mißbrauch von Mädchen im Alter zwischen acht und zwölf liegt und daß »Kinder unter fünf Jahren einem nicht unerheblichen Risiko unterliegen, dessen sich die Öffentlichkeit allerdings nicht bewußt ist«[1].
Wir dürfen nicht vergessen, daß »im Mittel« bedeutet, daß die Hälfte der Fälle unterhalb dieses Alters liegt und die andere Hälfte darüber, so daß die Angabe der Kempes bedeutet, daß die Hälfte der Fälle vor dem Alter von neun bis zehn Jahren stattfindet. Bei unseren Forschungen trafen wir auch auf Frauen, die sich mehr oder weniger deutlich daran erinnern, daß sie mißbraucht wurden, bevor sie richtig sprechen konnten, vielleicht mit drei, vier oder sogar noch früher. Ebenso wurden uns Fälle bekannt, wo es erst zu Beginn der Pubertät zu sexueller Gewalt kam, wobei allerdings in vielen dieser spät auftretenden Fälle der Erwachsene dem Kind schon einige Zeit vorher auf subtile Weise signalisiert hatte, daß er es sexuell begehrenswert fand, sei es mit Hilfe der Körpersprache, also durch Gesten und Blicke, oder in Worten.
Selbst wenn der sexuelle Mißbrauch erst im Teenageralter manifest wurde, begann er höchstwahrscheinlich schon vorher. Man schätzt, daß das inzestuöse Verhältnis im Durchschnitt etwa dreieinhalb Jahre andauert. Wenn also eine Jugendliche mißbraucht wird, ist die Wahrscheinlichkeit groß, daß der Inzest bereits in der Vorpubertät seinen Anfang hat. Man muß solche Zahlen auf sich

wirken lassen, will man jemals ein erwachsenes Inzestopfer verstehen. Wenn wir uns eine Vorstellung davon machen wollen, welche Wirkung ein aufgezwungenes erwachsenes Sexualverhalten auf ein Kind hat, müssen wir versuchen, die Sache mit den Augen eines Kindes zu sehen. Wir sprechen hier überwiegend nicht von Jugendlichen, weil der Inzest in der Mehrzahl der Fälle vor der Zeit anfängt, in der die meisten von uns die ersten Regungen ihrer Sexualität erleben.

Erwachsenes Sexualverhalten, das an kleinen Kindern praktiziert wird, stürzt diese in totale Verwirrung und bewirkt ein Gefühl des Ausgeliefertseins und der Ohnmacht; und wie ein gejagtes Tier nehmen sie jede nur denkbare Fluchtmöglichkeit wahr.

Lassen Sie uns jetzt versuchen, die Welt mit den Augen eines Kindes zu betrachten, was sehr viel schwerer ist, als man im ersten Augenblick meint. Wenn ein Kind beispielsweise ein Bild von einem Bus oder einem Auto malt, bei dem die Räder fast so groß sind wie das Fahrzeug selbst, dann deuten Eltern und Lehrer das oft als reizendes Beispiel für kindlichen Einfallsreichtum. Solche Bilder geben aber wahrscheinlich die Welt des Kindes ganz richtig wieder. Aus der Perspektive von jemand, der vielleicht erst neunzig Zentimeter groß ist, sind die Räder eines Busses tatsächlich größer als man selbst und scheinen sehr viel wichtiger als die Windschutzscheibe oder das Lenkrad, die für einen Erwachsenen vielleicht an einem Bus markant sind.

Auch eine Vergewaltigung erlebt das Kind aus einer Perspektive, die ganz anders ist als die eines Erwachsenen. Für einen Mann, der seine Genitalien von oben sieht, ist der Anblick total anders als für das kleine Mädchen, das zu ihnen aufblickt oder dem sie ins Gesicht oder in den Mund gestoßen werden. Es kann sein, daß es den Penis als etwas Unheimliches oder Sich-Schlängelndes wahrnimmt, das von weitem auf es zukommt, und es ist möglich, daß es die Verbindung mit seinem Vater oder mit den eigenen Schmerzempfindungen nicht erkennt. Eine der Überlebenden dachte, daß ihr Vater irgend etwas Lebendiges in seiner Tasche hätte, vielleicht ein Tier, das größer wird, wenn man es streichelt. Sie konnte sich überhaupt nicht erklären, was es eigentlich war, aber sie erinnert sich an die Demütigung, die sie verspürte, wenn er nachts in ihr Zimmer kam und das Tier in ihren Mund steckte »und es in meinen Mund pinkelte«. Mit »Pinkeln« kennen Kinder sich aus: mit Ejakulation wohl kaum. Aber sie verstehen ganz genau, welche Demütigung darin liegt, wenn man »angepinkelt« wird.

Ein Inzestopfer, wir nennen sie Barbara, hat die Fähigkeit, dieser kindlichen Sicht des Lebens künstlerischen Ausdruck zu verleihen. Sie leidet unter einer Persönlichkeitsspaltung[2], und eine ihrer verschiedenen Persönlichkeiten bleibt meist stumm und teilt sich am liebsten künstlerisch mit. Sie malt Bilder, auf denen sie darstellt, wovor sie sich als Kind gefürchtet hat. Es ist ein Strichmännchen mit drei auffälligen Eigenschaften – Brillengläser, Haar, das senkrecht in die Luft steht, und ein langes, dickes Dreieck am unteren Rand, das fast so groß ist wie alles andere zusammen. Manchmal ist es angezogen oder irgendwie ausgeschmückt, aber wenn der Teil ihrer Persönlichkeit (den Barbara »Babs« nennt) zornig ist über das, was ihm als Kind angetan wurde, dann reduziert er die Figur auf die drei Grundelemente Brille, Haare, Penis. »Babs'« Bilder lassen in ihrer radikalen Verkürzung das gewaltige Entsetzen spüren, das ein ausgewachsener Mensch in einem Kind hervorrufen kann.

Sehen wir uns Barbaras Geschichte noch etwas genauer an – die Kindheitserlebnisse wie die Überlebenstechniken, die sich bei der Erwachsenen daraus entwickelten. Barbaras Fall war in physischer Hinsicht der schwerwiegendste Fall, von dem wir gehört haben, und er hat uns wohl auch deshalb am meisten schockiert, weil ihr Vater Pastor ist.

Barbaras Vater war brutal und sadistisch und genoß es, anderen weh zu tun. Für die kleine Tochter gab es keine Fluchtmöglichkeit. Sie wurde zu einer Marionette, die seinen Quälereien und Perversionen ohnmächtig ausgeliefert war:

> Als ich noch klein war, kam er immer ins Zimmer und spielte mit mir wie mit einer Puppe. Er steckte seinen Mittelfinger in meinen Mastdarm und seinen Zeigefinger in meine Vagina, und dann hielt er mich über seinen Kopf, als wäre ich eine Marionette oder eine Puppe oder so etwas. Ich kriege die Dinge nicht in die richtige Reihenfolge, vielleicht

war es später... Ich weiß auch noch, wie er meine Windeln wechselte und meine Klitoris streichelte und seinen Finger in meine Vagina steckte und mir weh tat.
Mein Vater veränderte sich dauernd, dadurch wird es so schwierig, alles auf die Reihe zu kriegen. Mal stellte er alle möglichen perversen sexuellen Forderungen an mich, und im nächsten Augenblick kam er wieder herein und war plötzlich richtig prüde, er drehte sich um 180 Grad. (Nach dem Vorfall beim Windelwechseln) kam er zurück, und weil es so weh getan hatte, hatte ich noch meine Hand da unten, und da schrie er los, ich sei eine schmutzige Schlampe, und Gott würde mich strafen, weil ich mich da unten angefaßt hätte. Und er stellte einen Ventilator neben mein Gitterbett und band meinen Arm mit dem Ellbogen an das Gitter und meinen Zeigefinger an das Gehäuse des Ventilators und schaltete ihn ein und sagte, Gott würde dafür sorgen, daß meine Hand in den Ventilator käme. Er brauche gar nicht dabeizubleiben. Gott würde dafür sorgen.

Barbara gelang es, ihre Hand so zu halten, daß sie nicht in die Flügel des altmodischen Ventilatos geriet. Aber bei anderen Gelegenheiten war sie seiner brutalen Gewalt hilflos ausgeliefert. Er fesselte sie mit seinem Gürtel an die Duschstange, als sie vier oder fünf war, und vergewaltigte sie anal; er steckte ihren Kopf unter ihr großes Himmelbett, legte ihr ein Kissen aufs Gesicht und vergewaltigte sie. Er machte auch Situationen für sie zur Hölle, die sonst »sicher« oder »chancenlos« sind. Sie erinnert sich daran, daß sie in seinem Studierzimmer in der Kirche auf dem Schreibtisch lag und er über ihr masturbierte. Als er fertig war, säuberte er sie mit einem Taschenmesser von der Samenflüssigkeit und beschimpfte sie dabei als »schmutzige Schlampe, die bis ins Innerste verfault sei, was man an diesem schmutzigen Zeug sehen könne (das aus ihr heraus käme)«. Er tat alles, was in seiner Macht stand, um es so hinzustellen, daß *sie*, und nicht *er*, durch und durch schlecht, verdorben und an allem schuld war.
Er schaffte es: Barbara begann zu glauben, daß sie in ihrem Inneren so schmutzig sei, daß sie niemals wieder rein werden könne. Sie hatte zugesehen, wie ihr Vater seinen Samenerguß von ihrem Körper und von seinen Fingernägeln mit dem Messer entfernte. In ihrer kindlichen Verzweiflung fing sie an zu glauben,

daß sie nur dann wieder rein würde, wenn sie sich den Bauch aufschnitte und alles herausschabte, was darin war. »Ich habe das erst viel später in meiner Therapie verstanden«, sagt Barbara. »Ich sprach nämlich immer davon, ›an der gestrichelten Linie entlangzuschneiden‹, und diese Linie konnte ich deutlich fühlen, sie verlief von der Stirn abwärts vorn über meinen ganzen Körper. Ich hatte diese Redensart von meinem Vater übernommen, als er uns beibrachte, wie man einen Puter tranchiert. Er sagte immer: ›Da ist so eine gestrichelte Linie auf der Brust, und an der müßt ihr entlangschneiden.‹ Mich überkam dieses Gefühl immer wieder, und ich mußte an mich halten, mich nicht umzubringen. Ich fühlte mich innerlich wie ein einziger Müllhaufen.«
Nicht nur Messer, sondern auch andere Objekte wurden für sie zu Folterwerkzeugen. Bei einer anderen Gelegenheit hing ihr Vater sie mit dem Kopf nach unten über einen Treppenabsatz und schlug sie mit einer Katzenbürste aus Draht und vergewaltigte sie anschließend. »Er war außerordentlich erfindungsreich und phantasievoll«, sagt sie mit einem verzweifelten Lächeln.
Barbaras gesamte Kindheit war die Hölle, denn wenn sie nicht gerade tatsächlich mißhandelt wurde, dann überlegte sie, wann es wieder losginge. Die sadistischen Phasen ihres Vaters traten alle paar Monate auf, nicht regelmäßig Tag für Tag. Deshalb hatte sie vor jedem neuen Tag Angst, weil sie nicht wußte, was er bringen würde. Mit der Furcht vor dem Wiederbeginn der Quälereien fertig zu werden wurde fast so wichtig, wie mit den Schmerzen umzugehen, die sie dabei erlitt.
Sie fand eine Lösung, die funktionierte: Sie teilte den Schmerz zwischen verschiedene Persönlichkeiten auf, so daß keine unter den Widersprüchen im Verhalten ihres Vaters leiden mußte. »Die verschiedenen Seiten meines Vaters klafften so weit auseinander, daß ich sie als Kind überhaupt nicht zusammenbringen konnte. Ich konnte in ihm nicht zugleich meinen wunderbaren, gütigen Vater und den Sadisten, der mich quälte, sehen«, sagt sie.
Ihre Einzelpersönlichkeiten verfügten jeweils nur über ein Stück ihres komplizierten Lebens und agierten nur innerhalb des damit gegebenen Kontextes. »Barb«, die erste Persönlichkeit, war das

Mädchen, das in der Alltagswelt von Schule und Kirche funktionierte; sie war das typische »brave Mädchen«, die Musterschülerin, die sich darin sonnte, daß ihr Vater sie lobte und anspornte. Diese Persönlichkeit hielt sie funktionsfähig, bis Barbara mit 31 Jahren in eine Therapie ging; sie war es auch, die ihren Intellekt benutzte, um einen Doktortitel zu erlangen. Eine zweite Persönlichkeit (die sie selbst »Barbie« nennt), lebte lieber die meiste Zeit in einem Schrank, weil es dort sicher und warm war; diese Persönlichkeit sammelte Steine und Muscheln und spielte still und phantasievoll vor sich hin. »In meiner Therapie war dies das Kleine, das genügend Vertrauen zu der Therapeutin faßte, um sie darum zu bitten, ›Barb‹ am Leben zu erhalten, die Erwachsene, die nicht mehr weiterkonnte«, sagt Barbara. Die dritte Einzelpersönlichkeit war »Babs«, die Künstlerin, die am liebsten durch ihre Bilder sprach und die Jahre später in der Therapie ihre Strichzeichnungen machte. Die vierte Persönlichkeit, »Barbara«, wurde im Laufe der Therapie erschaffen, um die ursprünglichen Teilpersönlichkeiten am Leben zu erhalten und zu bemuttern, während diese sich der Vergangenheit stellten. »›Barb‹ war es früher gewesen, die alles aufrechterhielt, aber zu einer bestimmten Zeit der Therapie war ihr Leid so groß, daß sie nicht mehr funktionieren konnte, und dann entstand Barbara«, erklärt sie heute.

»Damals gab es«, sagt Barbara, »keine Kommunikation zwischen den einzelnen Persönlichkeiten, keine Gemeinsamkeiten. Wenn ›Barb‹ Dinge nicht mehr ertragen konnte, ›ging sie weg‹. Nicht willentlich. Sie wünschte sich einfach an die Zimmerdecke, und von da aus konnte sie ›Babs‹ oder ›Barbie‹ beobachten und sich schuldig fühlen.« Barbara beschreibt diese Technik als eine Art von Selbsthypnose; jede ihrer Persönlichkeiten mußte sich mit dem Widerspruch zwischen dem Vater und dem Folterknecht auseinandersetzen. »Barbie« litt den Schmerz für sich allein, sie machte sich zu, sosehr es ging, atmete nur ganz flach und bewegte sich nicht. Die »Babs«-Persönlichkeit, die Künstlerin, verspürte Furcht, denn ihre Bilder zeigen, daß sie zwei ganz verschiedene Männer sah: ihren Papa, den sie liebte, und den üblen Vergewaltiger oder, wie »Babs« ihn beschreibt, »den Mann mit dem klebrigen hohen Haar«. Das Kind »Babs« brauchte seinen lieben Papa, und so bestand es darauf, daß es ein Fremder war, der sie quälte. Die Persönlichkeit »Barb«, die leistungsorientierte Schülerin, sah nur einen: den bewunderungswürdigen Pastor/Vater, der sie unterstützte. »Barb« besaß keine Gefühle.

Als sie klein war, »verließ« Barbara sich, um zu überleben. Sie spaltete sich in verschiedene Personen auf, um mit den jeweils problematischen Teilbereichen ihres Lebens umgehen zu können. Als Erwachsene war sie jedoch zutiefst unglücklich, als sie weiter in dieser zerstückelten und unzusammenhängenden Weise zu funktionieren versuchte. »Jede der Persönlichkeiten enthielt ein Stück von mir, aber ich konnte sie nicht zusammensetzen«, sagt sie heute ein wenig traurig.

Barbara ist jetzt Mitte Dreißig. Trotz ihrer Persönlichkeitsspaltung hat sie nichts Angsteinflößendes an sich; ihr Gesichtsausdruck ist sanft, sie bewegt ihre Hände und ihren Körper ruhig und bestimmt und sieht den Zuhörer mit weichen braunen Augen unverwandt an, wenn sie von ihren Erlebnissen erzählt.

Sie wird bald ihren Doktortitel in Germanistik erhalten. Noch arbeitet sie an ihrer Dissertation. Sie hat einen guten Job als Verlagslektorin und lebt derzeit allein. Obwohl sie so extrem mißbraucht worden ist, bekennt sie sich dazu, daß ihr Männer eigentlich gefallen, aber sie fügt schnell hinzu: »Ich habe allerdings noch nicht damit angefangen, mit welchen auszugehen.« Sie ist seit fünf Jahren in therapeutischer Behandlung.

Trotz allem, was sie im Studium geleistet hatte, fühlte sich Barbara als Erwachsene total verloren. Sie hatte ihre furchtbare Kindheit überstanden, aber als Erwachsene hätte sie fast nicht überlebt. Sie war nicht mehr in der Lage, irgend etwas zu fühlen. Das wurde ihr jedoch erst sehr viel später bewußt, und erst heute weiß sie, woran das lag. »Sobald mein Vater merkte, daß er mir weh tat«, sagt sie, »verdoppelte er seine Anstrengungen noch.« Da also jede Reaktion weitere Peinigungen nach sich zog, lernte Barbara überaus erfolgreich, ihre Gefühle zu verbergen. Es war unglaublich schwierig für sie, als Erwachsene zu lernen, wie man mit Gefühlen umgeht. »Manchmal, wenn ich mit meiner Therapeutin spreche, sagt sie: ›Sie sehen ärgerlich aus.‹ Dann muß ich irgendwie in mich hineinkriechen und nachfühlen, wo meine Muskeln sind, und dann sage ich ganz überrascht: ›Oh, also *das* ist Ärger.‹« Nachdem sie als Erwachsene dreimal einen Selbstmordversuch unternommen hatte und einmal von einem Mann fast vergewaltigt worden war, entschloß sie sich, Hilfe zu suchen. Hätte Barbara diese Kraft und diesen Mut nicht gehabt, hätte sie sehr wahrscheinlich ihren dreißigsten Geburtstag nicht lange überlebt. »Ich fing die Therapie an, um herauszufinden, woran es lag, daß ich mich ›verließ‹, und dort, an einem Zufluchtsort und mit Hilfe eines Menschen, der mir wohlwollte, habe ich es allmählich verstanden . . .« Barbara hatte bis zu dem Zeitpunkt, da sie die Therapie begann, keinerlei Erinnerung an den Inzest.

Die nüchterne Art, mit der sie ihren Entschluß, eine Therapie zu machen, darstellt, läßt den inneren Kampf, der diesem Schritt voranging, vergessen und verkleinert, welchen Mut sie aufbringen mußte, um sich ihrem Selbst und ihren Problemen zu stellen. Nur mit größter Anstrengung konnte Barbara diesen Kampf gegen den Horror, die Scham und die Angst ihrer Kindheit aufnehmen und sich selbst schließlich als wertvoll und die Welt als einen guten und hoffnungsvollen Ort erleben.

Barbara konnte schließlich erkennen, *daß Überlebenstechniken, die man in der Kindheit erlernt hat, im Erwachsenenalter zu Behinderungen werden können.* »Ich führte auch als Erwachsene noch lange das Leben eines mißbrauchten Opfers. Doch nun nicht mehr wegen meines Vaters, sondern weil ich mir selbst keinerlei Wert beimaß«, sagt sie heute. Sie hatte immer weiter die gleichen Fluchttechniken benutzt, obwohl sie als Erwachsene vor nichts mehr fliehen mußte.

Es scheint so zu sein, daß außerordentlich schwerer physischer und sexueller Mißbrauch die radikalsten Schutzmechanismen hervorruft, die ein Kind mobilisieren kann. Eine Persönlichkeitsspaltung ist jedenfalls eine extreme Reaktion, aber es gibt eine ganze Bandbreite von Mißbrauch und Reaktion darauf, aus denen eine Überlebende lernen kann. Welche Ironie, daß es oft für das Leben eines Opfers den größten Nutzen bringt, wenn es die

unangenehmen, abstoßenden oder auch die verkrüppelnden Teile seiner Persönlichkeit erkennt und anerkennt. Es ist nicht gerade angenehm, sich selbst als kalte, gefühllose Person zu sehen oder als eine Ehefrau und Mutter, die ihre Familie in extremem Maße manipuliert und gängelt, oder als eine Frau, die es nie schafft, Freundschaften mit anderen Frauen aufrechtzuerhalten. Aber diesen Defiziten oder Schwierigkeiten ins Auge zu blicken scheint der erste Schritt zu sein, um herauszufinden, wie sich die Verhaltensmuster in der Kindheit entwickelt haben. Es ist entscheidend zu erkennen, daß diese Taktiken damals, als sie hervorgerufen und angewendet wurden, notwendig und nützlich waren. In den meisten Fällen bedeuteten sie Überleben und geistige Gesundheit für das Kind, das sexuell, aber auch psychisch und emotional mißbraucht, verletzt und herabgesetzt wurde.
Die Selbstbefragung ist schmerzlich. Es ist gut möglich, daß es uns nicht gefällt, wie wir uns heute sehen; es kann sein, daß wir in Verhaltensweisen befangen sind, die wir ständig wiederholen, obwohl sie uns schaden. Für die Überlebende ist dies jedoch der Schlüssel zu ihrem Selbstverständnis. Sie wird allmählich gewahr, wie der Mißbrauch, den sie als Kind durchlitt, dazu führte, daß sie sich selbst und ihre Welt völlig verzerrt wahrnahm, daß diese Verzerrung jedoch notwendig war. In ihrer Kindheit war es, als blickte sie in einen dieser Zerrspiegel auf dem Jahrmarkt: Das Spiegelbild sieht mal dick, mal dünn, mal langgezogen, mal geschrumpft aus. Tauscht die erwachsene Überlebende den Zerrspiegel gegen einen richtigen ein, erkennt sie allmählich, wie verdreht und schief ihr früheres Weltbild war.
Über solche Reaktionen bei Kindern und Erwachsenen sagt die Psychiaterin Natalie Shainess in ihrem Buch *Sweet Suffering*: »Was eine durchaus angemessene Reaktion eines Kindes gegenüber einem bedrohlichen Erwachsenen war, ist unangemessen, wenn es beispielsweise zwischen Angestelltem und Chef, Arzt und Patient oder Mann und Frau auftritt. Ein Verhalten, das für ein Kind notwendig und nützlich gewesen sein mag, kann zu einer furchtbaren Belastung werden, wenn es beim Erwachsenen andauert.«[3]

Das Kind überlebt Mißbrauch und Vernachlässigung mit Hilfe einer ganzen Reihe von Reaktionen: In der Tat kann man nur staunen, welche bemerkenswerte Tapferkeit, welchen Schneid und welchen Einfallsreichtum Kinder dabei an den Tag legen. Kinder, die einem so schweren Trauma wie dem Inzest ausgesetzt werden, sollen eigentlich gar nicht überleben. Daß sie es schaffen, liegt *einzig* an ihrem äußerst kreativen Verhalten – an ihrer Anpassung an eine Umgebung, die das Leben eigentlich unmöglich macht. Um ihr Überleben zu sichern, mußten solche Kinder sich immer wieder etwas einfallen lassen und sich immer wieder neue Tricks ausdenken, wenn die alten nicht mehr funktionierten. Ein Erwachsener, der ein Kind mißhandelt, kennt keine Gnade; er hat alles auf seiner Seite: Macht, Autorität, physische Stärke, sogar Glaubwürdigkeit (denn wer glaubt schon einem Kind?). Flink wie Oliver Twist, der Fagin überlistet, oder wie der junge David, der den Riesen Goliath überwindet – oder auch wie ein Kaninchen, das von einem Puma gejagt wird –, muß das Kind die geistige Beweglichkeit und den Mut aufbringen, Überlebenswege zu finden, um der gewaltigen Übermacht zu trotzen.

Erinnern Sie sich daran, wie Huckleberry Finn so ganz nebenbei erzählt, warum er von zu Hause weggelaufen ist? Auch wenn wir es als Leser selten so sehen – Mark Twains junger Held *läuft vor Mißhandlungen davon*, egal, wie humorvoll die Worte sind, die der Autor seiner Figur bei seiner Beschreibung in den Mund legt:

> Es war ganz vergnügt und gemütlich, den lieben langen Tag ohne Bücher und Schularbeiten herumzufaulenzen und nur zu rauchen und zu fischen. So gingen zwei oder drei Monate vorüber, meine Kleider waren verdreckt und zerlumpt, und ich konnte mir gar nicht mehr vorstellen, daß es mir bei der Witwe so gefallen hatte, wo ich mich doch immer waschen mußte und von einem Teller essen und mich kämmen und regelmäßig aufstehen und zu Bett gehen, und immer über einem Buch hocken und mich von dem alten Fräulein Watson die ganze Zeit schikanieren lassen. Ich wollte überhaupt nicht mehr zurückgehen. Das Fluchen hatte ich aufgegeben, da es die Witwe nicht leiden konnte; aber nun fing ich wieder damit an, weil mein Alter nichts dagegen hatte. Im ganzen genommen, war's doch eine hübsche Zeit da draußen im Walde.

> Aber so allmählich war mein Alter allzu schnell mit dem Stock bei der Hand, und ich konnt's nicht mehr länger aushalten. Ich war über und über mit Striemen bedeckt. Außerdem ging er oft fort und sperrte mich ein. Einmal schloß er mich auch ein und ging drei Tage weg. Es war schrecklich einsam. Ich dachte schon, er wäre ertrunken, und ich würde nie wieder rauskommen. Da erschrak ich und zerbrach mir den Kopf, wie ich auf irgendeine Weise türmen könnte.[4]

Huck Finns Flucht führt ihn auf einem Floß den Mississippi hinab, und daraus wird eine der großartigsten Abenteuergeschichten der amerikanischen Literatur. Aber auch im wirklichen Leben sind Kinder auf der Flucht – und zwar vor Mißhandlungen, die schlimmer sind als alles, was Huck erlebte. Und ohne dabei ihr Zuhause verlassen zu können. Schließlich ist eine reale Flucht normalerweise unmöglich, weil sie noch zu jung und schwach sind. Sie können nur dableiben und durchhalten.

Psychische Fluchtwege

Eine Form des Weglaufens, ohne das Zuhause zu verlassen, haben wir an Barbaras Fall kennengelernt: Sie spaltete neue Persönlichkeiten von sich ab, zu denen sie sich flüchtete. Ein verwandtes Phänomen ist das sogenannte Dissoziieren. Es ist ein Versuch, den gequälten und erniedrigten Körper zu verlassen, das Bewußtsein von dem Schmerz und der Scham, die der Körper erleidet, abzutrennen.

Diese durchaus nicht ungewöhnliche Überlebensstrategie wird hier von Patsy beschrieben, die als kleines Kind von ihrem Vater, einem Berufsoffizier, bei »Badewannen-Spielen« mißbraucht wurde. Als sie zehn Jahre alt war, fing ihr Onkel (der Bruder ihres Vaters) an, sich an Patsys Mißbrauch zu beteiligen, und danach wurden die Spiele sehr brutal und pervers:

> Wir (Patsys Vater und sie selbst) hatten immer schon oralen Verkehr gehabt; daran erinnere ich mich von Anfang an. Aber da war es ganz anders als später, als mein Onkel hinzukam, denn mein Onkel war sadistischer, wenn das die richtige Bezeichnung ist. Mein Vater ließ

sich da von ihm mit reinziehen, das denke ich wenigstens. Mein Vater wurde auf einmal böse und launisch, behandelte mich richtig grob dabei – vorher hatte er mir immer gesagt, was wir machen würden. Nun sagte er nichts mehr, er warf mich einfach nur hin und machte Sachen und zwang mich, Sachen zu machen. Vorher war es mehr wie ein Spiel gewesen. Wenn mein Onkel dabei war, hieß es nur immer: Tu dies, tu das, und sie redeten nicht mehr mit mir, sondern nur noch über mich, so in der Art von »Was wollen wir jetzt mal machen?« und »Wie wär's damit?«, also, als ob ich überhaupt nicht vorhanden sei. Aber inzwischen hatte ich schon ein neues Spiel erfunden, bei dem ich völlig ausschalten konnte, was geschah. Ich weiß noch, wie ich mir sagte: »Okay, ich kann sie nicht hören und nicht sehen und nicht riechen.« Ich schaltete einfach total ab und lag bloß so da. Total tot. Und ich weiß noch, wie ich dalag und keine Schmerzen oder sonstwas fühlte und praktisch einschlief, also, als wenn du eine Weile im Koma bist. Ich hatte das Gefühl, ich war gar nicht da. Es war eine Art Selbstverteidigung, ich weiß noch, wie ich einmal dachte: »Ich bin da drüben in der Zimmerecke, und ich kann sie hier grunzen und stöhnen und rummachen hören«, und es war irgendwie schon richtig unheimlich, daß ich mich von der ganzen Sache so abtrennen konnte, nicht? Als ich darüber (mit meiner Therapeutin) sprach, meinte ich, ich wäre womöglich schizophren geworden durch diese Art Abspaltung. Also, daß ich einen Teil von mir zurückließ und als eine ganz andere Person weitermachte.

Patsys Verhalten ist nicht schizophren, und sie hat auch keine Persönlichkeitsspaltung durchgemacht. Die Fachleute nennen Patsys Erlebnis »Dissoziation«. Nach der neuesten Ausgabe des *Diagnostic and Statistical Manual* (DSM-III)[5], dem Handbuch, das zur Diagnose von psychischen Störungen benutzt wird, ist das wesentliche Kennzeichen der Dissoziation »eine plötzliche, zeitweilige Veränderung der normalerweise integrierenden Funktionen des Bewußtseins, der Identität oder des motorischen Verhaltens«[6].

Häufig erfahren Überlebende verschiedene Formen der Amnesie, des Gedächtnisausfalls. »Bei einer *zeitweiligen Amnesie* kann man sich an nichts mehr erinnern, was während einer bestimmten Zeitspanne geschehen ist, meistens sind es die ersten Stunden nach einer besonders starken seelischen Erschütterung.« So können sich manche Überlebende nicht mehr daran erinnern, was einige Stunden, ja sogar Tage nach einem Vergewaltigungsversuch geschah.

Häufiger trat bei unseren Gesprächspartnerinnen eine »*selektive* Amnesie« auf, »ein Unvermögen, sich an einige, jedoch nicht alle Geschehnisse während einer bestimmten Zeitspanne zu erinnern«. So war zum Beispiel Sabrina imstande, sich an die Ereignisse, die zu der Vergewaltigung *hinführten*, zu erinnern, Cheryl behielt Details von Zeichentrickfilmen, die im Fernsehen liefen, *während* sie mißbraucht wurde, und Ruth erinnert sich, daß sie *hinterher* auf den Bettüchern Blut sah. Diese Frauen konnten sich in keinem Fall an das tatsächliche traumatische Geschehen erinnern. Ihr Gedächtnisverlust ist »selektiv«.

Viele Frauen erzählten, daß sie sich als Kinder schützten, indem sich ihr Bewußtsein von ihrem Körper trennte – sie schwebten quasi an die Decke oder in eine entfernte Ecke, und manche sahen von da aus zu, wie sie mißbraucht wurden. »Wenn die Sache passierte, hatte ich das Gefühl, daß mein Kopf zum Fenster hinauswanderte«, beschreibt Roberta ihren Eindruck. Sie ist 32 Jahre alt und arbeitet als Sozialarbeiterin auf einer Unfallstation. Ihr Vater hatte mit ihr Geschlechtsverkehr, solange sie zurückdenken kann, und die Sache endete erst, als sie von zu Hause wegging, um ein College zu besuchen.

In Robertas Fall erhielt sich das »Davonschweben« noch lange, nachdem sie nicht mehr mißbraucht wurde. Und wie im Fall von Barbara belastet diese Technik, die sie als Kind erlernt hat, ihr Leben als Erwachsene. Roberta kostet es große Mühe, auf Menschen und Situationen persönlich einzugehen. Wenn sie unter extremem Streß steht, passiert es ihr immer noch oft, daß sie ins Leere starrt und »aus dem Fenster wandert«. Sie schließt ihr Gegenüber aus, um dadurch ihre eigenen Gefühlsreaktionen zu unterdrücken.

Dieses »Davonschweben« passiert am häufigsten, wenn Roberta spürt, daß ihr Zorn außer Kontrolle gerät. Statt ihren Ärger auszudrücken, dissoziiert sie. Vor kurzem blieb ihr Wagen auf der Autobahn liegen, als sie zur Arbeit fuhr, obwohl sie ihn erst einige Tage zuvor hatte reparieren lassen. Erbost rief sie den Abschleppdienst herbei, aber als sie in ihrer Reparaturwerkstatt dem Mechaniker gegenüberstand, war ihr Ärger wie weggeblasen, sie konnte nicht einmal mehr zeigen, daß sie sich aufgeregt hatte oder auch nur betroffen war. Ihr ganzes Selbst hatte sie verlassen, und sie stand stumm und befangen da, obwohl sie nur eine Stunde vorher vor Wut geschäumt hatte.

Solche Zustände ähneln mehr dem, was von Fachleuten als posttraumatische Streßstörung bezeichnet wird. Nach dem DSM-III: »Charakteristische Symptome sind Wiedererleben des traumatischen Geschehens, ein Betäuben der Reaktionen auf oder eine reduzierte Teilnahme an der Außenwelt.«[7] Symptome dieser Störung sind auch die quälenden Alpträume und Erinnerungsfetzen *(flashbacks)*, unter denen viele Überlebende leiden, eine herabgesetzte Reaktion auf die Außenwelt, auch »psychische Betäubung« genannt, und das häufige »Gefühl, mit anderen Menschen nichts gemein zu haben, ihnen fremd« zu sein. Überlebende berichten vom Verlust jeglichen gefühlsmäßigen Erlebens, insbesondere, wo es um Nähe oder Sexualität geht.

Alle Überlebenstechniken sind Bemühungen, sich zu schützen, aber für manche Kinder laufen diese Fluchtversuche darauf hinaus, daß sie sich selbst fast oder ganz zerstören. Manchmal verwenden Kinder Taktiken, die man nur als »letzte Versuche« bezeichnen kann: Es gibt kaum ein Inzestopfer, das nicht einmal als Kind einen Selbstmordversuch unternommen oder damit gedroht oder ihn sich zum mindesten in der Phantasie ausgemalt hat. Mit Selbstmord reagiert man nur auf eine wirklich furchtbare Situation. Das Kind sieht keinen anderen Ausweg, als zu versuchen, mit allem Schluß zu machen. Sein Leben ist völlig von den Eltern abhängig; der Ausweg, frei heraus zu sagen, »Mir paßt es nicht, wie die Dinge hier laufen, und ich will besser behandelt werden«, steht ihm noch nicht offen. Ein Kind kann nicht seine Kreditkarte nehmen, ins Auto springen und ins nächste Motel ziehen, bis die Zustände besser werden.

Viele Kinder, die einen Selbstmordversuch machen, tun das, um der unerträglichen Qual ein Ende zu setzen, während andere damit vor allem ausdrücken wollen: »Sieh mich an – ich leide.«

Oder vielleicht denkt es dabei auch: »Wir wollen doch mal sehen, wie das ist. Wenn ich erst tot bin, dann werdet ihr mich vermissen. Wartet's nur ab.« Das Kind versucht damit auszudrücken, daß es weiß, wie schlecht es behandelt wird, daß es etwas Besseres verdient hätte und daß es seine Peiniger bestrafen möchte.
Sein Gefühl, ungerecht behandelt zu werden, drückt sich sehr deutlich in der Sehnsucht nach Märtyrertum aus, dem wir bei mißbrauchten Frauen oft begegneten. Wenn sie an einen Selbstmord dachten, wollten sie in Wirklichkeit wohl sterben, jedoch nicht die Verantwortung für ihren Tod übernehmen. Auf diese Weise würden sie Beachtung und Mitgefühl bekommen, aber sie wären selber unschuldig. Patsy, deren Fall wir bereits geschildert haben, erinnert sich daran, wie sie ins tiefe Ende eines Schwimmbeckens sprang, obwohl sie noch nicht schwimmen konnte, und auf den Boden sank. »Als ich da am Boden lag«, sagt sie, »dachte ich, wie schön, jetzt zu sterben.« Als ihr Vater sie rettete, war sie enttäuscht.
Es ist eine unbestrittene Tatsache, daß viele Kinder einfach nur noch sterben wollen, und es ist ein trauriges Faktum, daß eine ganze Anzahl von ihnen auf diese oder jene Weise Erfolg hat. Ihre Lebensgeschichten können wir nicht mehr erfahren. Bei den Überlebenden, die als Kinder an Selbstmord dachten oder einen Versuch machten und ihn überlebten, scheinen die Flucht vor Elend und Schmerz und der Wunsch, Aufmerksamkeit auf ihre Leiden zu lenken, die Hauptmotive gewesen zu sein. Das ist sicherlich eine verständliche Reaktion. Bei einer Erwachsenen, die nicht mehr mißbraucht wird, ist ein Selbstmord weniger verständlich, denn von Erwachsenen erwarten wir, daß sie erkennen können, daß ihnen noch andere Auswege bleiben.
Eine verwandte und ähnlich destruktive Überlebenstaktik ist die Selbstbeschädigung. Sie kann schon bei Kindern auftreten, aber häufiger und in noch zerstörerischer Form kommt sie bei erwachsenen Überlebenden vor. Wer im Gesundheitswesen beschäftigt ist, erlebt es immer häufiger, daß Frauen sich an den verschiedensten Körperteilen schneiden, verbrennen oder zerfleischen als Reaktion auf den inneren Aufruhr ihrer Gefühle. Bei den Frauen,

die wir interviewt haben, fanden wir häufig einen Zusammenhang zwischen Selbstbeschädigung und Inzest.

Autoaggression kann dazu dienen, das seelische Befinden zu verbessern. Frauen, die ihren Körper in der beschriebenen Weise absichtlich verletzen, sagen, daß es sie beruhigt, wenn sie ihr Blut fließen sehen, weil sie dann wissen, daß sie noch lebendig sind; sie sind emotional so erstarrt und teilnahmslos, daß sie sich sonst nie ganz sicher sind, ob sie *wirklich* leben. Sie berichten auch, daß es ihnen viel weniger weh tut, sich zu verbrennen oder zu schneiden, als den seelischen Schmerz zu ertragen, und durch die Konzentration auf den körperlichen Schmerz können sie sich davon ablenken.

Cheryl beispielsweise ist so eine Frau, die auch als Erwachsene Überlebenstaktiken anwendet, die zwar in ihrer Kindheit nützlich waren, die sie aber heute gefährden. Cheryl ist 19 Jahre alt und stammt aus der Mittelschicht. Beide Eltern arbeiteten, ihr Vater als Eisenbahner und ihre Mutter als Lehrerin. Tagsüber wurde sie von einem Onkel beaufsichtigt, und von ihrem sechsten Lebensjahr an vergewaltigte er sie. Cheryl überlebte, indem sie in einer Art katatonischem Zustand in den ständig laufenden Fernseher starrte, während ihr Onkel sie mißbrauchte. Selbst heute noch erinnert sie sich deutlicher an die Zeichentrickfilme als an die Schmerzen oder an Einzelheiten seines Verhaltens. Und das, obwohl er sie so brutal mißbrauchte, daß die Gynäkologen, bei denen sie in Behandlung war, bezweifeln, daß sie jemals Kinder haben kann, weil ihre Geschlechtsorgane so schwer verletzt wurden.

Als Erwachsene betäubt Cheryl heute ihre Gefühle noch genauso wie damals, als sie die Filme anguckte. Sie stellt keine Verbindung zwischen ihrem Körper und ihren Gefühlen her, so daß sie sich ganz ruhig mit einer Rasierklinge schneiden kann; unzählige Narben auf den Innenseiten ihrer Unterarme erinnern an die Schnitte, die sie sich schon beigebracht hat. Keiner war lebensbedrohlich – bis jetzt. Sie sagt, daß sie Erleichterung verspürt, wenn sie das Blut fließen sieht und sich auf den körperlichen Schmerz konzentrieren kann, weil es sie von ihren seelischen Qualen ablenkt. Ihre Selbstverletzung ist keine nützliche »Überlebenskunst«, denn sie könnte physischen Schaden, ja sogar den Tod nach sich ziehen. Eher ist es eine Art Versuch, Gefühlen aus dem Weg zu gehen, genau wie bei der Dissoziation.

Cheryl denkt auch häufig an Selbstmord, denn für den Erwachsenen wie für das Kind stellt er die äußerste Selbstbeschädigung dar. Häufig schließt sie beim Autofahren für kurze Zeit die Augen, genauso, wie sie als Kind ihre Augen vor dem Onkel verschloß. Sie begibt sich leichtsinnig in potentiell gefährliche Situationen, zum Beispiel geht sie nachts zu Fuß durch dunkle und verrufene Innenstadtstraßen. Sie springt manchmal im Schwimmbad ins Tiefe, obwohl sie Angst davor hat und nicht sehr gut schwimmen kann. Als Kind wünschte sie sich, einfach zu verschwinden, und auch heute noch denkt sie ständig an den Tod: Sie malt sich in ihrer Phantasie das Leben nach dem Tod aus und überlegt, ob sie nicht in einer anderen Welt mehr Frieden fände.

Selbstbeschädigung und Selbstmordversuche sind extreme und gefährliche Methoden, um eigene Gefühle zu leugnen. Eine weitere psychische Fluchtmethode ist die weniger gefährliche Angewohnheit, während des Mißbrauchs das Bewußtsein zu verlieren – durch Ohnmachten oder vorübergehende Bewußtlosigkeit. Sabrina (deren Fall im ersten Kapitel beschrieben wurde) glaubt heute, daß sie als Kind bewußtlos gewesen sein muß, während ihr Vater sie vergewaltigte, denn sie kann sich trotz aller Bemühungen nur daran erinnern, wie er anfing, aber nie daran, wie er zu Ende kam. Es ist aber höchst unwahrscheinlich, daß ihr Vater einen Coitus interruptus ausübte.

Für Sabrina ergab sich die Möglichkeit, ihre kindlichen Abwehrmaßnahmen zu erkennen, als sie im Erwachsenenalter plötzlich begann, aus unerklärlichen Gründen in Ohnmacht zu fallen. Durch eine gründliche Bearbeitung in ihrer Therapie konnte sie sich klarmachen, in welchen Situationen sie ohnmächtig wurde, und merkte, daß die mit ihrer mißbrauchten Kindheit zu tun hatten. Nachdem sie sich von ihren gegenwärtigen Symptomen bis zu der Erfahrung des Mißbrauchs zurückgearbeitet hatte, konnte sie sich schließlich dem Prozeß zuwenden, der ihr half, ihr Verhalten als Erwachsene zu verändern. »In Ohnmacht fallen« oder

»besinnungslos zu Boden sinken« war vielleicht für die Romanheldinnen des 19. Jahrhunderts von Nutzen, aber um in der Welt von heute mit schmerzlichen Gefühlen umzugehen, war es nicht sehr geeignet. So lernte Sabrina, andere Wege zu finden.

Einige der Frauen, mit denen wir sprachen, hatten die Fähigkeit entwickelt, bestimmte Teile ihres Körpers als gefühllos oder wie abgeschnitten zu erleben. Pam ist ein Beispiel: Statt sich geistig von sich selbst abzuspalten oder bewußtlos zu werden, hatte sie die Existenz des Körperteils, der mißbraucht wurde, bewußt verleugnet. »Ich stellte mir vor, daß mein Körper von der Taille abwärts gefühllos war«, erklärt sie.

Pam erkannte diese Überlebenstaktik nach zahllosen psychosomatischen Krankheiten, die sie als Erwachsene, nach ihrer Heirat, durchmachte, insbesondere, als sie mehrmals tatsächlich von der Taille abwärts gelähmt war. Die behandelnden Ärzte wußten nicht, was sie von dem Phänomen halten sollten: Einer vermutete, daß eine bestimmte Käsesorte Krankheitskeime enthalten habe, die zusammen mit einem Antibiotikum, das sie zu jener Zeit einnahm, eine Reaktion eingegangen seien.

Der beste Hinweis auf den Ursprung der Symptome kam schließlich, als ihre Kindheit ins Blickfeld rückte. Während ihrer Therapie entdeckte sie den Zusammenhang. Zu der Zeit, als Pam die Lähmungen erlebte, versuchten sie und ihr Mann gerade, um jeden Preis ein Kind zu bekommen, und schliefen deshalb häufig miteinander. Mit Hilfe ihrer Therapeutin (und der Geduld und Sensibilität ihres Mannes) konnte sie den Zusammenhang zwischen ihrer Lähmung und dem Geschlechtsverkehr herstellen und sich dann zu der Erkenntnis zurückarbeiten, daß sie als Kind einen Inzest erlebt hatte.

Reale Fluchtwege

Wir müssen jetzt darauf zurückkommen, daß es nicht nur psychische Fluchtmöglichkeiten gibt. Kinder ergreifen auch ganz konkret die Flucht, sobald sich ihnen eine Möglichkeit bietet. Im Falle eines jungen Mädchens kann das bedeuten, daß sie schwanger wird, um heiraten und aus dem Haus gehen zu können, oder daß sie so fleißig lernt, daß sie ein Stipendium für ein weit entferntes College erhält. Immer häufiger passiert es auch, daß Teenager einfach fortlaufen und per Anhalter in die nächste Großstadt fahren, wo die Ausreißer allerdings unweigerlich in noch größere Schwierigkeiten geraten - Drogenabhängigkeit, Prostitution, Gewalt warten auf die unglücklichen jungen Mädchen, die glauben, daß das Ausreißen von zu Hause ihre Probleme löst. Es ist offensichtlich, wird aber meist nicht so gesehen, daß Ausreißerinnen vor allem *vor etwas davonlaufen* und nicht auf ein bestimmtes Ziel zu.[8]

In den meisten Fällen ist es nicht möglich, regelrecht fortzulaufen. Viele Kinder haben aber Fluchtwege gefunden, um dem Täter aus dem Wege zu gehen oder rechtzeitig das Haus zu verlassen, wenn sie merken, daß es gefährlich wird. Die psychischen Fluchtwege, die wir im vorhergehenden Abschnitt behandelt haben, sind die Überlebenstechniken von Kindern, die buchstäblich in der Falle sitzen und dem Täter total ausgeliefert sind: »Psychische Fluchtwege« fanden Inzestopfer, wenn ihnen überhaupt kein anderer Ausweg mehr offenstand.

Die meisten aber liefen fort, sobald sich die Gelegenheit bot. Und manche hören gar nicht wieder auf zu laufen und blicken niemals mehr zurück, selbst wenn ihr Leben angenehmer und geordneter verlaufen würde, wenn sie sich den Inzest eingestehen und sich damit auseinandersetzen würden. Ein Beispiel: Nan wurde jahrelang von ihrem verwitweten Vater sexuell mißbraucht. »Es gab nichts, was er nicht gemacht hätte«, stößt sie bitter zwischen zusammengepreßten Lippen hervor, und die Tränen steigen ihr in die Augen, »er benutzte mich, wie es ihm paßte«. Sie schaffte den Sprung aus dem Bauerndorf im Mittelwesten zum College dank ihrer ausgezeichneten Schulleistungen, die ihr ein Stipendium einbrachten. In den Semesterferien fuhr sie kein einziges Mal wieder nach Hause, sondern blieb entweder auf dem ausgestorbenen Uni-Campus oder besuchte Freundinnen.

Als sie ihr Studium *summa cum laude* abgeschlossen hatte, ver-

zichtete sie sogar darauf, in Amerika Karriere zu machen. Sie hatte auf einer Reise mit dem Greyhoundbus, die sie nach ihrem dritten Collegejahr unternahm, ganz zufällig die Bekanntschaft eines Ausländers gemacht, und obwohl sie sich nur kurz und oberflächlich kennengelernt hatten, schrieb er ihr getreulich und schlug schließlich vor, daß sie zu ihm ins Ausland ziehen und ihn heiraten sollte. So ein Heiratsantrag über weite Entfernung war ein bißchen riskant, aber sie wollte so viele Kilometer wie möglich zwischen sich und ihren Vater legen. So schenkten ihre Freundinnen ihr trotz mancher Bedenken nach dem Collegeabschluß eine Aussteuer und ließen sie allein in das fremde Land ziehen, wo sie tatsächlich ihren Verehrer heiratete, mehrere Kinder bekam und als Lehrerin arbeitete. Sie kehrte nie wieder nach Amerika zurück, und sie nahm nie wieder mit ihrem Vater Kontakt auf. Für sie bedeutete Überleben, daß sie sobald wie möglich von zu Hause wegkam und sich später als Erwachsene nie mehr mit ihrer Kindheit befaßte.
Kathleen Maries Wahl fiel auf eine andere, seit Jahrhunderten bewährte Methode: Sie wollte ins Kloster gehen. Ihre Mutter starb, als sie zwölf Jahre alt war, und sie blieb mit ihrem Stiefvater und ihrem Halbbruder zurück. Als sie am Tage des Begräbnisses abends in ihrem Zimmer weinte, kam ihr Stiefvater herein, angeblich, um sie zu trösten; doch es endete damit, daß er mit ihr schlief. Später erzählte sie das ihrer Cousine Bette, die ungefähr in ihrem Alter war. Bette schien schockiert und flehte Kathleen Marie an, doch zu ihrer Familie (Kathleen Maries Tante, Onkel und Vetter) zu ziehen.
Kaum wohnte sie in ihrem neuen Zuhause, wurde sie wieder mißbraucht, diesmal von ihrem »Retter«, dem Onkel. Er war Polizist und ein angesehenes Gemeindemitglied. Für jede minimale Gefälligkeit, zum Beispiel das Abholen von der Orchesterprobe, verlangte er im Gegenzug von ihr, daß sie ihm sexuell zu Willen war. Weil sie Bette bereits erzählt hatte, daß ihr Stiefvater sie mißbraucht hatte, brachte sie es nicht über sich, ihre Cousine noch einmal ins Vertrauen zu ziehen – zumal sie ihr diesmal ja auch hätte gestehen müssen, daß Bettes eigener Vater der Täter

war. Kathleen Marie war überzeugt, daß Bette *sie* als die Schuldige ansehen würde: Weil sie schon wieder mißbraucht wurde, meinte sie, daß sie selbst schuld daran sein müsse. Jahre später, als Erwachsene, fand sie heraus, daß auch Bette von demselben Mann, also ihrem eigenen Vater, mißbraucht wurde.

Gleich zweimal von ihrer Familie im Stich gelassen, dazu mutterlos, beschloß Kathleen Marie, ins Kloster zu gehen, um nie wieder etwas mit einem Mann zu tun haben zu müssen. Ihr Priester weigerte sich jedoch, ihr die dafür nötige Empfehlung zu geben. Er hatte den Eindruck, daß ihrem Entschluß die spirituelle Dimension fehlte: Kathleen Marie schien ihm das religiöse Leben zu wählen, um vor etwas zu fliehen, anstatt einer inneren Berufung zu folgen.

Ohne den Scharfblick des Priesters hätte Kathleen Marie sich ein Leben aufgezwungen, das sie vielleicht bereut hätte. So, wie die Dinge lagen, fand sie schließlich einen Mann, den sie gern heiraten wollte. Sie hatte damals keinerlei Erinnerung mehr an den Mißbrauch, doch plötzlich tauchten Erinnerungsfetzen auf. In der Folgezeit wurde ein sexuelles Zusammensein immer schwieriger für sie, und ihr Mann drängte sie dazu, sich in eine Therapie zu begeben. Dort gelang es ihr schließlich, sich an die Verletzungen zu erinnern, die ihr als Kind von den zwei Männern, denen sie vertraut hatte, zugefügt worden waren. Ihre Furcht, noch einmal mißbraucht zu werden, hatte ihr Leben als Erwachsene außer Kurs gebracht. Als sie die Ursache ihrer Schwierigkeiten erkannte, bestärkte ihre Therapeutin sie darin, wütende Schmähbriefe an ihren Stiefvater und ihren Onkel zu schreiben. Während sie diese Briefe schrieb, die die Schuldzuweisung dorthin zurückgaben, wo sie hingehörte, also an die Täter, nahmen ihre eigenen Schuldgefühle deutlich ab.

Reale Fluchtwege: Planen und Vorbereiten

Obwohl es für kleinere Kinder fast unmöglich ist, wirklich aus ihrem Elternhaus wegzulaufen, berichten die meisten Inzestüberlebenden, daß sie zumindest den Versuch machten – und manchmal sogar mit Erfolg –, die bedrohlichen Umstände so zu verändern, daß sie für sie sicherer wurden. Fast alle kleinen Kinder möchten glauben, daß ihre Mutter sie beschützt, und sie versuchen auf alle erdenkliche Weise, sie dazu zu bringen, im Hause zu bleiben oder sie besser zu schützen. Später geben sie vielleicht auf, bei ihr Schutz zu suchen, aber wenn sie klein sind, versuchen sie es fast immer.

Patsy, die, wie wir bereits gesehen haben, später die Fähigkeit zur Dissoziation erwarb, um mit dem Mißbrauch durch Vater und Onkel fertig zu werden, sehnte sich nach dem Schutz ihrer Mutter und versuchte ihn zu bekommen. Heute hat sie erkannt, daß ihre Mutter gar nicht greifbar war. Der Vater war Alkoholiker, was dazu führte, daß er häufig zu Hause »krankfeierte«. Deshalb übernahm ihre Mutter oft zwei Jobs zugleich, einen davon als Nachtwache. Darüber hinaus hatte ihre Mutter acht Fehlgeburten und bekam vier Kinder, und so war sie die meiste Zeit schwanger, im Krankenhaus, mit einem neugeborenen Baby beschäftigt oder dabei, sich von einer Fehlgeburt zu erholen. Doch noch heute als Erwachsene ist Patsy bestürzt, daß ihre Mutter nicht da war, als sie sie brauchte: »Ich habe sie danach gefragt. Ich habe gefragt: ›Mutter, wo warst du?‹ Und sie sagte: ›Wenn ich geahnt hätte, daß so etwas passieren könnte, wenn ich zur Arbeit aus dem Haus ging, dann hätte ich das niemals getan. Aber er ist doch dein Vater, und ich habe nie daran gedacht, daß er euch Kindern etwas antun könnte. Ich wußte ja, daß er kein guter Vater war, und auch, daß er zuviel trank, aber er hat sich nie anmerken lassen, daß er (so etwas hätte tun können).‹«

Aus welchen Gründen auch immer, häufig versagt die Mutter als Beschützerin ihrer Tochter, auch wenn die Tochter den Versuch unternommen hat, sie dazu zu bewegen, dazwischenzutreten. Und viele Frauen sind noch als Erwachsene zornig darüber, daß ihre Mama nicht da war, als sie sie brauchten. Aber was passiert, wenn keine Mutter da ist? Wenn die Mutter nach einer Scheidung fortgegangen ist oder wenn sie tot ist?

Gerri war drei Jahre alt, als ihre Mutter starb. Sie wurde von Onkel und Tante aufgezogen, weil ihr Vater sagte, er könne nicht allein für die Kinder sorgen. Da sie nicht in ihrem eigenen Heim leben konnte, war sie vom guten Willen ihres Onkels und ihrer Tante abhängig, um ein Dach über dem Kopf zu haben. Sie hatte große Angst vor ihrem Onkel, denn sie war häufig von ihm verprügelt worden und hatte zahllose Brutalitäten gegenüber anderen Familienmitgliedern mit ansehen müssen. Die Tante hatte eigene Kinder und arbeitete außer Haus, um alle zu ernähren, und war deshalb kaum geneigt, Gerri auf irgendeine Weise zu helfen; das kleine Mädchen versuchte gar nicht erst, bei ihr Schutz zu suchen.

Das Gefühl der Ausweglosigkeit steigerte sich noch, als der Onkel anfing, sie sexuell zu mißbrauchen. Als sie einmal mit ungefähr 14 Jahren mit ihm im Auto fuhr, hielt er an, um etwas zu trinken. »Als er wieder ins Auto stieg, fing er an, mich überall zu betatschen. Ich hatte keine Ahnung, was los war, und blieb einfach so sitzen. Dann sagte er: ›Komm doch heute abend in mein Bett!‹ Ich sah keinen Weg, wie ich das ablehnen konnte.« Der Mißbrauch wurde bald zur Gewohnheit, und sie wußte nicht, wohin sie gehen oder an wen sie sich wenden sollte. Sie mußte sich unterwerfen. »Ich weiß noch, wie die anderen Kinder abends draußen spielten und er mit mir Sex haben wollte. Ich saß auf einem Stuhl, so einem roten, das weiß ich noch, und er stieg einfach auf mich drauf, und ich bat, er sollte es lassen, aber er tat's trotzdem, er machte immer, was er wollte.«

Gerri suchte hier und da nach Schutz, sie versuchte sogar, Hilfe von ihren jüngeren Vettern zu bekommen, mit denen sie aufgewachsen war. »Beim erstenmal, im Auto, war ich vor Schreck wie erstarrt, ich wußte nicht, worum es ging und warum er das tat. Später lebte ich ständig in Angst und Schrecken. Du willst nichts als weg von diesem Mann, und mal hoffst du, daß die anderen Kinder heute nachmittag nicht ins Kino gehen, mal hoffst du, daß deine Tante zu Hause bleibt oder heute früher nach Haus kommt, oder du hoffst, daß du aus irgendeinem Grund aus dem Haus gehen kannst, bloß damit du nicht in der Nähe von diesem Menschen bleiben mußt.«

Immer zu bewerkstelligen, daß Menschen im Haus sind, die einen schützen, oder auf das Wunder zu hoffen, daß Mutter früh von der Arbeit kommt, oder sogar ein kleineres Kind mit ins Bett zu nehmen – all das verlangt dem kindlichen Inzestopfer sehr viel ab: Das Mädchen muß ständig irgend etwas organisieren oder arrangieren, um sich irgendwie zu schützen. Und diese ständige Anspannung wird noch verschlimmert, weil es ihm unweigerlich die meiste Zeit doch nicht gelingt. Dazu bringen es die Verpflichtungen der Erwachsenen oft mit sich, daß ein Mädchen ganz selbstverständlich ausgerechnet dort schutzlos zurückgelassen wird, wo es den meisten Schutz braucht: in seinem eigenen Heim. Man läßt es, wie Patsy und Gerri, bei einem Menschen, von dem man erwarten dürfte, daß er für sie sorgt und sie nicht mißbraucht. Selbst bei einem Alkoholiker wie Patsys Vater verlassen sich die Mütter häufig darauf, daß er wenigstens in Grenzen für seine Kinder sorgt.

Es ist sicher nicht verwunderlich, daß für die meisten Inzestüberlebenden Probleme mit Macht, Kontrolle und Manipulation im Vordergrund stehen. Diese Probleme sind so tiefgreifend und schwierig, daß wir ihnen ein ganzes Kapitel gewidmet haben (Kapitel 5). Aber noch einmal sollten sich Überlebende die *Ursprünge* ihrer Taktiken ins Bewußtsein rufen: In ihrem brennenden Wunsch nach Macht und Zuwendung manipulierten diese machtlosen Kinder ihre Umwelt, wo immer sie konnten, um sie sicher zu machen und um zu überleben. Das war alles, was sie konnten.

Kindliche Logik

Wir haben gesehen, wie Kinder psychische Fluchtmöglichkeiten, wie beispielsweise die Dissoziation, benutzen, um ihrem Leiden zu entkommen, und wir haben einen Blick auf die Probleme geworfen, die sie als Erwachsene deshalb hatten. Und wir haben ein paar Spielarten des Weglaufens betrachtet, sowohl das tatsächliche Ausreißen von zu Hause als auch das geschickte Manövrieren, um dem Täter aus dem Weg zu gehen.

Eine letzte Kategorie des Fluchtverhaltens verbindet beides: Es sind ganz konkrete Tatbestände, deren Grundlage aber in der Psyche zu suchen ist, nämlich in der typisch kindlichen Denkweise. Manche Kinder lassen sich auf einen Handel ein, nehmen Bestechungsgeschenke an oder arrangieren die Dinge sonst irgendwie, um sich die Illusion zu bewahren, daß sie nicht völlig machtlos dastehen. Sie finden in dieser scheinbaren Macht einen gewissen Trost, der ihnen hilft, zu überleben, bis sie erwachsen sind. Dann aber bereuen sie häufig, was sie getan haben, denn es erscheint ihnen jetzt so, als seien sie an dem Mißbrauch aktiv beteiligt gewesen, weil sie sich auf ein Abkommen eingelassen haben, dessen Bedingungen sie selbst mitbestimmt haben.

Ein Beispiel mag das verdeutlichen. Marianna, die alle ihre Versuche, sich selbst zu schützen, vereitelt sah, etablierte schließlich ein kompliziertes System der Aufopferung, das einer Erwachsenen wohl kaum eingefallen wäre. Sie glaubte, sie schütze ihre Mutter und ihre Schwester, wenn sie sich mit ihrem Vater auf einen Handel einließ, und das ließ sie damals wieder aufleben.

Marianna kann sich nicht daran erinnern, wann der Inzest begann, aber sie meint, es könne etwa in der zweiten Klasse gewesen sein. Mariannas Mutter war kaum eine Hilfe, denn um Marianna zu belästigen, verließ ihr Vater jedesmal das Ehebett, in dem auch ihre Mutter schlief. In die Enge getrieben, legte sich Marianna zu ihrer Schwester ins Bett, denn sie dachte, damit könne sie die Absichten ihres Vaters durchkreuzen, doch der ließ sich dadurch keineswegs davon abbringen, sie nachts zu belästigen. »Er kam immer nach oben, nachdem meine Mutter und er zu Bett gegangen waren. (Dann stand er) im Zimmer, und ich überlegte oft, warum (meine Schwester) nicht merkte, daß er da war. Und erst kürzlich habe ich erfahren, daß meine Schwester sehr wohl wußte, daß er da war und daß sie sich als Kind immer darüber wunderte, warum er nicht auch zu ihr kam.«

Obwohl Mariannas Mutter zu Hause war und ihre Schwester neben ihr im Bett lag, war Marianna schutzlos. Ihr Leben zu Hause war so unerträglich, daß ihr im Rückblick ihre häufigen Krankenhausaufenthalte wegen Nieren- und Blaseninfektionen (höchstwahrscheinlich eine Folge des Geschlechtsverkehrs) als ihre glücklichste Zeit erschienen. Wenn sie ins Krankenhaus fliehen konnte, war sie vor ihrem Vater sicher, bekam mehr Zuwendung von ihrer Mutter und konnte auch noch darauf hoffen, daß sie vielleicht sterben würde – ein typisches Beispiel für das Märtyrer-Selbstmord-Muster, das wir auf Seite 61f. angesprochen haben. Als sie ein Zimmer für sich und ein eigenes Bett bekam, wußte Marianna, daß sie nun keine Chance mehr besaß. Es würde ihr nichts anderes übrigbleiben, als andere Taktiken zu ihrem Schutz zu suchen:

> Als ich ungefähr zehn Jahre alt war, entschied meine Großmutter, daß ich ein eigenes Zimmer brauchte. Sie kaufte mir ein wunderschönes großes Bett aus Kirschholz und einen wirklich hübschen Schreibtisch, ein richtig schönes antikes Stück, und ich wollte das alles überhaupt nicht haben, ich wollte dort gar nicht einziehen, denn ich wußte, daß damit alles noch schlimmer würde, denn von nun an würde es mein Vater noch viel leichter haben, mich allein im Schlafzimmer zu erwischen. Aber ich konnte ihr das natürlich nicht sagen, denn sie war der Meinung, sie täte mir etwas Gutes. Es wurde dann auch immer schlimmer, also, es passierte jetzt jede Nacht. Solange noch jemand anderes im Zimmer war, hatte mich das doch etwas geschützt.

Deshalb ließ sich Marianna auf einen Handel ein: »Wir hatten eine Art Abkommen. Ich sagte ihm, daß ich es tun würde. Ich wollte es nicht, aber (ich würde es tun), wenn er sie (meine jüngere Schwester) in Ruhe ließe.«

Marianna ließ sich außerdem von ihrem Vater versprechen, daß er ihre Mutter niemals *töten* würde, was illustriert, wie verzweifelt das Kind zu dieser Zeit war. »Ich mußte das Geheimnis für mich behalten, weil er sagte, wenn ich irgendwem davon erzählte, würde er Mama umbringen. Und mich auch, aber das machte mir nichts aus. Aber meine Mama war – ich meine, sie war einfach das Wichtigste auf der ganzen Welt für mich. Und ich hätte einfach alles getan, um sie zu beschützen, und deshalb war es mir einfach unmöglich, etwas zu verraten.«

Als Marianna 18 Jahre alt war, kam sie hinzu, als ihr Vater versuchte, ihre Mutter im Schlafzimmer zu erwürgen. Sie sah seine bloßen Hände am Hals der Mutter und ging zum Telefon, um die Polizei zu rufen. Sobald ihr Vater merkte, daß sie es mit dem Anruf ernst meinte, lief er fort, und an diesem Abend schütteten Marianna und ihre Schwester sich gegenseitig das Herz aus und entdeckten, daß sie beide jahrelang belästigt worden waren. Am nächsten Morgen sagten sie es ihrer fassungslosen Mutter und flehten sie an, sich vom Vater scheiden zu lassen, was sie schließlich zwei Jahre später auch tat.

Marianna war völlig am Boden zerstört, als sie herausfand, daß ihr Vater nicht einmal den Versuch gemacht hatte, sich an seinen Teil der Abmachung zu halten: »Er hatte mir doch versprochen, er würde meiner Schwester nie etwas antun, und er hatte versprochen, daß er meine Mutter nie töten würde, aber ich weiß, wenn ich nicht hereingekommen wäre, wäre das ihr Ende gewesen.«

Marianna hatte sich mit rührender Ehrlichkeit, mit der ganzen Naivität eines Kindes auf den Handel eingelassen und tatsächlich geglaubt, daß ein Mann, der seine eigene Tochter sexuell mißbraucht, Ehrgefühl besäße und sein Versprechen halten würde.

Auch als Erwachsene spielt Marianna die Rolle des Helfers in der Not, mit einem Lächeln spricht sie von ihrem Heilige-Johanna-Komplex: Sie möchte alle Menschen retten. Um ihrer Schwester zu helfen, wünscht sich Marianna, daß diese zu ihr und ihrem Mann ziehen soll, obwohl so ein Arrangement ihre eigene Ehe erheblich belasten würde. Möglicherweise kann Marianna keine eigenen Kinder bekommen, aber dann möchte sie wenigstens ein schwerbehindertes Kind adoptieren, vielleicht eines, das selbst mißhandelt worden ist.

Marianna will immer noch Menschen beschützen, auch wenn das auf ihre Kosten geht. Im letzten Jahr hat sie in ihrer Freizeit bei einem Notfall-Telefondienst gearbeitet, wo es gelegentlich auch um Selbstmord und Inzest geht. Als eine andere Inzestüberlebende anrief, gab sie dieser unbedacht ihre private Telefonnummer und erhielt daraufhin immer wieder verzweifelte Anrufe dieser Frau, oft um zwei oder drei Uhr morgens. Marianna war nicht in der Lage, sich selbst genügend zu schützen, und war sich nicht bewußt, daß sie ihr eigenes Privatleben von den verzweifelten Hilferufen einer anderen freihalten muß, selbst wenn diese genausoviel wie sie und fast in der gleichen Weise gelitten hat.

Marianna ist heute eine intelligente, temperamentvolle und attraktive Frau, und ihr wird immer klarer, daß sie darauf achten muß, die Grenze zwischen einem sensiblen Mitgefühl einerseits und Märtyrertum und Selbstzerstörung andererseits nicht zu überschreiten. Sie muß jeden Tag daran arbeiten, sich selbst ehrlich einzugestehen, *welche Gefühle sie wirklich hat*. Ihr mißbrauchtes vergangenes Leben hat sie das Gegenteil gelehrt – ihre Gefühle zu verfälschen oder ganz zu leugnen.

Im Grunde ist es diese Unehrlichkeit, dieser Zwang, die eigenen Gefühle zu verdrehen, um zu überleben, der die erwachsene Frau dauerhaft schädigt. Als Kind mußte diese Frau lügen oder zumindest die Wahrheit verschleiern, um den demütigenden und schmerzlichen Mißbrauch zu überleben: Doch wer das Geheimnis bewahrt, dessen Leben ist eine einzige Lüge. Die Wahrheit tut weh, und weil das Mädchen diesem Schmerz auswich, kann es sein, daß es, erwachsen geworden, gar nicht mehr imstande ist, zu erkennen, was ihm in einer bestimmten Situation nützt oder was es fühlt.

Diese Unehrlichkeit oder Selbsttäuschung läßt sich am besten anhand einer der häufigsten Überlebenstaktiken kleiner Kinder illustrieren, nämlich dem Sich-schlafend-Stellen. Versetzen Sie sich in die Lage einer Achtjährigen, die nachts im Bett liegt, auf jeden Schritt horcht und angsterfüllt darauf wartet, daß sich jeden Augenblick der Türknopf drehen kann, was bedeutet, daß der Täter wieder einmal kommt. Was soll sie bloß tun?

Sie tut so, als ob sie schläft. Man muß sich immer wieder klarmachen, daß es sich um ein Kind handelt, wenn man Zeuge dieser rührenden und naiven Zuversicht wird, daß ausgerechnet ein Mann, der ein Verbrechen wie Inzest begeht, ein Kind vielleicht nicht im Schlaf stören würde.

Man kann sich fragen, wie effektiv diese Taktik ist, denn sie wird wahrscheinlich keinen Täter davon abhalten, sich das zu holen, was er will. Im besten Falle führt dieses So-tun-als-Ob zu einem überwachen Zustand, in dem das Kind sich innerlich darauf vorbereitet, zu dissoziieren oder sich sonstwie auf den Schmerz einzustellen.

Als Erwachsene werden die Überlebenden von Schlafstörungen heimgesucht. Der Zustand der Überwachheit vor dem Einschlafen ist ein Verhaltensmuster, das früh aufgebaut wurde und häufig bis ins Erwachsenenalter andauert. Dann kann es zu massiver Schlaflosigkeit führen. Die Überlebende sieht schattenhafte Umrisse an ihrem Bettende, sie horcht auf die Geräusche im Haus – die Heizung gluckert, der Fußboden knackt, oder der Wind rüttelt an den Fensterläden – und ist vor Angst wie versteinert. Häufig fürchtet sie sich nachts vor Einbrechern.

Das Bett ist für viele Inzestüberlebende kein angenehmer Ort. Zu viele schlimme Erinnerungen verknüpfen sich damit. Manche können überhaupt nicht in einem Bett schlafen. Cecily kann nur einschlafen, wenn sie aufrecht in einem Sessel sitzt; wenn sie nachts aufwacht, geht sie in ihr Schlafzimmer, aber sie stellt immer erst einen Stuhl vor die Tür. Andere Frauen schlafen am besten auf dem Sofa vor dem laufenden Fernseher ein – nur um nicht in einem dunklen Zimmer zu sein. Viele brauchen eine eingeschaltete Nachttischlampe oder lassen das Flurlicht an, um sicherzugehen, daß sich niemand einschleicht.

Ehemalige Inzestopfer haben oft ein Gefühl, als ob jemand sie anfaßt, oder sie glauben, daß ihr Peiniger wieder da ist und bei ihnen im Bett liegt. Roberta kann nicht auf dem Rücken schlafen, weil sie dann ein Gewicht auf ihrer Brust verspürt, als ob jemand auf ihr läge, und sie fühlt stoßweise Schmerzen in der Umgebung ihrer Vagina.

Bei ihrer Gruppentherapie berichtete Joan sehr verlegen davon, daß sie nachts einen fremden Atem auf ihrem Gesicht gespürt habe, aber wie erstarrt im Bett liegengeblieben sei und nicht gewagt habe, aufzustehen und das Licht anzumachen, weil sie Angst gehabt habe, daß jemand unbemerkt in ihr Zimmer geschlichen sei. Sie war überrascht und erleichtert, daß auch andere in der Gruppe das gleiche erlebt hatten.

Mit der Hoffnung leben

So weit die düsteren Lebensgeschichten. Wir haben versucht, sowohl die verschiedensten Belästigungssituationen darzustellen wie auch die verschiedenartigsten Reaktionen von Kindern, um den Terror zu bewältigen. Es gibt sicher noch weitere Reaktionen, andere Wege, die Frauen gegangen sind, um Schmerz, Leid oder Scham zu überleben. Und es gibt Tausende von anderen Geschichten von sexuellem Mißbrauch, die ebenso demütigend und schmerzlich sind wie die hier von uns zitierten.

Wir sollten uns aber bei dieser traurigen Aneinanderreihung auch immer bewußt sein, daß es zugleich Geschichten von Triumph, Mut und Überlebenswillen sind. Die Frauen, die sie erzählen, haben sich als Kinder noch mitten im Purgatorium – oder sogar in der Hölle – eine Zuflucht ausdenken können. Und sie haben es verstanden, am Leben festzuhalten, obwohl ihnen ständig gesagt wurde, daß sie wertlos seien und daß sich das Leben nicht lohne. Eine Therapeutin, die mit Inzestüberlebenden, auch in Gefängnissen, gearbeitet hat, sagte kürzlich bei einem Vortrag: »Nach einem durch und durch mit Schrecken erfüllten Leben haben diese Frauen Schicht auf Schicht immer neue Verhaltensstrategien entwickelt, die sie damit fertig werden ließen. Das ist nur mit einem ungewöhnlich starken Überlebensinstinkt zu erklären.«

Als Erwachsene hat die Überlebende allerdings ihre Lektion oft so gut gelernt, daß sie an den alten Taktiken festhält, die ihr das Leben retteten. Zwar können Frauen, die einen Inzest erlebt haben, nicht die Frustrationen und das Leid ihrer Kindheitserlebnisse auslöschen – die sind nun einmal ein Teil von ihnen. Aber sie können das Bedürfnis verspüren, dieses Fehlverhalten abzubauen. Um diesen inneren Kampf zu bestehen, ist es nötig, ein Gefühl für den eigenen Wert zu entwickeln. Und dieses Gefühl entsteht aus der Erkenntnis, daß das, was ihr als Kind angetan wurde, die Bedingungen für ihr Verhalten schuf; und daß ihr wirklich keine anderen Möglichkeiten offenstanden. Wir glauben nicht, daß ein Inzest unweigerlich in Krankheit und Schrecken endet. Tausende von Frauen haben bereits die Freiheit, die Fesseln ihrer Kindheit abzuschütteln, gefunden und haben sich eine neue Reife erarbeitet. Hoffnung und Optimismus sind die besten Weggefährten bei diesem Neuanfang.

Kapitel 3

Die verlorene Kindheit

Ich war damals 14 Jahre alt. Es war zehn Uhr morgens, als mein Vater mit bleichem Gesicht vom Krankenhaus zum Haus meiner Großmutter kam, wohin ich zwei Tage zuvor gebracht worden war.
Meine Mutter war aus der abgelegenen ländlichen Gegend, wo wir lebten, »in die Stadt gegangen« und hatte gerade ein totes Kind zur Welt gebracht. Es gab bedrohliche medizinische Komplikationen, von denen ich nichts verstand. Ich wußte nur, daß ich am vorhergehenden Abend, wie mir schien, stundenlang, auf den Knien gelegen und Gott – der damals für mich noch oben im Himmel mit seinen funkelnden Wintersternen thronte – angefleht hatte, meine Mutter bitte, bitte nicht sterben zu lassen. Ich hatte Ihm gesagt, daß ich alles, einfach alles dafür geben würde, wenn sie am Leben bliebe.
An jenem Morgen kam mein Vater herein und forderte mich auf, mich mit ihm allein an den Küchentisch zu setzen. Nach der durchwachten Nacht sah er hager und angegriffen aus. Er hockte auf der Kante des hölzernen Küchenstuhls und sagte: »Was sollen wir machen? Sie wollen, daß wir ihm einen Namen geben, bevor wir es beerdigen.«
Ich verstand damals gar nicht richtig, was er meinte. Heute denke ich, daß die gesetzliche Bestimmung, totgeborenen Kindern vor der Beerdigung einen Namen zu geben, entsetzlich ist. Was mein 14jähriger Verstand damals aufnahm, war, daß das Wir in »Was sollen wir *machen?« bedeutete: mein Vater und ich. Ich wurde um Rat gefragt, als sei ich erwachsen. Ich kann mich noch heute an den Schock erinnern, mit dem mir das bewußt wurde. Ich verstand*

doch an sich nur, daß meine Mutter fast gestorben oder noch immer dem Tode nahe war. Und trotzdem wurde ich dazu aufgefordert, wie eine Erwachsene auf ein kompliziertes, schmerzliches, »erwachsenes« Dilemma zu reagieren.

Ich habe selbst erlebt, wie eines meiner Kinder starb, und kann meinem Vater deshalb mein Mitgefühl für das, was er damals durchmachte, nicht versagen. Was mich jedoch noch heute wundert, ist der Gedanke, daß man ein Kind – und mit 14 Jahren ist man noch ein Kind – dazu auffordert, sich mit der Namengebung und dem Begräbnis seiner totgeborenen kleinen Schwester zu befassen.

Über andere Dinge wundere ich mich nicht. Jahrelang, vorher und danach, hörte ich zu, wenn meine Mutter mir ihre Geldsorgen anvertraute, und versuchte alles zu verstehen. Sie sagte, sie könne mit meinem Vater nicht darüber sprechen, weil er »immer gleich in die Luft ginge«. Ich wußte immer, wann unsere Familie schon wieder »dick in der Tinte saß«, und sah mit tiefem Mitgefühl, wie meine Mutter sich abrackerte, knauserte und hamsterte, um den Wolf, der vor unserer Tür lauerte, fortzujagen.

Davon abgesehen, hielt mich mein Vater – wie meine Mutter wohl auch – wahrscheinlich schon für erwachsen, denn ich leistete schon lange an ihrer Stelle die Arbeit einer Erwachsenen. Nach ihrem anstrengenden Tagewerk als Putzfrau brachte sie Bügelwäsche nach Hause, um ein paar Dollar zusätzlich zu verdienen. Ich sehe noch die Körbe voller Hemden vor mir, zwanzig oder dreißig mindestens, denn sie wurde nach Stücken bezahlt. Als Teenager wurde ich eine Meisterin im Waschen, und ich half ihr, die Hemden zu bügeln (das Bügeln für die Familie *hatte ich schon übernommen, sobald ich groß genug war, ein Eisen zu halten und ein Taschentuch zu bügeln). Damals gab es noch keine pflegeleichten Stoffe und Dampfbügeleisen. Die Hemden wurden noch gestärkt, und ich kann mich noch heute an den Stärkegeruch erinnern, der aus dem feuchten, eben auseinandergerollten Hemd aufstieg, bevor ich das heiße Eisen daraufsetzte. Es durfte keine Falten geben und keine angesengten Stellen, das duldeten weder meine Mutter noch ihre Auftraggeber. Die Arbeit erforderte Kon-*

zentration und Geschicklichkeit, und nach einer Stunde taten einem die Füße und die Schultern weh. Mir wird heute noch ein bißchen übel, wenn ich in unsere Reinigung gehe und den Geruch von frisch gebügeltem Stoff rieche, der aus dem Hinterzimmer dringt.

Es war also eine Tatsache, daß ich meiner Mutter schon lange geholfen hatte, weil sie so viel zu tun hatte; sie war überarbeitet, unterbezahlt und der Haupternährer der Familie. Ich wollte ihr etwas von ihrer Last abnehmen und stellte mir dabei nie wirklich die Frage, wie schwer meine eigene Last dabei wurde oder ob es fair oder gerecht war, daß ein Kind so viel tun mußte. Ich kann mich nicht daran erinnern, daß ich Geld für meine Arbeit erhielt oder daß mir irgendwer dafür dankte. Nur meine Großmutter schenkte mir ein warmes Lächeln und sagte in ihrem gebrochenen Englisch: »Was für ein gutes Mädchen!«, wenn ich für sie abwusch oder den Fußboden fegte.

Ich war eine »kleine Mutter« geworden. Ich hatte schon jahrelang beim Saubermachen und Kochen Familienpflichten übernommen. Ich bereitete bereits mit neun Jahren die Soßen zu – was in unserer Familie als höchste kulinarische Kunst angesehen wurde. Im selben Alter fegte ich das Haus und räumte auf, wozu ich erst einmal meinen Nichtsnutz von Bruder aus dem Weg scheuchte und den Hund mit einem Tritt nach draußen beförderte, denn die zwei zerstörten als erste das Ergebnis meiner Mühen.

Die einzigen Aufgaben, die ich nicht im Haushalt übernahm, waren die Dinge, die nur erlernbar sind, wenn sich jemand die Zeit nimmt, sie einem geduldig und umsichtig beizubringen. Meine Mutter konnte schneidern, aber sie lehrte mich nicht einmal Nähen – und ich kann es heute noch nicht. Sticken, Stricken, Gartenarbeit oder wie man einen Kuchen backt, habe ich nie gelernt. Alle wirklich erfreulichen und kreativen Hausarbeiten erlernte ich erst als Erwachsene, wenn sich die Gelegenheit dazu bot.

In meine Zuständigkeit fiel nur alles, was mühselige Plackerei war. Dabei blieb kaum Zeit für Vergnügungen; aber ich glaubte sowieso, ich dürfe nicht mitmachen. Mein Vater erlaubte mir weder Verabredungen mit Jungen noch Autofahren zu lernen, und ich hatte keine Schulfreundinnen, die zu Besuch kamen, um mit mir zu spielen oder Musik zu hören, wie heute meine Kinder. Meine Kinder haben viele Freunde, und wir leben in einer Wohnsiedlung. Ich saß weit weg auf dem Lande fest und war außerdem gesellschaftlich isoliert.

Ich empfinde immer noch eine gewisse Trauer darüber, daß ich weder eine sorglose Kindheit noch eine unbekümmerte Jugend hatte. Denn diese Jahre kehren nie wieder, und ich kann nie mehr das bekommen, was eigentlich jedem Kind zusteht – eine Zeit, in der du einfach jung bist, umhegt und geliebt und noch nicht für alles in der Familie verantwortlich gemacht wirst.

Ich verspüre auch Bitterkeit darüber, daß mir meine Kindheit gestohlen worden ist. Es ist einfach nicht fair, daß mir nicht nur die Verantwortung für erwachsene Arbeit übertragen wurde, sondern daß ich auch mit erwachsenem Sex in all seiner Komplexität konfrontiert wurde, bevor ich eine Chance hatte, mich natürlich und ganz allmählich der Sexualität zu nähern, so, wie es für ein Mädchen sein sollte, bevor es zu einer jungen Frau heranwächst.

Und ich bin zornig, nicht nur über die Last, die ich tragen mußte, sondern auch, daß mir niemals jemand dafür dankte. Im Gegenteil, ich wurde dafür verachtet und beleidigt. Ich weine zornige Tränen um das kleine Mädchen, das sich bemühte zu kochen und zu putzen und alles richtig zu machen, während ihr Vater sie gleichzeitig anschrie: »Was glaubst du eigentlich, wer du bist? Du denkst wohl, du weißt alles, und dabei weißt du rein gar nichts.«

Die Wahrheit – und das wußte ich sogar schon damals – war, daß ich viel zuviel wußte. In meinem Leben wird die Zeit, in der man entschuldigt hätte, daß ich nicht alles wußte, für immer fehlen.

——Die Vorstellung von den »unschuldigen, sorglosen Tagen der Kindheit« ist nicht ganz frei von Sentimentalität. So mancher Erwachsene, der in einer komplizierten Arbeitswelt mit Sorgen und Pflichten überhäuft ist, mag wohl gelegentlich innehalten und liebevoll auf seine Kindheit zurückblicken, als noch jemand anders die Verantwortung trug und nur das Spiel den Tageslauf bestimmte. Dann lehnt er sich zurück, atmet tief aus und schwelgt in Erinnerungen: »Ach ja, das waren noch Zeiten.«

Kinderpsychologen wie Bruno Bettelheim haben uns etwas ganz anderes zu sagen, und das kommt der Wahrheit wohl näher: Das Goldene Zeitalter der Kindheit ist nicht das, was man sich immer davon erzählt. Es ist bevölkert von Ungeheuern und Ängsten, für die es keine Worte gibt. Warum sonst würden uns die Märchen noch als Erwachsene ansprechen? Wenn Rumpelstilzchen und der Machandelbaum so harmlos und unschuldig wären, hätten sie die Zeiten nicht überdauert. Die phantastischen Filme von Steven Spielberg, die die heutige Kindergeneration in ihren Bann schlagen, bezaubern mit ihren tödlichen Kämpfen zwischen Gut und Böse auch die Eltern. Die besten Kindergeschichten aus allen Zeiten sind keineswegs einfältig. Sie handeln davon, was Menschen – Kinder und Erwachsene – in einer bösen oder ungerechten Welt erleben. Die Literatur sagt uns, daß es nie leicht ist, ein Kind zu sein, und das führt dazu, daß manche Leute den Frauen, die einen Inzest überlebt haben, entgegenhalten: »Na schön, du warst ein Inzestopfer und hast keine Kindheit gehabt. Aber meine Kindheit war auch kein Zuckerschlecken, und trotzdem stimme ich keine Klagelieder an und rede nicht dauernd von der verlorenen Kindheit. So ist das nun mal, wenn man ein Kind ist.«

In dieser Reaktion steckt ein Körnchen Wahrheit. In unserer Zivilisation gibt es kaum eine Kindheit ohne Sorgen und Mühen dieser oder jener Art.

Aber die verlorene Kindheit einer Frau, die Opfer eines Inzests geworden ist, sieht anders aus.

Es geht nicht darum, was sie verloren hat oder, genauer gesagt, was man ihr weggenommen hat. Es geht auch um das, was man ihr anstelle einer Kindheit gewaltsam aufgedrängt hat. Kindheit ist eine Zeit, in der man lernen sollte, der Welt und ihren Bewohnern zu vertrauen – das mißbrauchte Mädchen kann niemandem trauen. Kindheit ist die Zeit, wo die entscheidende Grundlage für die Selbstachtung gelegt wird; denn das Kind erfährt, daß es ein wertvoller Mensch ist, der Fehler machen darf und trotzdem geliebt wird – aus ihrem Leben dagegen wurde die Zeit für eine freie Entwicklung, ein Sich-Versuchen ersatzlos gestrichen. Kindheit ist eine Zeit des sorglosen, stundenlangen Spiels mit Gleichaltrigen. Sie dagegen konnte nicht bei den typisch kindlichen Vergnügungen mitmachen und bekam obendrein einen ganzen Packen von erwachsener Verantwortung aufgebürdet.

Was ist an die Stelle der Kindheit getreten? Wir wollen das Thema hier nur kurz anreißen, um später die Details genauer herauszuarbeiten. Es ist die Konstellation aus einer Mutter, die das Mädchen im Stich läßt (oder von der das Kind glaubt, daß sie es im Stich läßt), und einem Vater, der es mißbraucht und ihm erwachsenen Sex aufzwingt, der aus dem kindlichen Opfer vorzeitig eine Erwachsene macht; dem Mädchen wird die Verantwortung für die sexuelle und emotionale Beschwichtigung des Vaters übertragen. Zusätzlich übernimmt sie häufig die Haushaltspflichten, die in diesen traditionell strukturierten Familien normalerweise die Mutter hat. Sie versorgt den Haushalt und die Geschwister, manchmal bemuttert sie auch ihre eigene Mutter, indem sie sich deren Probleme anhört, deren Aufgaben übernimmt, sie beruhigt oder sogar gegen den Mann verteidigt, der sie selbst mißbraucht. Und obendrein soll sie das Geheimnis für sich behalten; obwohl sie selbst das Opfer des Verbrechens ist, fällt ihr die Last der Geheimhaltung zu. Sie muß mit einem furchtbaren Widerspruch leben: Zwar wird ihr Leid zugefügt, doch sie darf nicht darüber sprechen, denn sonst droht ihr, daß die Leute herausfinden, wie »schlecht« sie ist. Ihre größte Sünde ist, irgend jemandem außerhalb der Familie zu verraten, was wirklich geschieht; ihre größte Tugend ist, die Lüge aufrechtzuerhalten, daß alles ganz tipptopp in Ordnung ist. Ausgerechnet sie selbst muß diese Lüge stützen.

Das kann die verschiedensten Auswirkungen haben. Das Opfer ist als Kind häufig isoliert, weil seine Pflichten ihm keine Zeit lassen und vor allem, weil das Leid, das es verbergen muß, alles Spielerische und Unbeschwerte beiseite drängt. Das Mädchen lernt im Kindesalter, die Pflichten einer Erwachsenen zu übernehmen, und als Erwachsene fährt es meist darin fort, sich mehr als seinen Teil aufzubürden, wenn es es nicht im Gegenteil total ablehnt, irgend-

eine Verantwortung zu übernehmen. Die erwachsene Frau ist oft sehr unsicher, wenn sie eine Entscheidung treffen soll; denn als Kind hatte sie das Gefühl, daß alles einzig von ihr abhinge, obwohl sie damals noch gar keine derart schwierigen erwachsenen Entscheidungen treffen konnte.
Wir wollen ein bißchen Klarheit in dieses Gewirr von ineinander verflochtenen Rollen bringen und uns den einzelnen Strängen zuwenden, um besser zu verstehen, warum die erwachsenen Inzestüberlebenden so oft das Gefühl haben, daß sie keine Kindheit hatten.

Die Sexualität einer Erwachsenen

Von überragender Bedeutung ist die Tatsache, daß das Inzestopfer in seiner Sexualität in die Rolle einer Erwachsenen gezwungen wird. Man muß sich nur die Titel von Kinderpornos ansehen, um zu verstehen, daß die erwachsenen Männer, die Kinder verführen wollen, in ein Kind hineinphantasieren, es habe in Wirklichkeit die gleichen Wünsche und Fähigkeiten, sich sexuell zu betätigen, wie eine Erwachsene: »Lockende Früchtchen«, »Betörende Gören«, »Schnuckelhäschen« – so etwas zeigt, daß diese Männer ihre eigenen erwachsenen Lüste dem kindlichen »Objekt« unterstellen. Der Mißbrauch, den der Erwachsene mit dem Kind treibt, erhält einen Anflug von Berechtigung, wenn er sich vormacht, daß es Sex wünscht oder braucht; das Kind ist dann ein Mittäter. Viele Frauen haben erlebt, daß ihre Väter ihnen diese Rolle zuschoben, beispielsweise durch Äußerungen wie »Dir macht das doch genausoviel Spaß wie mir« oder »Das fühlt sich doch schön an, nicht wahr?« oder »Wir müssen dich auf deinen späteren Mann vorbereiten«.
Dem Mädchen wird nicht nur die Rolle der Komplizin zugewiesen; der Täter verleiht ihm auch bestimmte erwachsene Züge. Humbert Humbert, der Held von Vladimir Nabokovs Klassiker *Lolita*, beschreibt die jungen Mädchen, die das Objekt seiner sexuellen Begierden sind, folgendermaßen: »Hier möchte ich fol-

genden Gedanken einschalten. Zwischen den Altersgrenzen von neun und vierzehn gibt es Mädchen, die gewissen behexten, zwei- oder vielmal älteren Wanderern ihre wahre Natur enthüllen; sie ist nicht menschlich, sondern nymphisch (das heißt dämonisch); und ich schlage vor, diese auserlesenen Geschöpfe als ›Nymphchen‹ zu bezeichnen.«[1]

Für Humbert sind es »Nymphchen«; andere behaupten, daß sich junge Mädchen »verführerisch« oder »sexuell herausfordernd« benehmen. Tatsächlich aber handelt es sich um Kinder, die geliebt, gestreichelt, umarmt oder für liebenswert gehalten werden möchten. Und selbst wenn ihr Verhalten einem Erwachsenen verführerisch erscheint, so ist es doch der Erwachsene, der den Aufforderungscharakter in ihr Verhalten *hineininterpretiert.* Er hat kein Recht, sie auszubeuten, selbst wenn das Mädchen es seiner Meinung nach »nur darauf abgesehen hat.«

Es ist noch gar nicht so lange her, daß auch Vergewaltiger in unserer Gesellschaft versuchten, sich damit zu entschuldigen, daß das Opfer sich verführerisch angezogen habe oder auf sonst eine Weise »es wissen wollte«. Heute werden derartige Versuche, kriminelle Vergehen zu entschuldigen, zu Recht von den Gerichten wie auch von der Gesellschaft insgesamt zurückgewiesen.

Vergewaltiger tragen die Verantwortung für ihr Verbrechen, auch wenn sie in irgendeiner Form *den Eindruck hatten,* daß ihr Opfer mit ihnen »kooperierte«. Wie noch viel weniger strafbar verhält sich ein kindliches Opfer? Bei allen Fällen, die wir genannt haben, bleibt der Inzest ein Verbrechen an einer Minderjährigen, selbst wenn der Täter darauf besteht, daß sie ein »Nymphchen« ist, die es selber so gewollt hat. Doch ein kindliches Inzestopfer genießt sogar noch weniger Schutz als eine erwachsene Frau, weil so selten Fälle vor Gericht kommen. Zumeist offenbart das Kind niemandem, daß es mißbraucht wird. Und den Täter hindert nichts daran, seine Schuldgefühle auf es zu übertragen und die Minderjährige als eine Erwachsene, die Sex wollte, hinzustellen.[2]

Der Täter kann dem Kind suggerieren, daß es den sexuellen Kontakt selbst herausgefordert hat und also seine Komplizin sei. Oft wächst ein Mädchen dann in dem Glauben auf, diese Darstellung entspreche der Wahrheit, obwohl sie von einem Mann kommt, der sich seiner eigenen Männlichkeit nicht sicher ist. Die Phantasien des Täters verhindern, daß die Heranwachsende die ihr zustehende Chance erhält, die Welt aus sich heraus zu erleben und für sich allein herauszufinden, was Sexualität bedeutet und was dazugehört. Statt dessen wird sie mit dem komplexen Sex-Kanon der Erwachsenen überwältigt, obwohl sie nur ein Kind ist.

Emotionale und sexuelle Befriedigung

Es geht aber nicht nur um das rein Sexuelle, das Kind soll den Vater auch *emotional* befriedigen. Es kann sein, daß es anfangs von der Mutter, später der ganzen Familie, damit betraut wird. In jedem Fall weiß das Mädchen, daß der Teufel los ist und die ganze Familie sich gegen sie stellt, wenn sie den Vater nicht auf die bewährte Weise zur Ruhe bringt. Daß sie als »Pappis Liebling« gilt, führt gleichzeitig dazu, daß andere Familienmitglieder ihr die Sonderstellung übelnehmen und sie deswegen schikanieren; denn obwohl sie von ihr erwarten, daß sie für den Vater zuständig ist, nehmen sie ihr zugleich die Bevorzugung übel.

Kim ist eine Frau von 39 Jahren, mit einem Zahnarzt verheiratet und Mutter von vier Kindern. Sie ist Arzthelferin und macht zugleich eine Ausbildung als Innenarchitektin, um möglichst bald auf diesem Gebiet arbeiten zu können. Sie ist sehr aktiv in Schul- und Gemeindeangelegenheiten, und sie wirkt auf ihre Umgebung so gesund, daß man kaum glauben möchte, daß ein inzestuöser Vater und eine unmenschliche Familie ihr extremen Schaden zugefügt haben, und zwar jahrelang. Der Inzest begann, als sie sieben war, und endete in der Nacht vor ihrer Hochzeit, als ihr Vater sie zum letztenmal – aus seiner Sicht völlig zu Recht – beanspruchte. Als sie noch auf der High-School war, bekam sie ein Kind von ihrem Vater und gab es zur Adoption frei. Ihre Mutter und ihr Vater deuteten Bekannten gegenüber an, daß sie eine »Herumtreiberin« sei und daß sie keine Ahnung hätten, von wem das Kind sei.

Kim berichtet von ihrer Lage, in der sie ihren Vater sowohl sexuell als auch emotional befriedigen mußte: »Es war immer schon meine Aufgabe und die meiner Schwester, meinen Vater zu beruhigen, wenn er wütend nach Hause kam. Meine Mutter war in der Küche und kochte das Abendessen, und sie sagte dann zu uns: ›Geht und schmust mit Papa‹, und das taten wir dann. An Abenden, wo sie noch zum Einkaufen wegging, spielte er sexuelle Spiele mit mir. Die ganze Zeit wartete und horchte ich, daß meine Mutter nach Hause käme.« Auch als sie älter wurde, gehorchte Kim ihrer Mutter; sie fühlte sich bald dafür verantwortlich, daß sie in Abwesenheit ihrer Mutter für den Vater zuständig war und auch zu anderen Zeiten, wenn ihre Mutter sie dazu abkommandierte. Ihr Vater fand das völlig in Ordnung und bestärkte Kim darin. »In der ersten Zeit war es bei mir Liebe«, sagt sie, »ein Gefühl, daß dies ›etwas ganz Besonderes‹ war. Es zeigte, daß er mich liebte, und ich akzeptierte es.« Als kleines Kind freute sie sich darüber, daß sie ihren Papa glücklich machen konnte und daß das Familienleben dadurch glatt verlief.

Als sie auf die High-School kam, merkte Kim, daß irgend etwas nicht stimmte und daß das, was ihr Vater machte, durchaus nicht der Norm entsprach. Als kleines Kind war sie still, schüchtern und in sich gekehrt gewesen. Sie hatte keine Freundinnen und deshalb keine Gelegenheit gehabt, sich mit Kindern aus anderen Familien zu vergleichen und zu erkennen, wie ungewöhnlich es in ihrer eigenen zuging. Deshalb dauerte es so lang, bis ihr klar wurde, daß das Verhalten, das sie bisher als Liebe interpretiert hatte, eigentlich etwas anderes war. »Ich kann mich gut daran erinnern, wie ich ihm zu erklären versuchte, ›Nein, dies ist Unrecht‹. Da schlug er mich und nahm mich mit Gewalt. Von da an gab es für mich nur Unterwerfung oder Prügel.«

Kim mußte ihrem Vater ergeben sein wie eine Sklavin im Harem: Sie war finanziell und emotional von ihrer Familie abhängig. Sie wußte, wie ihr Vater zu »besänftigen« war, und der Rest der Familie erwartete das auch von ihr.

Ihre Mutter förderte diese Konstellation noch; nicht nur, indem sie von Kim verlangte, den Vater zu beschwichtigen, sondern auch, weil sie es ihrer Tochter gegenüber als »Tatsache« hinstellte, daß sie immer auf die Familie angewiesen bleiben würde. Selbst nach dem Schulabschluß blieb Kim zu Hause wohnen, weil ihre Mutter es wünschte und weil sie es gewohnt war, ihre Mutter, koste es was es wolle, zufriedenzustellen. Davon schien ihr Selbstwertgefühl abzuhängen.

»Als ich zwanzig war, machte ich einen Versuch, zu Hause auszuziehen«, erinnert sich Kim. Sie wollte ein Zimmer mieten, doch durch einen Anruf der Wohnungsvermittlung erfuhr die Mutter zufällig von den Plänen ihrer Tochter. Sie erklärte dem Makler sofort, daß Kim das Zimmer nicht nehmen würde, und dann machte sie ihrer Tochter Vorhaltungen und sagte, so Kim, »daß ich dafür zu jung sei und mich noch nicht ernähren könnte, und außerdem brauche sie mich zu Hause, um für *ihn* zu sorgen«.

Inzestuöse Väter sind oft selbst gesellschaftlich isoliert; sie haben meist keinen großen Freundes- oder Kollegenkreis, auf den sie sich in schwierigen Zeiten stützen können. Experten schildern sie als unselbständig, unreif und unsicher. Wenn sie unter Streß stehen und die Mutter nicht greifbar ist, wenden sie sich häufig den Töchtern zu, einfach, weil sie niemand anderen haben. Damit wollen wir nicht sagen, daß die Mutter durch ihre Abwesenheit die Schuld am inzestuösen Verhalten des Vaters trägt; wir wollen nur die Umstände beschreiben, unter denen der Mißbrauch häufig stattfindet.

Roberta erinnert sich an die schlimme Situation, in der sie zugleich sexuelle Trostspenderin und Vertraute ihres Vaters war. Als die Mutter verreisen wollte, um ihre kranke Schwester zu pflegen, hatte sie sie angefleht, dazubleiben – allerdings ohne ihr den wahren Grund dafür sagen zu können, nämlich daß sie Angst vor den sexuellen Übergriffen hatte, die sie in der Zeit ihrer Abwesenheit zu ertragen haben würde. Bei ihrer Schwester erlitt die Mutter einen Herzanfall, und Roberta und ihr Vater reisten zu ihr. Auf dieser Fahrt sprach er mit ihr über seine intimsten Gefühle und Befürchtungen, insbesondere über seine Angst, daß seine Frau sterben könnte – wobei er die Ängste seiner *Tochter*, daß ihre *Mutter* vielleicht stürbe, völlig ignorierte.

Es passiert häufig, daß die Mutter zur selben Zeit, zu der ein Mädchen zum Vater sexuelle Beziehungen hat, von ihrer Tochter verlangt, sich wie eine Erwachsene zu verhalten. Die Mutter kann daran beteiligt sein, ihrer Tochter die Kindheit zu rauben. Wenn sie ihrer Tochter die Zuständigkeit für die sexuellen und emotionalen Bedürfnisse des Vaters überträgt, fördert sie damit bei ihrem Kind die Bereitschaft, dem Vater genau die sinnlichen und sexuellen Dienste zu erweisen, die normalerweise Sache einer liebevollen Ehefrau sind. Vielleicht ist es sogar die Tochter selbst, die herausfindet, was dem Mann Freude macht – zum Beispiel ihm liebevoll das Haar zu kämmen, auf seinem Schoß zu sitzen oder ihm den Rücken zu massieren. Vielleicht entdeckt sie, daß Papa anscheinend glücklich ist, wenn sie beim Fernsehen den Arm um ihn legt oder seine Hand hält.
In gesunden Familien kann das alles ganz harmlos sein. Aber in inzestuösen Familien – die per definitionem *ungesunde*, gestörte Familien sind – überträgt die Mutter der Tochter die Pflichten einer Erwachsenen und verschließt die Augen vor den Folgen. Mehrere unserer Gesprächspartnerinnen konnten sich daran erinnern, daß ihre Mütter ihnen auftrugen, sich um Papa zu kümmern und ihn bei guter Laune zu halten, während sie selbst etwas erledigten oder abends fortgingen. Pauline war es gewöhnt, ihrem Vater den Rücken zu massieren, wenn ihre Mutter da war. Mit der Zeit drängte der Vater darauf, daß sie dazu ins Elternschlafzimmer gingen. Ihre Mutter machte selbst dann keine Einwände, als er auch noch die Tür abschloß, wenn er mit Pauline allein im Schlafzimmer war.
Es gibt keine reife Frau und Mutter, die nicht versteht, was hier vorgeht, und warum die erwachsenen Überlebenden ihre Mütter anklagen. Keine verantwortungsbewußte Mutter würde es zulassen, daß ihr Mann und ihr Kind sich auf Initiative des Mannes hinter verschlossene Türen zurückziehen. Ebenso unangebracht ist es, daß eine Ehefrau erwartet, daß ihre Tochter für die sinnlichen Bedürfnisse des Vaters zuständig ist.

Inzestüberlebende haben oft das Gefühl, daß ihre Mütter ihnen nicht nur die sexuelle und emotionale Befriedigung des Vaters übertrugen, sondern auch ein ganzes Bündel von anderen »erwachsenen« Aufgaben aufbürdeten. Viele der Mütter arbeiteten außer Haus, weil sie es mußten oder wollten. Die Tochter, die sie daheim zurückließen, war nicht nur dem Mißbrauch durch den Vater ausgeliefert; von ihr wurde zusätzlich erwartet, Haushalt und Geschwister zu versorgen, etwas, was eigentlich Aufgabe eines Erwachsenen gewesen wäre – vielleicht sogar, o Gott, die des Vaters. In manchen Fällen war die Mutter hypochondrisch veranlagt oder auch wirklich krank, jedenfalls lag sie im Bett und konnte die täglichen Haushaltspflichten nicht versehen. In diesem Fall mußte die Tochter nicht nur für eine kranke Mutter sorgen, sondern war auch mit einem Großteil der Hausarbeit belastet. Viele der Inzestüberlebenden, mit denen wir sprachen, waren entschlossen, niemals eigene Kinder zu haben, weil die Erinnerung an das ihnen aufgezwungene Kinderhüten noch immer an ihnen nagt.

In der Welt von heute haben die meisten Frauen – weil sie es wollen und müssen – eine Arbeit außerhalb des Hauses, und es sieht nicht so aus, als ob sich das in Zukunft sehr ändern wird. Auch die Inzestüberlebenden von heute haben Jobs, und ihre Klagen darüber, daß ihre Mütter arbeiten gingen, als sie selbst klein waren, darf man nicht falsch verstehen, so, als forderten sie, daß Mütter keinesfalls einen Beruf ausüben dürften, sondern zu Hause bleiben und für ihre Kinder sorgen müßten. Sie kritisieren, daß ihre Mütter sie allein ließen, ohne ausreichend Sorge dafür zu tragen, daß sie anständig beaufsichtigt waren. Hinzu kam, daß die Mütter von ihren Kindern erwarteten, daß sie die Arbeit von Erwachsenen taten, häufig, ohne es wirklich gelernt zu haben, und fast immer ohne Anerkennung oder auch nur ein Dankeschön.

Wir reden hier nicht davon, daß Kinder ihre Zimmer sauberhalten oder das Geschirr abwaschen sollen; solche Erwartungen sind in einer gesunden Familie natürlich völlig berechtigt, und kaum eine der Überlebenden hätte sich über so eine Arbeit beschwert. Was die Mütter in den meisten dieser Fälle taten, bezeichnen die Fachleute auf dem Gebiet der Erforschung des Kindesmißbrauchs als »Rollentausch«. Die Mutter beschützt ihr Kind nicht, sondern läßt es im Stich, überträgt ihm Haushaltspflichten wie die Hausarbeit und das Hüten kleinerer Geschwister und überantwortet ihm sogar noch die Aufgabe, sie selbst emotional zu bemuttern.

Sehen wir uns noch einmal den Fall von Sabrina an, der in Kapitel 1 zuerst dargestellt wurde. Sabrina wurde von ihrem Vater das erstemal vergewaltigt, als ihre Mutter auf einer Auslandsreise war, und in der folgenden Zeit fast jedesmal, wenn ihre Mutter einkaufte oder sonst etwas erledigte. Zur selben Zeit, in der Sabrina das sexuelle Opfer ihres Vaters war, wurde seine Frau immer wieder von ihm körperlich mißhandelt. Wenn er abends spät von seinen Sauftouren nach Hause kam, mußte sie ihm etwas zu essen machen, und dann verprügelte er sie.

In dieser Zeit behandelte Sabrinas Mutter ihre Tochter wie eine erwachsene Freundin und sprach sich bei ihr über seine Exzesse aus. Und solange sie noch nicht erwachsen war, hörte Sabrina voller Mitgefühl zu, wenn ihre Mutter sich bei ihr beklagte; damals fühlte Sabrina Trauer und Mitleid mit ihrer Mutter. Später, als Erwachsene, fragte sich Sabrina, warum ihr Mitleid mit dem Los ihrer Mutter stärker war als die Betroffenheit über ihre eigene Mißhandlung – schließlich hatte die Mutter die Möglichkeit fortzugehen, während das Kind Sabrina dazu verdammt war zu bleiben. Die Mutter ließ sie ja auch tatsächlich im Stich, um selbst nach Europa zu reisen, so daß Sabrina dem sexuellen Mißbrauch des Vaters total ausgeliefert war. Viele Frauen haben das gleiche wie Sabrina erlebt. Als sie klein waren und zum Opfer gemacht wurden, entwickelten sie trotz allem mehr Mitgefühl für die Lage ihrer Mütter als für ihre eigene. Erst als Erwachsene erkennen sie allmählich, wie sie von ihren Vätern gequält und von ihren Müttern benutzt wurden, und sie sind auf beide zornig.

Wenn sie sich näher mit der Situation befassen, wird diesen Frauen allerdings meist klar, daß es Gründe dafür gab, die sie als kleine Kinder noch nicht wahrnehmen konnten. Um zu überleben, mußte sich das Opfer mit der Mutter verbünden, bis hin zum Rollentausch, bei dem es zur Mutter der Mutter wurde.

Solange Kinder klein sind, können sie sich nicht allein durchschlagen. Sie sind total von ihren Eltern abhängig und müssen sich Zuneigung, Fürsorge, Verständnis beschaffen, wo immer sie können. Es ist immer noch besser, wenn sie sich die Probleme der Mutter anhören und sich mit ihr gegen den Lump von Ehemann zusammentun, als überhaupt keinen emotionalen Austausch zu erleben.

Die Mutter ist vielleicht sogar ihre Verbündete. Die zwei weiblichen Wesen können sich gegen den Mann zusammenschließen, wenn auch nicht in völliger Offenheit, weil die Tochter gewöhnlich nicht imstande ist, ihrer Mutter von dem Inzest zu erzählen – oder die Mutter nicht hingehört hat, als das Kind es versuchte. Wahrscheinlich blickt sie noch zu ihrer Mutter auf, weil diese eine Erwachsene ist und Erwachsene Macht und Geltung genießen, die Kinder nicht besitzen. Es kann einfacher sein, mit der Mutter in die Klage einzustimmen, wie unfair diese behandelt wird. Erwachsene gelten etwas, während das Kind sich selbst kaum Wert beimißt.

Auch für das Inzestopfer kommt ein Zeitpunkt, an dem ihm auffällt, daß es selbst ebenso mißhandelt wird wie die Mutter; doch sein Ego ist nicht genügend entwickelt, um ihm zu sagen, daß es selbst wertvoll ist und solche Übergriffe nicht tolerieren muß. Sein Selbstgefühl ist unter Schichten von Anpassungsmechanismen versteckt, so daß das Mädchen, selbst wo es möglich ist, keine Schritte unternimmt, um dem Mißbrauch ein Ende zu setzen. In der Zwischenzeit kann ihre Mutter zu einer Verbündeten werden. Verbündete stehen einander bei; einer Freundin hilfst du ihre Bürde zu tragen, und du versuchst noch stärker, ihr ihr Los zu erleichtern, wenn beide vom selben Mann gequält werden. Ein Vater, der seine Tochter mißbraucht, ist häufig ein solcher Egozentriker, daß er die ganze Familie mit seinen Wünschen tyrannisiert, und das hat zur Folge, daß sich die Unterdrückten zusammenschließen. Sabrinas Vater zum Beispiel bestand darauf, daß das Haus immer makellos sauber war, doch er selbst weigerte sich, auch nur einen Besen oder ein Geschirrtuch in die Hand zu nehmen. Damit er ihre Mutter nicht immer deshalb anschnauzte, strengte sich Sabrina sehr an und half ihr dabei, das Haus immer blitzblank zu halten.

Und so entwickelt sich allmählich die Rolle der »kleinen Mutter«. Es fängt damit an, daß sie kleine Aufgaben übernimmt, um jemandem zu helfen, dem es genauso schlechtgeht wie ihr, und wahrscheinlich endet es damit, daß sie sich die Hälfte der Last oder noch mehr als die Hälfte aufbürdet. Mit der Zeit kommt es dahin, daß die »kleine Mutter« für ihre eigene Mutter sorgt, sich ihre Geschichten und Klagen anhört, ihre Aufgaben übernimmt, ja sogar ihrer Mutter sagt, was sie tun soll, und damit angibt, daß sie die Dinge besser als jede andere in der Familie erledigt. Daß sie diejenige ist, an die sich alle wegen ihrer Kompetenz und Klugheit wenden, wird zu ihrer »Nische«, zu ihrer Identität.

Es ist nicht verwunderlich, daß diese Kindheitsrolle oft bei der Erwachsenen als übergroßes Verantwortungsbewußtsein weiterlebt. Sabrina war eine zwanghafte Hausfrau und übte eine fast totale Kontrolle über ihre Kinder aus, indem sie ständig hinter ihnen herräumte und ihre Aufgaben für sie erledigte, als sie schon lange keine kleinen Kinder mehr waren. Selbst als ihre Älteste im letzten Schuljahr war, stellte Sabrina ihren Wecker immer noch so früh, daß sie ihre Kinder wecken und ihnen das Frühstück zubereiten konnte.

In dem Moment, da sie eines Tages entschlossen loszog und ihrer 18jährigen Tochter einen billigen Wecker kaufte, wurde Sabrina klar, daß sie soweit war, das »Kleine-Mutter«-Problem in Angriff zu nehmen, das sie auch als Erwachsene noch mit sich herumtrug. Als sie ihrer Tochter den Wecker gab, sagte sie ihr, sie solle ihn ab jetzt benutzen, und ihr Ton war liebevoll, aber bestimmt.

»Das Geheimnis«

Die mißbrauchte Tochter wird in der Regel vom Täter zur Geheimhaltung verpflichtet. Die Last dieses Geheimnisses wirkt sich so mannigfaltig auf ihr Leben aus, daß es in diesem Buch kein Kapitel gibt, in dem wir uns nicht mit »dem Geheimnis« beschäftigen. »Das Geheimnis« wirkt sich jedoch ganz besonders auf ihre Kindheit aus, denn seinetwegen kann das kleine Mädchen weder mit seinen Freundinnen noch mit anderen Erwachsenen sorglos und offen umgehen.

Lassen Sie uns hier einen Augenblick innehalten und ganz allgemein über die Last eines Geheimnisses nachdenken. In unser aller Leben gäbe es keine Probleme durch Klatsch oder Skandale, wenn es leicht wäre, ein Geheimnis für sich zu behalten. *Ein Geheimnis will entdeckt werden;* darin liegt seine Kraft. Es fällt jedem schwer, ein Geheimnis zu bewahren.

Um so schwerer wird es einem Kind. Die meisten von uns erinnern sich daran, wie sie einer Freundin schwören mußten, etwas niemals weiterzusagen, zum Beispiel, wen sie gern hatte oder wen sie nicht leiden konnte. Doch meistens wurde das Geheimnis verraten, und Freundschaften zerbrachen daran. Es gehört zu den schmerzlichen Kindheitserfahrungen, daß unsere allerbeste Freundin uns »verpetzt« hat. Es gibt nur wenige Geheimnisse, die gut oder lange geheimgehalten werden.

Aber »das Geheimnis«, das tiefe, düstere, schwarze Geheimnis des Inzests, wiegt soviel schwerer, die Strafe für seinen Verrat ist soviel schlimmer, die Scham, der Tadel und die Schuld sind so bohrend, daß es niemals offenbart werden kann. So trägt das kleine Mädchen jeden Tag eine Bürde mit sich herum, die sie nie vergessen und nie abwerfen kann. Es belastet ihre Stimmung und bedrückt ihre Seele. Mit dieser schweren Last verbunden ist ein Gefühl der eigenen Verletzlichkeit – wie leicht könnte sie vernichtet werden, käme das Geheimnis zutage. Ein Lehrer, der seinen Schülern eine echte Vorstellung davon geben wollte, was Elternverantwortung bedeutet, nahm einen Karton mit Eiern, blies sie aus und gab jedem der Jugendlichen eine der zerbrechlichen Schalen. Die Schüler sollten eine ganze Woche lang für ihr kleines Ei sorgen, es einwickeln und schützen und nicht aus den Augen oder ohne Aufsicht herumliegen lassen. Wenn ein Schüler eine Zeitlang nicht auf das Ei achten konnte, sollte er es einer verantwortungsbewußten Person anvertrauen. Bei Versuchsende war keines der Eier mehr heil.

Das Inzestopfer muß sein Geheimnis ohne Unterlaß hüten und es so schützen, als wäre es ein zerbrechliches Ei. Das Mädchen kann es niemals einem anderen anvertrauen. Sie lebt ständig in dem Bewußtsein, daß sie es hegen und darauf achtgeben muß, damit es nicht entdeckt wird.

Diese ungeheure Verantwortung für das Geheimnis, das Gefühl, es unter keinen Umständen verraten zu dürfen, kann sich sogar bis ins Erwachsenenalter bemerkbar machen. Für manche Frauen ist es von so überwältigender Wichtigkeit, daß sie den Inzest geheimhalten, daß sie als Erwachsene emotional erpreßbar sind. Susan hatte einen festen Freund, in dem sie allerdings keinen geeigneten Ehepartner sah. Sie erzählte ihm von dem Inzest in ihrer Vergangenheit. Als er ihr später einen Heiratsantrag machte, willigte sie, wenn auch widerstrebend, ein, weil sie Angst hatte, daß er andernfalls ihr Geheimnis verraten würde. Offensichtlich ruht das Fundament ihrer Ehe auf dem Treibsand der Angst und nicht auf den Mauersteinen eines soliden Vertrauens.

Laura ist ein ähnlicher Fall. Die Mutter von zwei Kindern reichte nach sechs Jahren Ehe wegen körperlicher Mißhandlungen die Scheidung ein. Obwohl sie das Sorgerecht für die Kinder haben wollte und auch das Gefühl hatte, daß sie es verdient hätte, gab sie den Anspruch auf; denn ihr Mann drohte damit, daß er in der Kleinstadt, wo sie lebten, verbreiten würde, daß sie zwanzig Jahre zuvor ein inzestuöses Verhältnis mit ihrem Vater gehabt hatte.

Gesellschaftliche Isolation

Die Mehrfachbelastung durch das Hüten des Geheimnisses, durch den Zwang, den Täter sexuell zufriedenzustellen, und durch die Haushaltspflichten führt dazu, daß sich die meisten Inzestopfer in der Gesellschaft isoliert fühlen, vor allem im Teenageralter. »Wie soll man mit anderen Mädchen herumkichern«, sagt Linda, »wenn man nur zu genau weiß, worum's geht?« Linda kam sich als 13jährige auf Pyjama-Partys völlig deplaziert vor, wenn ihre Freundinnen flüsterten und spekulierten, wie »das« wohl wäre.

»Ich kannte doch schon sämtliche Positionen aus eigener Erfahrung«, sagt Linda traurig. Wie kann man die natürlichen, normalen Sachen machen, die ersten Entdeckungsreisen in das Gebiet der Sexualität, wenn man schon viel zuviel weiß? Wie kann ein junges Mädchen im Kino Händchen halten und unschuldige, altersgemäße Erfahrungen sammeln, wenn sie bereits wohlbewandert in allen möglichen Sexualtechniken ist, eingeschlossen solche, die nur einer reifen, sexuell aktiven Frau gefallen?
Etwas ausprobieren, auf natürlichem Weg sexuelle Erfahrungen machen – da hat es bei ihr einen Kurzschluß gegeben; sie ist weit über ihr Alter hinaus unterrichtet. Zugleich fehlt ihr das normale Umfeld für diese Entwicklung. Kinder, die beim Heranwachsen zusehen, wie ihre Eltern sich gegenseitig ihre Zuneigung zeigen, lernen leicht und verantwortlich mit ihrer Sexualität umzugehen. Das ungesunde Kräfteverhältnis in einer inzestuösen Familie isoliert das Opfer und macht es befangen.
Ann ist ein gutes Beispiel dafür. Sie hatte einen puritanischen Tyrannen zum Vater, der jede normale Regung von Freude unterdrückte. Er erlaubte ihr nicht, nach Musik zu tanzen oder herumzuhopsen; seine einzige Erklärung war: »Du bist zu laut.« Ann glaubt, daß er es einfach nicht ertragen konnte, daß sie ihren Spaß hatte und sich wie ein Kind benahm.
Bis sie acht war, erfuhr Ann kein deutliches inzestuöses Verhalten, wenn ihr Vater sie auch, solange sie denken konnte, ständig beschimpft und heruntergemacht hatte. Dann fand Ann irgendwie den Mut, sich zu sagen: »Ich habe es nicht verdient, so schlecht behandelt zu werden.« Ihre Selbstachtung war noch intakt, und sie fing an aufzubegehren und sagte ihrem Vater, daß sie es nicht ausstehen konnte, wenn er sie weiter anschrie und sie so schlecht behandelte. Darauf äußerte der Vater seinen Zorn auf eine andere Art; er sagte sinngemäß: »Es wäre besser für dich, wenn du mich liebtest und das auch zeigtest, sonst mache ich dir das Leben zur Hölle.« Sie wollte sich aber nicht fügen. Daraufhin ließ er sie nicht mehr zum Spielen aus dem Haus, und bei einem Familienfest mußte sie die ganze Zeit in einer Ecke sitzen und durfte nicht an der allgemeinen Geselligkeit teilnehmen.

In seinem Bedürfnis, sie zu dominieren, versuchte er, Ann das Rückgrat zu brechen und sie zu einer willenlosen Marionette zu machen. Das gelang ihm schließlich an einem dunklen, düsteren Abend, als ihre Mutter zu einer Versammlung ging und zum Abschied sagte: »Ihr beiden liegt euch dauernd in den Haaren. Vertragt euch doch wieder, während ich fort bin.« An diesem Abend vergewaltigte der Vater Ann und erreichte damit die Unterwürfigkeit, die er brauchte.

Alle Versuche, die Ann danach unternahm, um doch noch ein normales Leben zu führen, schlugen fehl.

Einmal lud sie eine Freundin ein, bei ihr zu übernachten, und als diese ins Haus trat, murmelte ihr Vater: »Als ob ich nicht schon genug Ärger hätte.« Anns Freundin war überrascht, aber noch nicht so schockiert wie kurz darauf, als der Vater sagte: »Okay, wenn du bleiben willst, dann zieh dich gleich hier aus und zieh deinen Pyjama an.«

Anns Freundin weigerte sich. Als der Vater, zornig geworden, weiter darauf bestand, wollte Anns Freundin ihre Eltern anrufen, damit sie abgeholt würde, worauf der Vater sagte: »In unserem Haus dürfen Kinder nicht das Telefon benutzen.«

Ann und ihrer Freundin gelang es doch noch, heimlich mit ihrer Familie zu telefonieren. Der Vater der Freundin holte seine Tochter ab und erfuhr auf dem Heimweg von ihr, was vorgefallen war. Empört kehrte er um und forderte eine Erklärung (die Anns Vater verweigerte, indem er die Haustür nicht öffnete). Daraufhin rief dieser Mann alle Eltern in der Nachbarschaft an und erzählte ihnen von dem verdächtigen Verhalten.

Das Resultat war, daß man Ann aus der Gesellschaft ausstieß, obwohl sie gänzlich unschuldig war. In welcher Lage sie war, erfuhr sie durch eine Spielkameradin aus der Nachbarschaft, mit der sie sich gerade erst angefreundet hatte. Diese sagte plötzlich, sie müsse nach Hause gehen. Als Ann fragte, warum, sagte ihre kleine Freundin: »Ich darf nicht mit dir spielen, weil meine Mutter gesagt hat, du wirst mal eine Kriminelle.« Jahrelang hatte Ann keine Freundinnen, und die ganze Zeit über wurde sie sporadisch von ihrem Vater sexuell mißbraucht. In der High-School war sie dann eine der ersten in der Klasse, die den Aufstand probten, indem sie Drogen nahm und sich auffällig anzog. Im letzten Schuljahr wurde sie schwanger.

Auswirkungen der verlorenen Kindheit auf die Erwachsene

Der Inzest hinterläßt immer Spuren, die sich auf das Verhalten der Erwachsenen auswirken, und das Phänomen der verlorenen Kindheit bildet da keine Ausnahme. Die Tatsache, daß sie als Kind ihre Freiheit verlor und zuviel Verantwortung tragen mußte, scheint sich bei der erwachsenen Frau besonders zerstörerisch auf ihre Partnerwahl und ihre Rolle als Mutter auszuwirken; wenn sie Ehefrau und Mutter ist, wird der Inzest *immer* zu einem gravierenden Problem.

Die Eheschließung und die Entscheidung, ob man Kinder haben möchte oder nicht, sind sicherlich zwei der wichtigsten Faktoren in jedem Leben. Und Frauen, die eine Inzesterfahrung machen mußten, können große Schwierigkeiten haben, auf diesen Gebieten ihre Wahl zu treffen. Manche beschließen, daß sie mit der Verantwortung fertig werden können und wollen; andere fühlen sich nie reif für Ehe und Kinder. Eine weitere Gruppe von Frauen schiebt die Entscheidung ständig vor sich her und triff damit natürlich auch eine Entscheidung.

Die Angst vor der Wiederholung

Viele Frauen entscheiden sich gegen Heirat und Kinder. Nur zu oft konnten wir unseren Fallstudien entnehmen, daß eine Frau, die einen Inzest erlebt hat, diese Lebensmöglichkeiten ausschließt; denn sie hat Angst, daß sich die Geschichte wiederholen könnte und daß sie aus einem Grund, der sich nicht rational erklären ließe, eine ebenso elende, passive Ehefrau oder eine so schlimme Mutter werden würde wie ihre eigene, die mit dazu beigetragen hatte, daß ihre Kindheit zum Alptraum wurde.

Diese Ängste muß man respektieren. Es ist außerordentlich

schwierig, wenn man in einer kranken Familie aufgewachsen ist, ausreichende mütterliche Fähigkeiten zu erwerben. Diejenigen der Inzestüberlebenden, die Mutter geworden sind, fühlen sich häufig vor die Frage gestellt: »Wie macht man das denn nun eigentlich?« Unter den gegebenen Umständen ist diese Frage nicht verwunderlich, da diese Frauen eine der anspruchsvollsten sozialen Fertigkeiten – das Elternsein – ohne vorhergehende praktische, positive Erfahrungen erlernen müssen. Es kann deshalb sein, daß sie übertrieben nachsichtig mit ihren Kindern sind oder daß sie sie andererseits mit allzu strenger Hand erziehen, wobei sie im Extremfall ihre Kinder tatsächlich auch selbst wieder mißhandeln. Für ein Inzestopfer ist das manchmal die einzig mögliche Verhaltensweise, bis sie lernt, den Teufelskreis zu durchbrechen und neue Wege zu gehen, auf denen sie dem für sie unerträglichen Streß der Elternrolle besser gewachsen ist.

Entscheidungen, mit denen man sich selbst schadet

Selbst wenn eine Frau es vorzieht, weder zu heiraten noch Kinder zu haben, fordern die Jahre, in denen sie als »kleine Mutter« mit Verantwortung überladen worden ist, ihren Preis, was sich in einem übergroßen oder auch in einem unterentwickelten Verantwortungsbewußtsein auf anderen Gebieten ihres Lebens zeigt. Roberta schaffte es nur gerade eben, sich physisch über Wasser zu halten. Sie arbeitete als Sozialarbeiterin auf der Unfallstation eines Krankenhauses, und zwar in der Spätschicht von 15 bis 23 Uhr. Dann ging sie nach Hause, legte sich ins Bett und blieb dort bis zum nächsten Tag um 13 Uhr. Dann duschte sie, zog sich an, aß etwas in einem Schnellimbiß und ging wieder zur Arbeit. Am Wochenende setzte sie sich im Nachthemd vor den Fernseher und aß Pizza, die ins Haus geliefert wurde. Sie besaß nur ihre Dienstkleidung und Nachthemden und trug nie etwas anderes. Sie aß nur in der Imbißbude und in der Krankenhauskantine, damit sie nicht selber zu kochen brauchte.

Roberta hatte große Angst, zurückgewiesen zu werden. Um sich vor Ablehnung zu schützen, zog sie sich radikal von jedem Kontakt mit anderen Menschen zurück und isolierte sich total. Ihr gelang es, ihren Beruf auszuüben, doch geriet sie dabei stets an die Grenze, die sich eine Berufstätigte gerade eben noch leisten kann, ohne völlig aufzuhören, in der realen Welt zu funktionieren. Sie hatte ihren Tagesablauf so eingerichtet, daß sie physisch überlebte, aber zugleich der Streß, der für sie aus sozialen Interaktionen erwuchs, so niedrig wie möglich blieb.

Viele Frauen, die einen Inzest erlebt haben, stellen sich lieber ihrer Umwelt gegenüber blind und taub, als daß sie Aufgaben wie Saubermachen, Tagespläne entwerfen, Kochen usw. übernehmen, wo sie als vollgültige Erwachsene gefordert wären. Aber auch Frauen, die heiraten und Kinder bekommen, können sich davor drücken, ihre Wahlmöglichkeiten wahrzunehmen. Wenn sie weiter dem Mißhandlungsmuster ihrer Kindheit folgen, dann bleiben sie an ihre altvertraute Rolle gefesselt, statt eine neue, stärkere zu wählen.

Eine der möglichen Entscheidungen ist, »den Täter zu heiraten«, also einen Mann, der demjenigen, der ihr Leben als Kind so belastet hat, sehr ähnlich ist. Eine andere ist, »ein Kind zu heiraten«, einen emotional unreifen Mann, der bemuttert werden möchte. So vermeidet sie, der brutalen Vaterfigur ihrer frühen Jahre, die sie mißbraucht und gefügig gemacht hat, noch einmal zu begegnen.

Gerri hat den »Tätertyp« geheiratet. Nach dem Tod ihrer Mutter ließ ihr Vater sie allein bei Onkel und Tante zurück. Von ihrem Onkel wurde sie drei Jahre lang sexuell mißbraucht. Sie nahm eine ganze Reihe von unangepaßten Verhaltensweisen mit in ihr Erwachsenenleben hinüber, die zum größten Teil ihre Wurzeln darin haben, daß sie Mutter und Vater verlor (erstere durch den Tod, letzteren durch sein Fortgehen) und von ihrem Onkel sexuell ausgebeutet wurde. »Ich glaube, was mir am meisten geschadet hat, ist, daß ich keinem Mann vertrauen kann und daß ich eine Wut auf die Männer habe. Mir ist noch nie ein Mann begegnet, inklusive mein Vater, dem ich trauen konnte. (Ich habe meinen Mann nie in mein Inzestgeheimnis eingeweiht,) obwohl er mich ein paarmal vergewaltigt hat, und erst jetzt, in den letzten anderthalb Jahren, ist mir klargeworden, daß es mit meinen früheren Erfahrungen zu tun hat (, daß ich dies zuließ).«

Gerri hat auch ihre eigenen Kinder mißhandelt. »Ich wußte nicht, was es heißt, eine Mutter zu sein, und ich habe meine Kinder geschlagen«, gesteht sie. »Erst als meine Tochter dabei schwer verletzt wurde, konnte ich mich dazu durchringen, zu sehen, was in mir vorging.« Gerri verletzte ihr Kind so schwer, daß die Ärzte auf der Notaufnahme den Verdacht auf Kindesmißhandlung hatten und sie mit der Organisation *Parents Anonymous* in Kontakt brachten. *Parents Anonymous* ist eine amerikanische Selbsthilfeorganisation mit dem Ziel, mit Hilfe von freiwilligen Helfern und einer »*Graswurzel*«-Organisation Kindesmißhandlung zu verhindern. Dort können Eltern lernen, mit Streß so umzugehen, daß sie ihren Kindern keinen Schaden zufügen.

Die Ehe mit einem »Kind«, einem Mann, der bemuttert werden will, ist in unserer Kultur auch aus anderen Gründen als einem erlittenen Inzest üblich, will man neueren populärwissenschaftlichen Büchern glauben. *Das Peter-Pan-Syndrom* von Dan Kiley schildert das Leben von Männern, die nicht erwachsen werden wollen.[3] Die Klischeefigur der »jüdischen Mutter«, die ihren Sohn infantilisiert, findet sich mit ermüdender Regelmäßigkeit in vielen Romanen wieder, die von amerikanischen Männern geschrieben werden. Wir haben mit vielen Inzestüberlebenden gesprochen, die gestanden, daß sie ihre Ehemänner bemuttern und ihnen ständig unverhältnismäßig viel Arbeit abnehmen. Warum auch nicht? Als Kinder sind sie schließlich dazu abgerichtet worden. Diese Frauen übernehmen die Verantwortung für weit mehr als ihren Anteil an den Haushaltspflichten; sie laden sich fast alles auf, was mit den Kindern zu tun hat, und sie sind berufstätig. Außerdem schneiden sie ihrem Mann die Haare, sammeln seine Socken auf, hören sich seine Sorgen an und akzeptieren seine Rechtfertigungen – wie schwach sie auch sein mögen –, warum er sie nicht als reife und gleichberechtigte Partnerin behandelt.

Da viele Inzestüberlebende nie einen verantwortungsbewußten erwachsenen Mann, der diese Bezeichnung wert ist, kennengelernt haben, stellen sie nur geringe Ansprüche an Männer: »Wenn er nur kein Alkoholiker ist, alles andere ist mir egal.« – »Wenn er mich nicht prügelt und nicht die ganze Nacht durch trinkt und sich nicht mit anderen Frauen herumtreibt und Geld nach Haus bringt, dann hab' ich's schon besser als meine Mutter.« – »Er ist gut zu mir und schlägt die Kinder nie, und, na ja, klar, ich fänd's schön, wenn er etwas aufmerksamer und zärtlicher wäre und abends noch was anderes machte als Fernsehen, aber was kann ich als Frau schon tun?« Äußerungen wie diese lassen darauf schließen, daß diese Frauen sich in ihren eigenen Ehen mit einem Minimum an Rücksichtnahme zufriedengeben würden. Sie haben Angst, zu große Anforderungen zu stellen aufgrund der durchaus berechtigten Furcht, daß sie doch nicht bekommen, was sie möchten.

In ihrer Kindheit haben sie gelernt, nur sehr wenig von Männern zu erwarten. Indem sie an einer Beziehung festhalten, die sie so wenig befriedigt, übertragen sie ein Kindheitsmuster auf ihr Erwachsenenleben. Es sind die gewohnten Gleise, und sie können eine Weile darin fortfahren, aber früher oder später wacht so eine Frau auf und stellt fest, daß sie etwas Besseres verdient hätte, als sie bekommt, und daß sie ein erwachsener Mensch ist, der seine eigene Wahl treffen kann, und nicht mehr ein in die Enge getriebenes, mißhandeltes Kind.

Solche Verhaltensmuster, mit denen man sich selbst schadet, können auch bei Frauen auftreten, die nicht heiraten. Ellens Vater war beim Militär, ein Alkoholiker, der Ellen jedesmal belästigte, sobald er getrunken hatte. Als Kind konnte Ellen weiterfunktionieren, weil sie sich sagte: »Nun ja, so was tun Väter nun einmal, wenn sie ihren Töchtern zeigen wollen, daß sie sie liebhaben, es wird schon in Ordnung sein.« Sie redete sich selbst ein, daß alles, was mit ihr geschah, durchaus normal sei. Ellen wollte nicht, daß die Wahrheit ihre Sicht der Realität zerstörte. Sie überprüfte ihre Vorstellungen nie in Gesprächen mit Freundinnen und fand deshalb nie heraus, ob diese eigentlich wirklich die gleichen Erfahrungen machten.

Als Erwachsene begann Ellen, an sich selbst einige schädliche Lebensmuster wahrzunehmen, die ihren Ursprung in ihrem kindlichen Verleugnungssystem hatten. Sie hat immer noch viele Probleme im Umgang mit Freundinnen, und es ist schwer für sie,

in einer Freundschaft Nähe herzustellen. Sie hatte mehrere Verbindungen mit verheirateten Männern und war jedesmal überzeugt, daß sie sich ihretwegen von ihrer Frau trennen würden. Eine Zeitlang ging sie mit homosexuellen Männern aus, weil sie sicher war, sie sei die Richtige, um diese zu bekehren. Immer wieder mußte sie feststellen, daß sie getäuscht worden war, und schließlich erkannte sie, daß sie fast schon bewußt immer wieder auf Menschen traf, die anders waren, als es den Anschein hatte. Das, was ihr als Kind Schutz geboten hatte – nämlich sich vorzumachen, daß alles, was sie täte, absolut normal und richtig sei –, entwickelte sich bei der Erwachsenen zur »Kunst«, auch noch die offensichtlichsten Tatbestände zu verdrehen.
Nach Jahren der Einzel- und Gruppentherapie beginnt Ellen jetzt damit, sich eine Situation erst genau anzusehen, bevor sie sich hineinstürzt. Sie wird allmählich weniger impulsiv und zwingt sich dazu, die Schritte, die sie in einer persönlichen Beziehung unternimmt, genauer zu prüfen, um zu sehen, wohin sie führen könnten; bei dieser Prüfung geht sie nicht mehr manipulierend, sondern konstruktiv und überlegt vor. Früher war ihre Einstellung zu den Männern ähnlich wie die der Heldin des bekannten Romans »Auf der Suche nach Mr. Goodbar«. Heute ist sie bei der Wahl ihrer Bekannten vorsichtiger.

Fürsorglicher Umgang mit dem Kind in uns

Aufgrund der verheerenden Auswirkungen ihrer verlorenen Kindheit müssen die Frauen sich als Erwachsene mit dieser Leerstelle in ihrem Leben auf irgendeine Weise auseinandersetzen. Zuerst einmal muß jede Überlebende einsehen lernen, daß niemand ihr die Kindheit zurückgeben kann. Sie ist unwiederbringlich dahin und kann nicht nachgeholt werden. Bis eine Frau diese Tatsache erkannt hat, bleibt sie in gewisser Weise verkrüppelt. Manche Fachleute nehmen an, daß Neurotiker so lange nicht geheilt werden, wie sie ein unerfüllbares Lebensziel haben: Sie sind auf der Suche nach etwas, das ihnen in ihrer Kindheit gefehlt hat

und das sie nie bekommen können, aber sie wollen die Hoffnung nicht aufgeben, es sich doch noch irgendwie zu beschaffen.
Dasselbe gilt auch für die erwachsenen Inzestüberlebenden. Sie dürfen die Augen nicht vor der schmerzlichen Erkenntnis verschließen, daß die Zeit der unschuldigen Entdeckung ihrer eigenen Sexualität nie zurückkehrt. Und ebensowenig werden sie jemals so idyllisch und sorglos leben können wie die Bilderbuchfamilien aus der Kinderliteratur und den Fernsehserien. Selbst gesunde Familien können mit der heilen Welt der Fernsehfamilien nicht Schritt halten. Um so weniger sollten sie deshalb das Vorbild einer Frau sein, die aus einer gestörten inzestuösen Familie stammt.
Der Schmerz über das erlittene Unrecht wird zu einem Teil gemildert, wenn die Überlebende eine Verbindung zwischen ihrem heutigen Selbst und dem unschuldigen und guten Kind herstellen kann, das sie einmal war, bevor der Inzest ihr Selbstbild zerstörte. Diese Selbsterforschung beginnt für viele Überlebende damit, daß sie alte Kinderbilder betrachten und dabei die Gesichter, Körperhaltungen und Kameraposen unter die Lupe nehmen. Solche Fotos erzählen immer eine Geschichte, und die Erwachsene liest sie voller Trauer; denn sie erkennt, wie hilflos sie war und daß sie in ihrer Familie nichts ändern konnte.
Anderen Frauen hilft es, Kinder zu beobachten, die ungefähr so alt sind, wie sie es zur Zeit des Inzests waren. Nichten, Kinder aus der Nachbarschaft, ihre eigenen Kinder, die unschuldig und sorglos sind, vermitteln ihr einen lebhaften Eindruck davon, wie sie selbst als Kind war, bis der Inzest seine häßliche Narbe hinterließ. Ein Anfang ist gemacht, sich selbst als einen guten Menschen, der verletzt und versehrt wurde, wahrzunehmen.
Unsere Persönlichkeit gründet sich auf viele Wachstumsschichten und Entwicklungsstadien. Tief verborgen in einer inzestbeladenen Frau lebt ein Kind, das immer noch nach Fürsorge, Liebe und Beachtung ruft.
Ruth zum Beispiel schrieb einen Brief an ihr Kindheits-Ich, nachdem sie alte Fotoalben angesehen und über das kummervolle unglückliche Kind, das sie dort fand, hatte weinen müssen. Sie ging darin liebevoll auf das »Kind in sich« ein und versprach ihm

alle möglichen schönen Ausflüge und Überraschungen. Dabei kam ihr plötzlich der Gedanke, daß sie niemals einen richtigen Kindergeburtstag gefeiert hatte. Sie holte das einfach nach – komplett mit Luftballons, Süßigkeiten und Einladungen, auf denen stand, daß die Gäste sich wie kleine Kinder anziehen sollten. Sie spielten Blindekuh, Topfschlagen und andere Kinderspiele. Wie alt sie an diesem Tag wurde? Dreiundvierzig.

Barbara, die Frau mit der gespaltenen Persönlichkeit, von der wir bereits sprachen, hat eine Teilpersönlichkeit, die kindlich und unschuldig bleibt und Spielzeugautos und -lastwagen liebt. Sie sammelt heute Spielzeug, antikes und neues, was für Erwachsene ein durchaus akzeptables Hobby ist. Wenn man einmal darüber nachdenkt: Wie viele Eltern, die vor den Schaufenstern der Spielzeuggeschäfte stehenbleiben, sehen sich dabei Spielzeug für sich *selbst* an. Teddybären sind unter Überlebenden sehr beliebt. Fast jede, die wir sprachen, hat bei sich irgendeine kindliche Fähigkeit erkannt und entwickelt, um sich damit wenigstens teilweise für die verlorenen Jahre zu entschädigen.

Auch Sachen, die Teenagern Spaß machen, kann man wieder für sich entdecken. Patsy geht regelmäßig mit ihrem Freund auf den Jahrmarkt, wo sie Zuckerwatte essen und atemberaubende Fahrten mit der Achterbahn machen. Wie so viele Inzestüberlebende hatte sie als Jugendliche nie eine sorglose Zeit genossen, in der sie schrittweise mit ihrer Sexualität vertraut wurde, und deshalb liebt sie »Teenager«-Vergnügungen wie Filme mit Prince oder Rockkonzerte.

Inzestüberlebende dürfen nicht erwarten, daß sie ihre Kindheit zurückerhalten. Diesen Verlust müssen sie betrauern. Dann können sie auch wieder nach vorn blicken und unbeschwerte Freuden, die sich aus dem Augenblick ergeben, entdecken. Sie müssen sich tief in sich selbst versenken, um das Kind in sich wiederzufinden und fürsorglich mit ihm umzugehen. Auf diese Weise lernen Überlebende, sich kurze Augenblicke des Kinderglücks zurückzuholen. Durch das Erleben unschuldiger Freuden, die für sie als Kind unerreichbar waren, wird ihr Leben als Erwachsene reicher.

Kapitel 4

Vertrauen lernen

Ich habe Angst vor tiefem Wasser. Ich kann schwimmen, und es macht mir sogar Spaß, wenn das Wasser nur 1,20 Meter tief ist; doch ich gerate in Panik, wenn ich den Boden nicht mehr mit den Füßen erreichen kann. Um meine Angst zu überwinden, habe ich Schwimmunterricht genommen, aber jedesmal endete es damit, daß ich schnell wieder ins Flache schwamm oder ängstlich am Beckenrand hing. Als ich auf dem College war, gab mir eine Bekannte sogar Privatstunden. Als Schwimmlehrerin war sie davon überzeugt, daß sie mir helfen könnte, meine Wasserscheu zu überwinden. Wir übten viele Wochen und waren oft die einzigen Leute in der großen Schwimmhalle der Universität.

Dann kam die Schwimmprüfung. Meine Lehrerin ging am Beckenrand nebenher und rief mir Ermutigendes zu, während ich sicher die vorgeschriebenen Beckenlängen schwamm. Danach sollte ich ins Tiefe springen und zum flachen Ende hinschwimmen. Ich sprang, kam auf eine Tiefe von etwa 3,30 Meter und tauchte einmal, zweimal keuchend wieder auf. Schließlich sah ich eine lange weiße Stange, die mir entgegengestreckt wurde, packte sie und zog mich an den Rand. Seitdem mache ich wieder einen Bogen um tiefes Wasser.

Ich habe vor allen möglichen ganz alltäglichen Dingen Angst, wie z. B. vorm Einbiegen auf die Autobahn. Ich habe immer das Gefühl, daß die anderen Fahrer mich über den Haufen fahren werden, statt mich in die Schlange hineinzulassen.

In hohen Gebäuden wird mir schwindelig. In überfüllten Aufzügen gerate ich in Panik. Wenn ich in den Bergen Auto fahre, starre ich den Hang an und wage nicht, in den Abgrund zu sehen. Auf hohen Brücken wird mein Hinterteil ganz taub, und ich kann nicht über das Geländer gucken. Gerate ich beim Fliegen in Turbulenzen (ganz zu schweigen von Start und Landung), kriege ich feuchte Hände und einen glasigen Blick. Ich hefte meine Augen auf die Kabinenwand vor mir und versuche das Flugzeug mit Hilfe meiner Willenskraft auf ruhigen Kurs zu bringen. Ich darf gar nicht daran denken, daß unter mir nichts ist.

Der Psychotherapeut M. Scott Peck meint, daß es keine isolierten Phobien gibt[1]. Meine Aufzählung von Ängsten ist deshalb wohl nur der Anfang. Die vielen anderen Gelegenheiten, bei denen mich die Angst überfallen würde, habe ich nur noch nicht erlebt oder darüber nachgedacht. Die Liste fände vielleicht nie ein Ende. Denn alle haben eine gemeinsame Quelle, die auf den Mißbrauch in meiner Kindheit zurückgeht: die Überzeugung, daß die Welt ein feindlicher Ort ist und ich nichts und niemandem trauen kann. Menschen, die mich lieben sollten, haben mir weh getan. Hände, die mich kitzeln wollten, konnten mich plötzlich kneifen. Wurde ich liebevoll auf den Schoß genommen, um auf dem Schaukelstuhl mitzuschaukeln, fühlte ich unter mir etwas Hartes, Ausgebeultes, und dann wurde aus der scheinbar liebevollen Zuwendung etwas anderes, vor dem ich Angst hatte. Worte und Realität waren oft wie auf den Kopf gestellt. Mit ihm zu »spielen« hatte nichts mit Spaß zu tun, »Komm und sei ein gutes Mädchen« hieß, daß ich etwas Schlechtes tun sollte, wonach ich mich schmutzig fühlte.

Am Ende gab es nichts mehr, worauf ich mich verlassen konnte, noch nicht einmal meine eigenen Gefühle. Denn einer von den Großen sagte mir ständig, daß meine Gefühle falsch oder, was noch schlimmer war, vollkommen belanglos wären oder daß ich gar keine hätte. Ich lebte wie Hänsel und Gretel oder Schneewittchen in einem verhexten Haus. Vergiftete Äpfel, böse Stiefmütter und arglistige Zwerge hätten mich nicht überrascht.

Nichts hat mir als Erwachsene mehr geschadet als die Zerstörung meines Vertrauens in der Kindheit. Ich mußte hart daran arbeiten, mir so etwas wie ein Sicherheitsnetz zu schaffen – etwas, woran andere, denen es besser gegangen ist, nie einen Gedanken zu verschwenden brauchen.

Bis ich anderen Menschen vertrauen konnte, hat es Jahre gedauert, Jahre. Und ich muß mich immer noch darum bemühen, neuen Menschen und Verhältnissen gegenüber offen zu sein. Mein erster Impuls ist immer, wegzulaufen und mich in Sicherheit zu bringen. Ich muß mich dazu zwingen, *auf eine Party zu gehen, wo ich mit unbekannten Gesichtern rechnen muß. Ich muß mich dazu* zwingen, *irgendwo in der Öffentlichkeit das Wort zu ergreifen. Aber je mehr ich mich dazu zwinge, mich auf neue Menschen und Situationen einzulassen, um so stärker wird die Erkenntnis, daß die Welt, wenn auch nicht gerade gut, so doch wenigstens neutral ist. Nicht hinter jeder Ecke wartet der »schwarze Mann«, der mich fangen will.*
Aber es ist und bleibt mühselig. Ich zwinge mich, mit dem Flugzeug zu fliegen, und ich fädele mich tapfer in den Verkehr auf der Autobahn ein. Ich stehe zitternd auf schwankenden Brücken im Stau, und ich kichere nervös mit meiner Tochter herum, während ich mit vielen anderen in einem summenden Fahrstuhl auf die Spitze des höchsten Gebäudes der Welt fahre.
Ich versuche, meine Ängste offen zuzugeben, und sogar, darüber zu lachen, obwohl ich ihren Ursprung sehr ernst nehme. Ich bin anderen Menschen gegenüber skeptisch, und wenn ich es mit größeren Gruppen zu tun habe, mustere ich jeden einzelnen, ob ich ihm trauen kann. Manchmal treffe ich auf Leute, die mir übel wollen, aber ebensooft gibt es Menschen, denen ich vertrauen kann, weil sie es gut mit mir meinen und mich nicht ausnutzen wollen.
Und vielleicht bin ich eines Tages soweit, daß ich ins Tiefe springen kann, ohne daß meine Arme wie gelähmt an den Seiten kleben. Wenn mir das Wasser so vertraut ist, daß ich mich tragen lasse, dann weiß ich, daß ich endlich Vertrauen empfinden kann.

_____Vertrauen ist das Fundament der Persönlichkeitsentwicklung. Es ist deshalb kein Wunder, daß der schwerwiegendste und nachhaltigste Schaden, mit dem es Inzestüberlebende zu tun haben, der Vertrauensbruch in ihrer Kindheit ist. Seine Folgen wirken sich auch auf alle übrigen Fragen des Überlebens aus. Die ganze Lebenseinstellung ist davon berührt und bestimmt. In seinem grundlegenden Buch, das vor mehr als 30 Jahren entstand, sieht der Psychologe Erik Erikson das Vertrauen als Angelpunkt der Entwicklung des Kindes zu einem verantwortungsbewußten Erwachsenen:

> Die feste Prägung dauerhafter Verhaltensformen für die Lösung der Kernkonflikte von Urvertrauen und Urmißtrauen in bezug auf das Leben an sich ist also die erste Aufgabe des Ich ... Hier formt sich die Grundlage des Identitätsgefühls, das später zu dem komplexen Gefühl wird, daß man »in Ordnung« ist, daß man ein Selbst besitzt und daß man das Vertrauen der Umwelt rechtfertigt, indem man so wird, wie sie es von einem erwartet.[2]

In einem neueren Werk vertritt Erikson das Konzept des Urvertrauens noch entschiedener:

> Als erste Komponente der gesunden Persönlichkeit nenne ich das Gefühl eines *Ur-Vertrauens*, worunter ich eine auf die Erfahrungen des ersten Lebensjahres zurückgehende Einstellung zu sich selbst und zur Welt verstehen möchte. Mit »Vertrauen« meine ich das, was man im allgemeinen als ein Gefühl des Sich-verlassen-Dürfens kennt, und zwar in bezug auf die Glaubwürdigkeit anderer wie die Zuverlässigkeit seiner selbst. Wenn ich davon als einer *Ur*-Erfahrung spreche, so meine ich damit, daß weder diese noch die später hinzutretenden Komponenten sonderlich bewußt sind, in der Kindheit sowenig wie im Jugendalter.[3]

Um welche für die gesunde Entwicklung unabdingbare, kostbare Gabe geht es hier? Der Psychologe M. Scott Peck nennt es »Selbstwertgefühl«: »Dieses Selbstwertgefühl – ich bin ein wertvoller Mensch – ist wesentlich für die seelische Gesundheit und ein Grundbaustein der Selbstdisziplin. Es ist ein direktes Produkt elterlicher Liebe. Eine solche Überzeugung muß in der Kindheit gewonnen werden; sie im erwachsenen Leben zu erwerben ist extrem schwierig.«[4]

Die Aufgabe mag schwierig sein; trotzdem muß die Inzestüberlebende dieses zentrale Vertrauen aufbauen, das in ihrer Kindheit zerstört wurde. Ähnlich wie eine im Krieg bombardierte Brücke

Stein für Stein wiederaufgebaut wird, so muß das Urvertrauen Stück für Stück im Erwachsenenalter rekonstruiert werden. Die Alternative wäre ein in seinen Möglichkeiten äußerst eingeschränkter und behinderter Mensch.

Beginnen wir damit, was beim Inzestopfer mit dem Vertrauen geschehen ist. Auch hier sind die Unterschiede zwischen den einzelnen Fällen sehr groß, und es gibt möglicherweise noch keine klinische Methode, zu erkennen, welche Handlungen zu welchen Verhaltensweisen führen. Bisher kann niemand genau sagen, ob es die Dauer des Mißbrauchs – also eine längere Periode sexuellen Mißbrauchs – ist, die das Vertrauen unterhöhlt, oder ob der jeweilige Charakter, die Umwelt und die Umstände des Mißbrauchs entscheidend sind. Wahrscheinlich ist auch das Alter des Kindes zur Zeit des Mißbrauchs ein wesentlicher Aspekt.

Sicher ist, daß bis zu drei Personen bei dem Problem des Vertrauens involviert sein können: der Vater (der in den meisten Fällen mit dem Täter identisch ist), die Mutter und die mißbrauchte Tochter selbst. Das Vertrauen scheint am stärksten zerstört zu werden, wenn die ganze Triade von Vater, Mutter und Kind zusammenbricht.

Die Rolle des Vaters in der Vertrauenstriade ist offensichtlich. Eine Frau, die in ihrer Kindheit von einem Mann, dem sie Vertrauen schenkte, verraten wird, hat es auf jeden Fall als Erwachsene schwer, Männern zu vertrauen. Der Täter muß nicht unbedingt ihr biologischer Vater sein, um Schaden anzurichten. Eine ganze Reihe von Handlungen kann in einem Mädchen das Gefühl einer Schändung hervorrufen: ein Freund der Mutter, der die Tochter mehrfach mißbraucht, wenn er zu Besuch ist; ein Onkel, der seine adoptierte Nichte mißbraucht; ein von der ganzen Familie verehrter und geliebter patriarchalischer Großvater, der jede Gelegenheit wahrnimmt, um heimlich seine Enkelin zu mißbrauchen. Die Reaktionen der erwachsenen Frauen auf den Mißbrauch durch einen Mann, der vertrauenswürdig hätte sein sollen, reichen von einer ambivalenten Einstellung gegenüber Männern bis zu totaler Ablehnung und der Überzeugung, daß es keinen einzigen vertrauenswürdigen Mann gibt.

Aber es sind nicht nur die Männer, denen die Überlebende nicht mehr traut. Anfangs waren wir verwundert, wie viele Frauen Schwierigkeiten damit haben, anderen Frauen zu vertrauen. Solche Überlebenden können durchaus in ihrer Erwachsenenrolle funktionieren und in der verantwortungsvollen Welt von Arbeit und Familie verhältnismäßig gut überleben; dennoch haben sie Schwierigkeiten in ihren Beziehungen zu Freundinnen und Kolleginnen.

Aus ihren jahrelangen Erfahrungen als Therapeutin zieht Karen Lison den Schluß, daß nicht alle Mütter von dem Inzest wußten, während er stattfand, und daß sogar noch weniger richtige Komplizinnen des Täters waren. Aber der Prozentsatz der Überlebenden, die Frauen mißtrauen, ist außerordentlich hoch, und es ist fast voraussehbar, daß sie nicht mit ihren Müttern auskommen. Woran liegt es, daß eine Inzestüberlebende ohne Vertrauen zu ihrer Mutter und häufig auch zu keiner anderen Frau aufwächst?

Carol Poston kam durch ihre eigenen Erfahrungen und durch ihre Gespräche mit anderen Überlebenden, deren Fallgeschichten wir zum Teil in diesem Buch verwenden, zu dem Schluß, daß eine Mutter, die ihre Elternrolle ernst nimmt, auf jeden Fall wüßte, daß ihrer Tochter etwas angetan wird, und daß sie Maßnahmen ergreifen würde, um das zu verhindern. Eine regelrechte Komplizenschaft der Mutter sei vielleicht wirklich selten, aber eine Mutter habe zumindest die Möglichkeit der Wahl; sie könne es *vorziehen*, von nichts zu wissen oder dem Problem auszuweichen. Und darauf gründe sich bei manchen Überlebenden das Gefühl, daß sie von dem einen Elternteil mit Wissen und Zustimmung des anderen Elternteils mißbraucht wurden.

Einige Experten aus dem Forschungsgebiet des sexuellen Kindesmißbrauchs gehen davon aus, daß genau dies der Fall ist: Die Mutter *wisse* es. Ruth und Henry Kempe, die Kinderärzte aus Denver, die vor fast zwanzig Jahren Pioniere auf diesem Gebiet waren, sagen: »Aussagen von Müttern, sie könnten ›gar nicht überraschter sein‹, darf man generell nur teilweise glauben; uns ist einfach noch kein einziger Fall von seit langer Zeit praktiziertem Inzest vorgekommen, in dem die Mutter unschuldig war ...«

Die Kempes gehen noch weiter: Die Mutter habe nicht nur Kenntnis von dem Inzest, sondern unterstütze ihn auch noch indirekt, indem sie Gelegenheit dazu biete und mithin ihr Einverständnis erkläre. Sie füge sich in die Situation, sagen die Kempes, weil sie sich verzweifelt an ihren Ehemann klammere. Die Tochter werde für sie zum Glied in der Kette, das den Fortbestand ihrer eigenen Ehe garantiere. Die Kempes sehen die meisten Täter als »sozial isolierte« Männer an, die, oft ohne es recht zu wollen, in inzestuöse Situationen hineinrutschen: »Bei vielen ... erfolgt dann der letzte Anstoß durch eine Ehefrau, die Situationen arrangiert, in denen Vater und Tochter ungestört sind.«[5]

Auch die Therapeuten sind in der Frage, ob die Mutter weiß, was geschieht, unterschiedlicher Meinung. Ob sie es nun wirklich weiß oder nicht, ist jedoch nicht so wichtig wie die folgenden beiden Faktoren: Zum ersten *denkt* die Tochter, daß die Mutter es wüßte; und zum zweiten hat der Inzest zerstörerische Auswirkungen auf die gesamte Familie, ob die Mutter nun davon weiß oder nicht.

Manche Fachleute haben ein Modell der »typischen« Inzestfamilie entwickelt und weisen auf spezielle Persönlichkeitsmerkmale hin, die in inzestgefährdeten Familien häufig auftreten, sei es nun mit oder ohne Kenntnis der Mutter. Einige andere Fachleute und viele Inzestüberlebende halten diese Beschreibung für unzutreffend und irreführend. In der Bezeichnung »Inzestfamilie« klingt, wenn auch nur angedeutet, an, daß die Familie und nicht ein einzelner den Inzest herbeiführte. Was allerdings auf eine solche Familie zutrifft, ist die Tatsache, daß die Tochter den Inzest erleidet und ihn verschweigen muß. Es ist völlig unmöglich für sie, ehrlich zu sein, weil möglicherweise die ganze Familie dazu beiträgt, das Geheimnis zu wahren.

Die Ansicht, daß es sich beim Inzest um ein Familienproblem handelt, ist so weit verbreitet, daß Jean Renvoize ihrem kürzlich erschienenen Buch den Titel »Inzest: ein Verhaltensmuster der Familie«[6] gab und damit den Komplex von Ursache und Wirkung noch unterstreicht. Ihrer Meinung nach begünstigen folgende Faktoren den Inzest in der Familie: Alkoholabhängigkeit (tritt in

32 Prozent der Familien auf), die Existenz eines Stiefvaters, die Kombination von gebildetem Vater und ungebildeter Mutter, eine religiöse Bindung, sexuelle Prüderie und ein bereits lange bestehendes Generationsmuster weiblicher Mißhandlung durch Männer. Falls eine erwachsene Inzestüberlebende auch nur einen Anflug von Schuld verspürt oder den Verdacht hat, sie selbst habe den Anstoß zum Inzest gegeben, würde es ihr guttun, das Folgende im Auge zu behalten: Wenn der Inzest erst einmal ein eingespieltes Verhaltensmuster in einer Familie ist, schließt sich diese nur noch enger zusammen, um die Lüge zu verschleiern, und »gibt dem Opfer, zumeist der Tochter, zu verstehen, daß die Existenz der Familie von ihrem Schweigen abhängt«.

Der auf die Untersuchung von sexuellem Mißbrauch spezialisierte Psychologe Roland C. Summit hat eine ausgezeichnete Charakteristik des Inzestopfers geschrieben, das hilf- und hoffnungslos wird, weil es in einem von Familie und Gesellschaft gesponnenen Netz von Verleugnung und Selbstrechtfertigung gefangen ist. In dem Abschnitt »Das Anpassungssyndrom beim sexuellen Kindesmißbrauch« schreibt Dr. Summit, »die Tatsache, daß der Täter oft eine Position hat, in der er Vertrauen und Liebe für sich in Anspruch nehmen kann, verstärkt das Ungleichgewicht der Macht nur noch und unterstreicht die Hilflosigkeit des Kindes«[7]. Ein Kind, dessen Vertrauen mißbraucht wird, ist zuallerletzt fähig, sich selbst zu erretten. Wenn dieselbe Person Jahre später das Gefühl hat, daß sie nicht alle Möglichkeiten genutzt hat, um dem Mißbrauch ein Ende zu machen, sollte sie sich in Erinnerung rufen, welche furchtbare Last sie damals trug. Noch einmal in den Worten von Roland Summit:

> Im Fall des klassischen Rollentauschs beim Kindesmißbrauch wird dem Kind die Macht, die Familie zu zerstören, und die Verantwortung, sie zusammenzuhalten, übertragen. Das Kind – und nicht der Elternteil – muß den Altruismus und die Selbstkontrolle aufbringen, das Überleben der anderen zu sichern. Das Kind muß, kurz gesagt, insgeheim viele der Rollenfunktionen übernehmen, die gewöhnlich der Mutter obliegen.
>
> Es kommt dabei unausweichlich zu einem Zerfall der traditionellen

> moralischen Werte. Eine Lüge aufrechtzuerhalten, um das Geheimnis zu bewahren, wird zur höchsten Tugend, während die Wahrheit zu sagen die größte Sünde wäre. Ein Kind, das derart unter Druck gesetzt wird, erweckt den Anschein, daß es den sexuellen Kontakt widerstandslos akzeptiert oder sucht.[7]

Viele Frauen glauben, daß ihre Komplizenschaft (als die sie ihre Mitwirkung bei dem, was sie erst später als Inzest erkennen, häufig ansehen) mit dem ersten inzestuösen Vorfall begann. Viele Therapeuten vertreten jedoch die Meinung, daß bereits bevor es zum eigentlichen Mißbrauch kommt, eine Reihe von prä-inzestuösen Verhaltensweisen wirksam ist. Das können sowohl tatsächlich begangene Sünden wie auch Unterlassungssünden sein. Wir definieren das, was in einer derartigen kranken Familie vorgeht, häufig ebensosehr durch das, was *nicht* geschieht, wie durch das, *was* geschieht.

Die Psychologin Karen Meiselmann faßt das Verhalten in der »prä-inzestuösen« Familie, wo scheinbar nichts Greifbares geschieht und deren Verhalten zum Teil auch in gesünderen Familien akzeptabel wäre, folgendermaßen zusammen:

> Selbst wenn die Mutter keine beweisbare Rolle dabei gespielt hat, das Feld für den Inzest zu bereiten, hält man sie doch für teilweise verantwortlich für das Ingangbringen und das Andauern der inzestuösen Beziehung, nämlich durch die Abwesenheit irgendeines Bemühens ihrerseits, das diese verhindern oder beenden würde. Vielfach gibt es schon lange, bevor sexuelle Aktivitäten stattfinden, Anzeichen für ein ungewöhnliches elterliches Verhalten. Auffälliges prä-inzestuöses Verhalten des Vaters wird deutlich, wenn er darauf besteht, in der Nähe der Tochter zu schlafen, Anstrengungen unternimmt, sie nackt zu sehen oder sich selbst zur Schau zu stellen, und wenn er ungewöhnlich viel Körperkontakt mit ihr hat. Beispielsweise betätigte sich ein Vater aus dem Kreis der beobachteten Personen in »Ringkämpfen« mit seiner 14jährigen Tochter, worüber seine Frau in erheblichem Maße beunruhigt war. In manchen Fällen beginnt der Vater, sich in Gegenwart seiner Tochter wie ein jugendlicher Verehrer zu verhalten; beispielsweise besteht er darauf, mit ihr beim Fernsehen Händchen zu halten oder den Arm um sie zu legen, wie es junge Paare im Kino tun. (Deutlich gezeigte Eifersucht auf die männlichen und weiblichen Bekannten der Tochter oder der Drang, sich in Phantasievorstellungen

über ihre sexuellen Gefühle und Aktivitäten zu ergehen, sind weitere, weniger offensichtliche Anzeichen für inzestuöse Gefühle, die über den üblichen, aber weitgehend verdrängten Besitzanspruch, den Väter auf ihre Töchter erheben können, weit hinausgehen.) In jedem Fall gibt es häufig Anzeichen dafür, daß ein Inzest vorliegt, und die jeweiligen Reaktionen der Mutter darauf können die Wahrscheinlichkeit eines Inzests vergrößern oder verringern.[8]

Linda Tschirhart Sandford meint, daß die *Unzulänglichkeiten* der Mutter den Inzest möglich machen. Der Vater kann sich der Tochter nähern, weil die Mutter sich ihrer Rolle nicht sicher ist. Die Tochter wird dadurch die Säule, auf die sich die inzestuöse Familie stützt; sie wird sowohl vom Vater als auch von der Mutter benutzt:

> Wenn sich der Vater der Tochter sexuell nähert, bietet er ihr eine Chance, »die Familie zusammenzuhalten«. Er hat das Gefühl, daß die Mutter seine Bedürfnisse nicht befriedigt. Er hat nicht das Selbstvertrauen, um sich selbst um Bedürfnisbefriedigung zu bemühen. So wendet er sich an die älteste Tochter. Die Mutter, die sich von den Ansprüchen ihres Mannes überfordert fühlt, begrüßt es möglicherweise, daß die Tochter ihr einen Teil ihrer eigenen Verantwortung abnimmt... Schließlich trägt keines der erwachsenen Familienmitglieder mehr die Verantwortung für sein Verhalten. Die Mutter erwartet von der Tochter, daß sie die Lücken füllt – also etwas tut, wozu sie selbst nicht länger imstande ist. Der Vater erwartet von ihr die Bestätigung seiner Wichtigkeit und die Erfüllung besonderer Dienste. Die Tochter akzeptiert dieses alles im Glauben, daß sie die Familie zusammenhält.[9]

Die erwähnten Experten nennen uns Gründe, warum Frauen als Erwachsene oft das Gefühl haben, daß ihre Mütter sie im Stich gelassen haben, auch wenn die meisten nicht aktiv an dem Verbrechen beteiligt waren. Wenn eine Mutter sich nicht tatkräftig vor ihr Kind stellt, das auf der Suche nach Sicherheit und Vertrauen ist, *hat dies den Eindruck*, daß seine Mutter auf die eine oder andere Weise in den Inzest verwickelt ist. Karen Lison machte die Beobachtung, daß viele Überlebende beim Rückblick auf ihre Kindheit feststellen, daß sie damals glaubten, ihre Mutter müsse auf magische Weise wissen, daß ihnen etwas angetan wurde, selbst wenn sie ihr nie etwas von dem Inzest gesagt hatten, oder sogar dazu beitrugen, daß er geheim blieb. Kinder erwarten oft, daß ihre Mütter Gedanken lesen können.

Dies alles zeigt deutlich genug, daß die Mutter keinesfalls unerheblich für den Inzest ist, auch wenn sie nicht direkt an dem realen körperlichen oder sexuellen Mißbrauch beteiligt ist. Wir als Frauen wollen aber auch nicht in die alte Falle gehen und – bloß weil unsere Mütter versagten – alles als Schuld der Frau hinstellen, so daß die Gesellschaft ihr eigenes Versagen den Frauen insgesamt zuschieben könnte. Doch der Zorn und die Verstörtheit, die das Verhältnis vieler erwachsener Inzestopfer zu ihren Müttern bestimmen, lassen sich nur dadurch erklären, daß die Töchter ihre Mütter in irgendeiner Weise als Teilhaberinnen der Inzesttriade ansehen.

Ein Mädchen übernimmt seine Sicht der Welt – und seine Rolle als Frau in dieser Welt – erst einmal von seiner Mutter. Das komplexe moderne Mutter-Tochter-Verhältnis ist von vielen Autorinnen einleuchtend dargestellt worden, unter anderem von Nancy Friday in *Wie meine Mutter*. Die darin enthaltenen Fälle haben keinen pathologischen Familienhintergrund wie den Inzest. Aber sie lassen erkennen, welche ungeheuren Schwierigkeiten schon ganz normale Frauen mit ihren Müttern haben. Um wieviel stärker ist dann möglicherweise der Mutter-Tochter-Konflikt in der inzestuösen Familie!

In diesen Familien vermitteln die Mütter ihren Töchtern häufig ein negatives weibliches Selbstverständnis. Wenn erwachsene Inzestüberlebende ihre Mütter beschreiben, nennen sie häufig Verhaltensweisen oder Charakterzüge, die für überlastete und depressive Frauen typisch sind. Beispielsweise: »Es war immer schmuddelig im Haus, weil sie zu müde zum Putzen war« oder »Sie hatte keine Freundinnen« oder »Sie sah sich ständig Seifenopern im Fernsehen an«. Andere Bemerkungen reichen weiter als die Beschreibung des Scheiterns am Alltag und deuten auf Passivität und Rollentausch: »Sie erwartete, daß ich mir ihre Probleme anhörte und sie für sie löste« und »Sie tat immer, was mein Vater wollte – er dominierte sie« und »Er mißhandelte und prügelte sie, wenn er getrunken hatte«. Viele Frauen vermuten, daß ihre Mütter nicht gern Frauen sind; sie hätten nämlich ihre männliche Nachkommenschaft ständig vorgezogen und so die hohe Wertschätzung des Mannes in der modernen Gesellschaft verinnerlicht und weitergegeben. In der Literatur zum Thema wimmelt es von Müttern, die von denselben Männern mißbraucht wurden, die ihre Kinder zum Opfer machten. Es ist wohl kaum überraschend, daß viele Inzestüberlebende mit einer negativen Einstellung zu ihrer Weiblichkeit aufwuchsen und es ihren Müttern übelnehmen, daß sie so unzulänglich waren.

Es wäre aber nicht fair, den Eindruck zu erwecken, als seien alle Mütter in der Inzesttriade untüchtig oder schwach; die Sache ist weit komplexer. Doch vielleicht ist die *erwachsene* Überlebende zornig auf ihre Mutter, weil diese oft nicht in der Lage war, dem Kind einen positiven Begriff von Weiblichkeit zu vermitteln. Das betrifft vor allem folgende Punkte: Nähe zu anderen herzustellen; die eigene weibliche Sexualität zu bejahen; sich einen eigenen Wert beizumessen.

Überlebende spüren besonders eindringlich, daß ihnen ein gesundes weibliches Rollenvorbild gefehlt hat, denn dieser Mangel beeinflußt ihre Selbsteinschätzung als Erwachsene in hohem Maße. Ihre negative Einstellung zu sich selbst zu verändern wird noch durch die komplizierte Botschaft, die viele Mütter weitergeben, erschwert. Nicht nur, daß sie leugnen, daß etwas in der Familie nicht stimmte – sie bestehen oft sogar darauf, daß ihre Tochter eine geradezu perfekte Erziehung hatte, etwas, das direkt aus Fernsehserien wie »The Brady Bunch« stammen könnte, gesund und saubergeschrubbt, Mittelschicht-Amerika zur besten Sendezeit. Deshalb muß die Überlebende zwei Dinge zugleich in den Griff bekommen: erstens, daß sie in Wirklichkeit eine Kindheit hatte, die sie nur mit Zorn und Ressentiment erfüllen kann; und zweitens, daß sie einen Mythos zerstören muß – den verderblichen Unsinn, daß ihre Kindheit nicht nur gut, sondern vorbildlich gewesen sei.

Den schwersten Vertrauensbruch verursachen also ein Vater, der seine Tochter sexuell verrät, und eine Mutter, die willentlich die

Realität verzerrt. Wenn die junge Frau schließlich dieser ungesunden Konstellation entwächst, fühlt sie sich trotzdem völlig außerstande, ihren eigenen Wahrnehmungen zu trauen. Das ist eine schwerwiegende, verkrüppelnde Störung. Wir wollen versuchen zu verstehen, wie sie entsteht.

Der erste Verrat geschah durch den Vater. Noch bevor es zu irgendeinem Geschehen kommt, das die Überlebende als inzestuös bezeichnen kann, mag sie sein Verhalten unangenehm berührt haben; vielleicht schien er auch nur nicht so wie die anderen Väter zu sein. Diese Empfindung konnte auf sie verwirrend wirken, weil sie nicht wußte, was sie von seiner Liebe halten sollte. Bei manchen Frauen zeigt sich die Schädigung auch später noch vor allem in dieser unbestimmten, unterschwelligen Weise. Sie wissen, daß irgend etwas falsch gelaufen ist, aber sie sind nicht sicher, was.

Es ist nicht leicht, dieses »prä-inzestuöse« Verhalten zu beschreiben, weil es genau wie ganz normale Vaterliebe aussehen kann und das Risiko besteht, daß die Leute sagen: »Also wirklich, kann ein Vater denn *überhaupt* nicht mehr liebevoll mit seiner Tochter umgehen, ohne sich gleich verdächtig zu machen?«

Es ist eine Frage des genauen Hinsehens. Das Überschreiten bestimmter Grenzen äußert sich oft nicht in einem spezifischen Vorfall, sondern in einer subtilen Veränderung der Atmosphäre oder der Art des Umgangs mit dem Kind. Und doch, und das muß man unterstreichen, *ist solches Verhalten inzestuös* und kann ebensoviel Schaden anrichten wie beispielsweise ein Geschlechtsverkehr. Um Jean Renvoize zu zitieren: »Ein Kind, dessen Vater nichts weiter tut, als sich ihm während seiner gesamten Kindheit auf eine gezielt sexuelle Weise zu zeigen, kann einen größeren Schaden erleiden als eine Jugendliche, die zeitweilig mit ihrem Vater einen nicht gewaltsam erzwungenen Geschlechtsverkehr hat.«[10]

Ein Beispiel für »prä-inzestuöses« Verhalten oder verdeckten Inzest ist der Vater, der seiner Tochter nachspioniert, wenn sie duscht oder sich auszieht. Vielleicht stolziert er auch nur in Unterhosen im Wohnzimmer herum, während der Rest der Familie vollständig angezogen ist. Oder er zeigt ein ungewöhnliches Interesse an den Jungen, mit denen seine Tochter ausgeht, und macht Bemerkungen wie »Hat er dir schon unter den Rock gefaßt?«. In einem Fall wußte die Frau, mit der wir sprachen, nur von einer einzigen deutlich inzestuösen Begebenheit zu berichten: Als sie ihre erste Menstruation hatte, bestand ihr Vater darauf, daß sie sich mit gespreizten Beinen aufs Bett legte, damit er nachsehen könne, »ob alles in Ordnung ist«. Das war zutiefst verletzend für diese Frau, die sich außerdem daran erinnert, »daß er mich bei anderen Gelegenheiten in einer Weise ansah, daß ich das Gefühl hatte, meine Kleider seien durchsichtig. Aber angefaßt hat er mich nie.«

Bei solchen Gelegenheiten bekam das Kind die Botschaft vermittelt, die es zum Opfer machte: »In diesem Augenblick existierst du ausschließlich zu meinem Vergnügen.« Alle diese Handlungsweisen sind inzestuös, wie verdeckt sie auch sein mögen.

Der Verrat wird noch gravierender, wenn das Verhalten eindeutiger wird. All unsere Gesprächspartnerinnen sagten, daß sich ihr Leben drastisch veränderte, nachdem eine eindeutig sexuelle inzestuöse Handlung stattgefunden hatte. Auch wenn ihnen der Inzest damals – oder heute – vielleicht auch nur als geringfügig erschien, entscheidend ist, daß der Täter bei dem Vorfall seine Macht gegenüber einem Kind ausspielte, das weder nein sagen noch sich wehren konnte. Wenn eine Frau das als Kind erlebt hat, wird ihre Sichtweise auch später verzerrt bleiben, es sei denn, sie ist dazu fähig, den Unterschied zwischen *das war damals* und *dies ist heute* zu erkennen. In ihrer Kindheit hatte sie nur begrenzte Wahlmöglichkeiten, aber *hier und heute* gibt es nichts, was sie daran hindern kann, ihre eigene Wahl zu treffen.

Handelt es sich bei der Mutter, die herausfindet, was mit ihrer Tochter geschieht, um eine starke Frau, und sie bewahrt das Mädchen vor der Ausnutzung durch den Vater, kann es mit einem geringen Schaden davonkommen. Mädchen, deren Mütter sofort etwas unternahmen, wenn sie mit ihnen über den Mißbrauch redeten, scheinen bessere Aussichten auf eine schnellere Heilung zu haben.

Eine der Überlebenshilfen, von der viele Frauen als Kind Gebrauch machten, ist die Selbsttäuschung. Sie redeten sich ein, daß die Mutter ihnen eigentlich helfen und sich für sie stark machen wollte und das nur nicht schaffte, weil sie vom Vater unfair oder rücksichtslos behandelt wurde. Gewöhnlich löst sich diese kindliche beschützende Haltung in Luft auf, wenn sie sich als Erwachsene um Selbsterfahrung bemüht. Dann wird ihr nämlich bewußt, daß ihre Mutter auch erwachsen war und ihr deshalb mehr als eine Möglichkeit offenstand. Sie hat ihre Wahl getroffen, als sie die Gefährdung ihrer Tochter duldete oder als sie den schwierigen zwischenmenschlichen Komplikationen den Rücken kehrte, um sich nicht mit dem Mißbrauch oder der Erniedrigung, von der sie zumindest ahnungsweise wußte, befassen zu müssen.

Wenn die Mutter es vorzieht, die Hilferufe ihres Kindes zu ignorieren, wird sie zur Mitverschwörerin. Wenn sie sich an den körperlichen Übergriffen beteiligt, gehört sie zu den Tätern. Wenn sie nicht sehen will, daß es Wichtigeres gibt als sie selbst, und ihre Gespräche auf ihre eigenen Probleme und das Wetter beschränkt, gerät die Welt für das Kind ins Wanken. Es wird doppelt verraten, von Vater und Mutter. Sein Vertrauen in die Verläßlichkeit der Familie ist untergraben, und das hat zur Folge, daß die Frau später Schwierigkeiten hat, sich auf sich selbst zu verlassen. Weil sie den eigenen Gefühlen nicht trauen kann, fällt es ihr schwer, Offenheit oder Verletzlichkeit zu zeigen; denn sie befürchtet, daß sie erneut verraten wird.

Eltern, die ihr Kind und sich selbst belügen, verstärken diese Unfähigkeit zu vertrauen noch. Beispielsweise kann der Täter dem mißbrauchten Kind zu verstehen gegeben haben, *wie es sich zu fühlen hat.* Vielleicht hat er gesagt: »Wir spielen nur ein Spiel« oder »Macht das nicht Spaß?« oder »Das hat sich doch toll angefühlt, nicht?«. Dabei hat er Worte und Begriffe gebraucht, die für ein Kind wichtig sind, und dadurch die Wirklichkeit des Kindes verzerrt. Das Mädchen bekommt eine zweideutige Botschaft übermittelt, denn ein gesundes Kind weiß, was Spaß macht; wenn ein Elternteil absichtlich die eigene Lust an der Sexualität mit der Lust des Kindes am Spiel vertauscht, dann wird das Kind verwirrt. Derartige Verdrehungen machen es später unsicher und mißtrauisch. Die Erwachsene kann sogar den Kontakt zu ihren Gefühlen ganz verlieren, weil man ihr so lange gesagt hat, was sie zu fühlen hatte.

Man kann die Eltern nicht von ihrem Verrat freisprechen. Sie haben das Kind nicht nur gelehrt, daß seine Gefühle falsch sind, sondern daß sie überhaupt keine Rolle spielen. Das Mädchen muß seine eigenen wahren Gefühle zugunsten der Phantasien und Verleugnungstendenzen der Eltern unterdrücken. Meist handelt es sich um die sexuellen Phantasien des Vaters, begleitet von der Verleugnungsstrategie der Mutter, daß in dieser »perfekten« Familie irgend etwas nicht in Ordnung sein könne. Das ist jedoch eine Lebenslüge, ein Luftschloß, das auf dem schwankenden Fundament der sexuellen Hirngespinste des Vaters und der Heile-Welt-Träumereien der Mutter steht.

Das Mädchen spinnt vielleicht seine eigenen Fluchtphantasien aus, den Tagtraum, der mit den Worten beginnt: »Wenn ich erst mal groß bin, dann...«; er hilft ihr wahrscheinlich dabei, ihr Elend zu überleben. Ist sie dann aber endlich erwachsen und geht von zu Hause fort, ist sie oft für den Umgang mit der Realität nicht gut gerüstet. Vielleicht wird sie gewahr, daß sie sich in ihren Beziehungen stets ein Hintertürchen offenhält, um notfalls weglaufen zu können.

Das Kind ist in seiner frühesten und engsten Beziehung verraten worden. Es suchte Schutz und die Bestätigung, daß es wertvoll und liebenswert sei, und bekam statt dessen ein ganzes Arsenal erwachsener Wünsche vorgesetzt – eine Sexualität, für die das Mädchen noch gar nicht reif war. Darüber hinaus wurde ihr vermittelt, daß ihre Gedanken alle falsch seien und ihre Gefühle völlig unwesentlich. Häufig wird sie dann als Erwachsene vermeiden, anderen näherzukommen. Es könnte ja passieren, daß sie wieder zurückgewiesen und allein gelassen würde. Eine wirklich intime Verbindung einzugehen, scheint völlig außerhalb ihrer Möglichkeiten zu liegen.

Als Kind hat sie gelernt, sich an das wenige, was ihr Sicherheit gab, anzuklammern; oft war das nicht mehr als der Teddybär in ihren Armen oder ein kleiner Spielplatz, den sie mit Bruder oder Schwester teilte. Kein Wunder, daß sie als Erwachsene – sei es im Privatleben oder im Beruf – oft Angst davor hat, ein Risiko einzugehen.

Ihre Gefühle frieren ein. Sie weigert sich, verletzlich oder offen zu sein oder ihre Ängste und Fehler zuzugeben. Sie hält die Welt für einen feindlichen Ort und zieht sich hinter ihre enggezogenen Verteidigungslinien zurück.

Diese begrenzte Welt mag ihr als sicher erscheinen, doch zugleich ist es schwierig, es in der schweren Rüstung auszuhalten, mit der sie sich gewappnet hat. Aus Gründen, die so verschieden sind wie die Frauen selbst, beginnt sie eines Tages, nach neuen Wegen Ausschau zu halten, um ihre alten Probleme zu lösen und ihre kindliche Opferhaltung endlich zu überwinden. Viele sagen, der erste Schritt, der in die Praxis eines Therapeuten führe, sei der schwerste. Manche kostet es die größte Überwindung, zum erstenmal mit einem anderen Menschen über ihr Geheimnis zu sprechen. Für noch andere kommt dieser Augenblick, wenn sie in den Badezimmerspiegel schauen und sich zum erstenmal wirklich ansehen.

Ein Entwicklungsprozeß beginnt. Zum erstenmal fühlt sie wieder etwas. Sie flüstert das Gebet des Hesekiel: »Herr, nimm mir mein Herz aus Stein und gib mir ein Herz aus Fleisch.«[11] Und sie lernt die drei magischen Worte, die ihr ganzes Dasein verändern können, mit Leben zu erfüllen: »Versuch dein Glück!«

Der Fall Tracy

Trotz M. Scott Pecks skeptischen Hinweises, wie schwer es sei, als *Erwachsener* Grundvertrauen und ein Selbstwertgefühl aufzubauen, müssen ehemalige Inzestopfer sich genau darum bemühen. Und sie sind dabei ebenso erfinderisch in ihren Methoden, wie sie es als Kinder waren, als es ums Überleben ging.

Wir haben keine abstrakte Vorstellung davon, wie ein normaler Mensch zu sein hat. Mit so einem Konzept verhält es sich wie mit dem Begriff des Überlebens; wenn wir erst einmal anfangen,

Checklisten zum Normalitätsbegriff aufzustellen, landen wir sehr schnell bei einer engen und rigiden Definition, die nur auf sehr wenige Menschen zutrifft. Es gibt viele Arten des Überlebens. Wenn eine Frau Persönlichkeitsmerkmale aufweist, die zu ihrer Selbsterhaltung beitragen – darunter fällt der Mut, sich auf Gefühle einzulassen, und die Erkenntnis ihrer eigenen Stärken, ihres Werts –, dann kann sie mit gutem Recht als eine *Überlebende* bezeichnet werden.

An Tracys Fall läßt sich das sehr deutlich zeigen. Sie ist 27 Jahre alt, geschieden und heute lesbisch. Ihr Fall schien uns einer der schwerwiegendsten in bezug auf die Bereitschaft, sich selbst zu bestrafen und zu einem Opfer zu machen. Sie wurde in einem Glauben erzogen, der Tabak und Alkohol verdammt – trotzdem begann sie mit elf Jahren zu trinken, im selben Jahr nämlich, als ihr Onkel anfing, sie sexuell zu mißbrauchen. Mit 19 Jahren war sie eine hochgradige Alkoholikerin. »Damals haßte ich mich selbst«, meint sie heute.

Als Jugendliche wurde sie mehrfach straffällig und gewalttätig, und sie war noch keine 20, als sie in ein staatliches Krankenhaus eingewiesen wurde, weil sie sich die Pulsadern aufgeschnitten hatte. Ein Jahr später war sie aufgrund von Migräneanfällen wieder im Krankenhaus. Im darauffolgenden Jahr unternahm sie nicht nur mehrere Selbstmordversuche, sondern brachte sich selbst häufig Verletzungen bei. Im Krankenhaus wurde sie von einem Mitarbeiter in der Psychiatrie sexuell mißbraucht. Sie meldete den Vorfall und machte noch einen Selbstmordversuch.

Ihr Verhalten im Alter von 23 Jahren bezeichnet Tracy heute als »manisch«: »Ich wollte vollkommen sein. Ich wurde religiös, gab das Rauchen auf, fing an, das Haus zu putzen, hörte mit dem Trinken auf, begann zu joggen, wurde magersüchtig und arbeitete mit jungen Leuten innerhalb eines Rehabilitationsprogramms für Alkoholiker. Ich nahm ständig Abführmittel und fastete andauernd. Wenn ich mit dem Fasten aufhörte, hatte ich wieder Selbstmordgedanken.« Mit den Selbstbeschädigungen und den Krankenhausaufenthalten ging es so lange weiter, bis Tracy schließlich eine Therapeutin fand, die ihr helfen konnte.

Die Therapeutin machte ihr klar, daß sie sich mit ihrer Vergangenheit befassen müßte. »Ich kriegte es mit der Angst zu tun«, sagt Tracy. »Ich wußte, daß da irgendwo ein tiefes, dunkles Geheimnis war, aber ich wußte nicht, welches.« Der Inzest kam zutage: Mit 13 Jahren war sie von einem Vetter vergewaltigt worden, und ein acht Jahre älterer Onkel hatte jahrelang mit ihr Mundverkehr gehabt und sie an den Genitalien berührt.

»Ich hatte versucht, die vielen Symptome in den Griff zu bekommen«, sagt Tracy, »aber mir ging es erst besser, als ich schließlich dem Inzest ins Auge sah.« Da Inzestüberlebende als Erwachsene oft eine ganze Reihe von Symptomen zeigen, die auf eine Störung verweisen, kann es passieren, daß sie jahrelang »Symptome jagen« und sich dabei nie den Gefühlen stellen, die der Inzest in ihnen ausgelöst hat. Diese Gefühle zu verleugnen kann in der Kindheit zum Überleben beitragen, aber wer als Erwachsene dabei bleibt, kann darüber verrückt werden. Kinder haben nur wenige Wahlmöglichkeiten; Erwachsene sind sehr viel eher dazu imstande, sich die Wahrheit über sich selbst einzugestehen und daran zu glauben, daß eine Veränderung möglich ist.

Tracy sah schließlich der Wahrheit ins Auge. Als Kind hatte sie gemeint, sie habe keine andere Wahl: »Ich hatte das Gefühl, ich müßte es tun. Er war größer«, sagt sie und meint ihren Onkel. »Als Erwachsene habe ich gelernt, die Verantwortung für meine Handlungen zu übernehmen... Ich kann jetzt die Wirklichkeit akzeptieren. Heute finde ich es in Ordnung, wenn ich negative Gefühle habe.«

Als Kind hatte sie gelernt, niemandem zu trauen, am wenigsten sich selbst. »Ich wehrte mich nicht. Ich hörte auf, etwas zu fühlen. Damals half es. Aber diese Verhaltensweisen haben mich zugrunde gerichtet. Darum ging's auch bei den Verletzungen, die ich mir zufügte. Wenn ich heute etwas brauche, dann sage ich es. Ich habe keine Angst vor schlechten Gefühlen mehr. Ich lasse alles zu.«

Sie spricht von den positiven Veränderungen, die sie durchgemacht hat: »Ich lerne jetzt, daß ich anderen Menschen vertrauen, aber auch, daß ich sie nicht ändern kann. Das ist in Ordnung. Ich finde mich jetzt auch selbst besser, weil ich in meiner Selbsthilfegruppe anderen helfen kann, die sich auch selbst verletzen.« Tracy ist zu einer gefragten Expertin bei Problemen mit Autoaggressionen geworden. Ihre Qualifikation beruht auf ihren eigenen Erfahrungen. Sie hat den Mut gefunden, persönliche und berufliche Risiken einzugehen.

Gegen Männer ist sie allerdings noch immer voreingenommen. Sie sagt: »Von denen kriegst du nichts umsonst, du mußt alles bezahlen.« Als Lesbierin fühlt sie sich nicht von ihnen bedroht; auch auf beruflicher und sozialer Ebene kommt sie mit Männern zurecht, allerdings gibt es gelegentlich Komplikationen, die eine besondere Note haben, denn Tracy ist eine sehr attraktive Frau: »Männer sind wild auf mich. Aber ich kann nein sagen. Manche Frauen machen sich mit Absicht häßlich, weil sie nicht gelernt haben, nein zu sagen.«

Tracy hat sich dazu entschlossen, Männer aus ihrem Sexualleben herauszuhalten; sie kann es sich aber nicht leisten, sie aus ihrem Berufsleben auszugrenzen, und gibt sich dort mit ihnen so gut es geht ab. Sie weigert sich, vor der weitverbreiteten männlichen Überzeugung zu kapitulieren, daß alle attraktiven Frauen hinter den Männern her sind. Tracy lehnt es ab, sich weniger attraktiv zu machen, nur damit die Männer sie nicht beachten. Sie sieht nicht ein, daß körperliche Attraktivität und Gepflegtheit angeblich nur dazu da sind, um die Männer auf sich aufmerksam zu machen.

Der Fall Barbara

Barbara ist in der gleichen Welt aufgewachsen wie Tracy, und auch ihr erschien sie als feindseliger und gefährlicher Ort. Sie wählte aber einen ganz anderen Weg, um neues Vertrauen in sich aufzubauen. Sie wurde auf ganz besonders sadistische und perverse Weise mißbraucht (ausführlich geschildert in Kapitel 2). Um zu überleben, machte sie eine Persönlichkeitsspaltung durch.

Ein Relikt ihrer Inzesterfahrung war ihre Unfähigkeit, ein intimes Verhältnis mit einem Mann einzugehen, denn sie hatte die Erwartungen ihres Vaters so gründlich verinnerlicht, daß sie sein »Sohn« geworden war und viele männliche Verhaltensweisen angenommen hatte.

Ihre Mutter, die einiges, wenn auch nicht alles über den Mißbrauch wußte und nichts dagegen unternahm, konnte für sie kein positives, starkes Rollenvorbild sein. Ihr Vater hatte nach mehreren Töchtern auf einen Sohn gehofft, als Barbara geboren wurde. Barbara erfüllte unbewußt seine Erwartungen. »Ich mochte nichts, was feminin war«, erklärt sie. »Ich versuchte so männlich und draufgängerisch wie möglich zu sein, und mein Vater fand das toll.«

Die Machtlosigkeit der Mutter führte dazu, daß Barbara die Rolle der Frau als untergeordnet und schwach ansah. Es hatte auch einen praktischen Vorteil, daß sie die Anerkennung ihres Vaters zu gewinnen versuchte: Es war eine kluge Überlebenstaktik, sich diesem mächtigen Mann, der ihr Leben in seiner Hand hielt, gefällig zu erweisen.

Es war Barbara lange nicht bewußt, daß sie sich selbst total verrenkte, nur um dem Mann, der sie mißbrauchte, zu gefallen, und daß sie sich damit selbst daran hinderte, bestimmte gesellschaftliche Umgangsformen zu erlernen, die den Kontakt von Männern und Frauen in unserer Kultur erleichtern. Während sie zielstrebig ihre berufliche Karriere aufbaute, was im Wertsystem ihres Vaters ganz obenan rangierte, verdrängte sie fast völlig die Tatsache, daß sie auch sexuelle Gefühle hatte. »Ich wurde«, so drückt sie es heute aus, »ein Verstand auf Rädern.«

Wieder vertrauen lernen – das bedeutet, die Wunden zu heilen, die im Verhältnis von Vater, Mutter und Tochter geschlagen wurden. Barbara beschloß, bei sich selbst anzufangen; sie wollte lernen, sich selbst zu trauen.

Nach mehreren Selbstmordversuchen und Jahren der Verzweiflung traf sie endlich einen bewußten Entschluß zu überleben:

> Auch als der Mißbrauch aufgehört hatte, war ich ein Opfer geblieben, weil ich mich für wertlos hielt. Ich wurde das Opfer von Vergewaltigungsversuchen, und meine Chefs konnten mit mir machen, was sie wollten. Der Prozeß (in dem ich mich zur Überlebenden entwickelte)

hat lange gedauert. Erst als ich begann, mit mir selbst fürsorglich umzugehen, konnte sich eine Veränderung anbahnen. »Ich war jetzt lange genug Opfer«, habe ich mir gesagt. »Jetzt will ich besser auf mich aufpassen.« Heute ist mein Gang ganz anders, und mein Blick ist wacher. Ich habe viel mehr Spaß am Leben.

Nach mehreren Jahren Therapie konnte Barbara endlich mit ihrer Mutter über den Mißbrauch sprechen, und diese leugnete das Geschehen nicht. Barbara spürte, wie sie ihrer Mutter wieder näherkam, die sie früher nur als schwache, überlastete Hausfrau gesehen hatte, eine Pfarrersfrau, die zwar ständig nähte, kochte und putzte, aber zugleich ungerührt die Augen vor dem Schicksal ihrer Tochter verschloß.

Und dann verstarb Barbaras Mutter ganz unerwartet. Barbara saß noch an ihrem Sterbebett und sorgte liebevoll für sie; dabei verständigten sie sich mehr durch Blicke und Lächeln als durch Worte, denn die Mutter hatte ihre Stimme verloren. Barbara fühlte, daß ihre Mutter am Ende ihres Lebens dem Schmerz ihrer Tochter nicht länger auswich, sondern ihn tief bedauerte.

Auf ihrem gegenwärtigen Entwicklungsstand findet Barbara Männer anziehend und könnte sich eine Beziehung vorstellen. Woran sie immer wieder scheitert, ist ihr Mangel an weiblichen Verhaltensweisen; sie fühlt sich in Gegenwart eines Mannes nie wirklich wohl. Außerdem hat sie eine furchtbare Angst vor sexuellem Kontakt. Trotz allem gibt sie die Hoffnung nicht auf und ist entschlossen, soviel Vertrauen in sich aufzubauen, daß es sich schließlich auch auf Männer erstrecken kann. Was sie nach eigener Aussage bereits erreicht hat, ist das Vertrauen in sich selbst und in die Verläßlichkeit ihrer eigenen Wahrnehmungen. Sie glaubt außerdem, daß sie am Sterbebett ihrer Mutter einen Anfang gemacht hat, neues, ungekanntes Vertrauen zu Frauen zu entwickeln. Vor ihr liegen viele Risiken, Herausforderungen und möglicherweise auch Niederlagen, bis sie die warme, liebevolle Beziehung zu einem Mann, die ihr vorschwebt, finden kann.

Barbaras Angst vor Männern ist durchaus real, denn sie hatte als Kind keine positiven weiblichen Vorbilder und als junge Frau keine Übung darin, ungezwungen mit Männern umzugehen. »Ich kann es nicht länger als eine halbe Stunde auf einer Party aushalten«, bekennt sie. Auch fällt es ihr schwer, sich selbst Attraktivität zuzugestehen. Jahr für Jahr wurde sie immer dicker, ohne etwas dagegen zu tun – ein Problem, mit dem sie nicht allein dasteht. Auch viele andere übergewichtige Überlebende hören auf eine innere Stimme, die ihnen sagt: »Siehst du, die Leute lehnen dich nur ab, weil du so dick bist.« Ihr Übergewicht dient dazu, sich keine Gedanken darüber machen zu müssen, wie sie anderen Menschen näherkommen könnten, und es verhindert, daß sie sich mit dem Inzest auseinandersetzen, der diese Angst vor Nähe ja verursacht hat. Für Barbara war ihre Unförmigkeit wie eine Mauer, die sie um sich zog; sie wollte sich nicht dem Schmerz aussetzen, den das Eingeständnis, wie es in Wirklichkeit in ihr aussah, ausgelöst hätte. Heute ist sie dabei, diese Mauer einzureißen, indem sie abnimmt und sich kritisch betrachtet, um herauszufinden, was sie an sich ändern müßte.

Der Fall Marianna

Marianna dagegen sieht äußerst attraktiv aus – groß, schlank, dunkelhaarig mit auffallend blauen Augen und einer zarten Pfirsichhaut. Für sie sind die Männer ein Problem, weil sie sie regelrecht »umschwärmen«. Sie hat eine ganze Reihe von sexuellen Beziehungen hinter sich; ihr Vater hat sie jahrelang mißbraucht und sie dabei auch gezwungen, pornographische Bücher zu lesen und Bilder anzusehen, damit sie etwas »lernte«. »Am Ende war alles dabei, was man sich nur denken kann . . . Ich glaube, eine der schlimmsten Sachen war etwas, was mir erst kürzlich wieder eingefallen ist. Er brauchte eine Menge Pornographie. Dauernd bestellte er Filme und Bücher aus solchen Katalogen. Wenn ich abends ins Bett ging, wartete auf mich immer ein ›Geschenk‹, zwischen Matratze und Sprungfedern versteckt. Und dann sagte er: ›Also, das mußt du jetzt lesen.‹ «
Wie bereits im 2. Kapitel berichtet, schloß Marianna mit ihrem Vater ein Abkommen. Als Lohn für ihre sexuelle Willfährigkeit

würde er ihre Mutter und ihre Schwester in Ruhe lassen. Doch als Marianna 18 Jahre alt war, kam sie dazu, als ihr Vater ihre Mutter würgte; sie rief die Polizei und erreichte, daß ihr Vater das Haus verlassen mußte. Nachdem ihre Mutter erfahren hatte, daß er beide Töchter mißbraucht hatte, ließ sie sich zwei Jahre später von ihm scheiden. Marianna ging von zu Hause fort, besuchte eine Höhere Handelsschule und fand schnell einen Job.

Aber dann heiratete Marianna. Hingebungsvoll und von Dankbarkeit erfüllt, daß ihr Mann Verständnis für die emotionalen Schwierigkeiten, die sie durch den jahrelangen Inzest hatte, aufbrachte und sie akzeptierte, beschloß sie gleich zu Beginn ihrer Ehe, daß er nicht auf etwas verzichten sollte, was – ihrer Meinung nach – alle Männer brauchen: den Glauben, daß er seine Frau sexuell befriedigte.

Also täuschte sie ihm Orgasmen vor. Sie hat ihm erst kürzlich gestanden, daß sie gelogen hat. Bei unserem Interview sagte sie, daß sie wahrscheinlich nie Freude am Sex finden würde; es klang hoffnungslos, und sie weinte dabei. Sie würde alles darum geben, wenn ihr Mann bekommen könnte, was er sich wünscht. »Wenn wir miteinander schlafen, dann denke ich oft, was ist denn bloß so toll daran? Warum machen alle soviel Wesens davon? Ich liebe ihn, ich liebe ihn wirklich, aber ich möchte am liebsten nichts davon mitbekommen. Ich denke dabei lieber an etwas anderes, zum Beispiel, was ich am nächsten Tag zur Arbeit anziehe oder was ich morgen abend kochen soll.«

Marianna kann durchaus erspüren, was sie mit ihren Phantasien während des Beischlafs sagen will: Sie läßt sich selbst nur die Wahl zwischen der Pflicht, ihrem Mann im Bett einen Gefallen zu tun, und der Pflicht, am nächsten Tag eine gute Hausfrau zu sein; das bedeutet aber den totalen Verzicht auf jegliches eigene Vergnügen, zu dem sie vielleicht doch noch in der Lage wäre. Daß sie sich auf diese beiden Möglichkeiten beschränkt, gleicht ihrem Verhalten als Inzestopfer. Damals war sie hin- und hergerissen, weil sie sich einerseits dem Vater nicht ausliefern wollte und andererseits glaubte, sie müßte auf die Bedürfnisse ihres Vaters eingehen, um Mutter und Schwester zu schützen. Als sie schließlich mit ihm einen Pakt schloß, daß er ihrer Mutter nichts antun und ihre Schwester nicht mißbrauchen würde, wenn sie ihm zu Willen wäre, erkannte sie nicht, daß keine der beiden Möglichkeiten irgend etwas mit ihren eigenen Bedürfnissen zu tun hatte.

Marianna hat aus sich selbst eine Art Jeanne d'Arc gemacht, eine Dienerin, eine Märtyrerin der Pflichterfüllung – derselben Pflicht, nämlich sexuell willfährig zu sein, die ihr als mißbrauchtem Kind den einzigen Fluchtweg zu eröffnen schien. Als Kind befand sie sich in einer Zwangslage; sie mußte vor sich selbst leugnen, daß sie Gefühle oder Wünsche hatte, die unerfüllt blieben. Ihre Pflichten anderen gegenüber zu erfüllen war damals gleichbedeutend mit Überleben, war ein Ausweichen vor unerträglichen Gefühlen und zugleich eine Notwendigkeit, um die Familie zusammenzuhalten.

Aber inzwischen ist sie erwachsen und hat mehrere Möglichkeiten zur Auswahl. Doch noch immer mag sie sich nicht eingestehen, daß sie emotionale Bedürfnisse hat, die nicht befriedigt werden.

Inwiefern zeigt sich an Mariannas Situation ein Mangel an Vertrauen? Und was tut sie, um mehr Vertrauen zu gewinnen?

Um Lust zu empfinden und einen Orgasmus zu erleben, ist sehr viel Vertrauen nötig. Sexuelle Intimität bedeutet, sich hinzugeben, zu entspannen, sich einzubringen und sich gehenzulassen. Doch für einen Menschen, der Angst hat, seine Barrieren so weit abzubauen, daß er intime Nähe erleben kann, ist Sexualverkehr eine zutiefst beunruhigende Situation.

Als Marianna klein war, war sie nirgendwo sicher, nicht einmal in dem Bett, das sie mit ihrer Schwester teilte. Die einzige Sicherheit fand sie tief drinnen in sich selbst. Die inzestuöse Familie läßt nur wenige Abgrenzungen zu; das Opfer ist eine willkommene Beute für jeden. So ist das Kind gezwungen, sich in einen völlig abgelegenen Teil seines Selbst zurückzuziehen.

Bei der »reifen« Sexualität geht es darum, einen anderen Menschen in unseren innersten Bereich einzulassen. Doch wenn die kindlichen Abgrenzungsversuche derart vereitelt wurden, daß als letzte Sicherheit nur noch der Rückzug in eine Art von innerer

Wüstenoase blieb, dann ist es im Erwachsenenalter nicht ohne weiteres möglich, diese einzige Zuflucht wieder aufzugeben.
Wie wir hier immer wieder betonen, führt dieser Zustand jedoch zu einer gewaltsamen Verdrehung der Realität. Marianna hat es sehr schwer, sich selbst realistisch zu sehen. Meist befindet sie sich in ihrer Wüstenoase, wo ihr einziger Halt der winzige Wahrheitsfetzen ist, daß sie doch nicht ganz wertlos sei. Und will sie von dort aus anderen näherkommen, dann bietet sie ihnen an, sich für sie aufzuopfern.
Auch wenn sie noch so gut aussieht, bleibt bei Marianna die Unsicherheit bestehen, ob sie auch ein anziehender Mensch ist – ja, sie ist von dieser Frage geradezu besessen. Wenn ihr jemand sagt, daß sie schön ist, schämt sie sich. Wenn man ihr sagt, daß sie hübsch genug ist, um Fotomodell zu werden, hält sie das für eine Schmeichelei. Sie traut ihrem eigenen Urteil so wenig, daß sie schon bei einer Fotomodell-Agentur Fotos machen ließ, um sich selbst zu beweisen, daß sie überhaupt existiert.
Kürzlich hat sie an einem Kurs für Farbberatung nach Carole Jacksons Buch *Color Me Beautiful* teilgenommen, in der Hoffnung, daß sie dann attraktiver würde. Sie erzählt:

> Ich sah mir die anderen Kursteilnehmerinnen an, und alle waren dick und häßlich. Das war mir peinlich, denn ich wußte, daß ich besser aussah als sie. Die Kursleiterin nahm ausgerechnet mich als Modell, was mir noch unangenehmer war. Alle anderen hatten Jeans und Sweatshirts an, nur ich trug eine Seidenbluse. Ich fühlte mich einfach grauenhaft. Hinterher rutschte ich mit meinen hochhackigen Schneestiefeln auf dem vereisten Parkplatz aus, schlug mit dem Kopf auf und bekam einen riesigen blauen Fleck am Arm. Ich blieb einfach im Schnee liegen und dachte: »Ich wünschte, jemand käme vorbei und würde mich vergewaltigen und dieses wunderschöne Bild von mir zerstören.«

Mariannas Erlebnis läßt einige Deutungen zu, denen sie auch bereitwillig zustimmt. Zum einen ist für sie eine Vergewaltigung, also aufgezwungener Sex (der sich von ihrer Inzesterfahrung nur insofern unterscheidet, als diese sich über Jahre erstreckte, während eine Vergewaltigung meist nur ein einziges Mal vorkommt), etwas, das Schönheit zerstört. Ihrer Meinung nach vernichtet die sexuelle Begegnung also Schönheit und macht die Schönen häßlich. Kein Wunder, daß sie auch ehelichen Sex, den sie vom Verstand her als normal und wünschenswert ansieht, als destruktives und erniedrigendes Erlebnis empfindet. Sie hat zwar manchmal das Gefühl, daß an ihr etwas Gutes sein könnte, aber ein einziger sexueller Akt reißt diese Sicherheit wieder auf und bestätigt ihr auf eine tiefe, dunkle Weise, daß sie also doch in Wirklichkeit schlecht ist!

Ihr Mangel an Vertrauen zu anderen Menschen und insbesondere zu Männern entspringt dem Gefühl, daß jemand, der ihr sagt, daß sie attraktiv ist, in Wirklichkeit nur darauf aus ist, sie zu benutzen, insbesondere, wenn es ein Mann ist. Damit niemand sie ausnutzen kann, versucht Marianna zu leugnen, daß sie attraktiv ist. In der »Inzestbotschaft« ihrer Kindheit war der Satz »Du bist schön« gleichbedeutend mit »Ich will dich zu meinem eigenen Vergnügen benutzen«. Noch heute als Erwachsene hört Marianna diesen doppelten Sinn aus den Worten heraus, die ihr an sich ja nur Positives bedeuten sollen.

Marianna will ihr Vertrauen wiedergewinnen, indem sie es zuerst in ihrem Inneren aufbaut und indem sie es ablehnt, in einer Scheinwelt zu leben. Durch ihr Geständnis, daß sie ihrem Mann die Orgasmen nur vorgespielt hat, machte sie Schluß mit ihrer Lebenslüge und ließ die eigenen Gefühle wieder zu, auch wenn ihr nicht gefällt, was sie fühlt. So tun als ob ist eine Lüge; erst das Zulassen der problematischen Wahrheit macht eine Veränderung möglich.

Marianna überlegt derzeit, ob sie eine Karriere als Fotomodell anstreben soll. Die Fotografien, die ihr früher nur bewiesen, daß sie zumindest annehmbar aussah, überzeugen sie heute davon, daß sie wirklich schön genug ist, um als Fotomodell zu arbeiten. Sie sieht ihre Schönheit jetzt als etwas Positives an, das sie für sich nutzen will. Im Moment arbeitet sie als Sprechstundenhilfe und besucht Fortbildungskurse; sie will ihr Selbstwertgefühl festigen, indem sie sowohl ihre intellektuellen wie auch ihre sozialen Fähigkeiten übt.

Indem sie Risiken eingeht, baut Marianna ihr Selbstvertrauen wieder auf. Sie hofft, daß es eines Tages so stark ist, daß sie auch sexuelle Nähe genießen kann.

_____Der Fall Roberta

Roberta ist auf andere Art dabei, neues Vertrauen zu gewinnen. Nach mehreren entmutigenden Erlebnissen hat sie jetzt eine Therapeutin gefunden, bei der sie sich wohl fühlt. In der Therapie hat sie sich zu dem Versuch entschlossen, Vertrauen aufzubauen, und zwar folgendermaßen: Sie richtet ihr derzeitiges Leben als eine Abfolge von Aufgaben, denen sie gewachsen ist, ein; auf diese Weise will sie sich beweisen, daß sie etwas wert ist. Auch sie hat eine gewisse Hoffnung, eines Tages noch einen Schritt weiter zu gehen und Vertrauen auch in Freundschaften mit Frauen und in intimen Beziehungen mit Männern aufzubauen. Das allerdings liegt für sie noch in weiter Ferne.

Im Moment hat sie noch nicht einmal Freundinnen. Sie hat Angst, daß jemand, der sie näher kennenlernt, irgend etwas Abstoßendes an ihr entdecken könne. Wegen dieser Angst, nicht gemocht zu werden, wagt sie noch nicht, eine mögliche Zurückweisung zu riskieren, und beschränkt sich deshalb auf unverbindliche Bekanntschaften am Arbeitsplatz und in Abendschulkursen.

Eine Bekanntschaft mit Männern traut sie sich noch nicht zu. Der Grund, den sie dafür angibt, hört sich allerdings allzu simpel an: »Ich kann eben keinen Small talk machen«, sagt sie, »und warum sollte ich so tun, als ob ich gern mit Leuten zusammen bin, wenn es gar nicht stimmt?« Ihre einzigen sexuellen Erfahrungen hat sie mit ihrem Vater gemacht.

Daß sie Männern nicht traut, liegt in erster Linie daran, daß ihr Vater sie jahrelang regelmäßig zum Geschlechtsverkehr zwang, stumm, ohne ein Wort darüber zu verlieren. Mit Anfang 20 bemühte sie sich erstmalig um eine Therapie. Damals konnte sie nicht mehr schlafen, war ständig deprimiert und von Beruhigungstabletten abhängig. Sie hatte Angst vorm Einschlafen, weil sie oft träumte, daß ihr Vater auf ihr lag und sie zu ersticken drohte. Aber sie wachte auch häufig auf, weil sie ihr Bett naß gemacht hatte oder sexuell erregt war. Sie hatte ungeheure Schuldgefühle. Noch heute schämt sie sich bei dem Gedanken, daß sie früher sexuelle Lustgefühle gehabt haben könnte und diese noch immer im Traum erlebt. Was damals vor sich ging, findet sie heute auf der Verstandesebene so absolut abstoßend, daß sie lange Zeit überzeugt war, sie würde niemals mehr mit einem Mann schlafen wollen. Weil sie mit ihrem Vater sexuelle Erregung und Lust erlebt hat, hat sie diese »Schuld« in einen Gedanken umgeformt, der noch mehr seelischen Schaden anrichtet, nämlich die Vorstellung, daß ihr eine sexuelle Befriedigung nicht mehr zustehe, weil sie dieses Privileg in ihrer Kindheit mißbraucht habe. Sie hat außerdem Schuldgefühle, weil der Inzest bis weit in ihre College-Jahre andauerte und sie ihm nie ein Ende setzte, obwohl sie schon damals das Zerstörerische daran erkannt hatte. Ihr Schuldgefühl reicht aber schon weit zurück in die Jahre davor:

> Während meiner ganzen Oberschulzeit war ich nur etwa drei-, viermal mit einem Jungen verabredet, und jedesmal, wenn mich einer von zu Hause abholte, empfing mein Vater ihn in der Unterhose. Bis zum Schulabschluß fühlte ich mich nie wohl, wenn ich mit einem Mann allein war. Ich hatte damals und auch noch am College immer Angst vor einer Vergewaltigung. Meine Mutter hatte mir gesagt, daß ich keinesfalls schwanger werden dürfe. Jahrelang unternahm ich keinerlei Versuche, einen Mann näher kennenzulernen. Wenn ich doch mal mit einem in näheren Kontakt kam, geriet ich sofort in Panik, und zwar jedesmal. Wenn ich heute an früher denke, habe ich ein ganz starkes Gefühl . . ., daß ich die Sache hätte beenden sollen. Daß ich es so lange hinnahm, seelisch krank zu sein, macht mich heute besonders schuldbewußt – auch wenn ich damals das Gefühl hatte, es sei ganz normal, das alles durchzumachen.

Trotz aller therapeutischen Bemühungen hat Roberta ihre Schuldgefühle noch nicht bewältigt. Vom Kopf her kann sie zwar einsehen, daß es nicht ihre Schuld war, wenn ihr Körper auch gegen ihren Willen sexuell erregt reagierte. Sie weiß, daß ihre Reaktion wirklich völlig normal war; wenn der liebe Gott uns Augen zum Sehen und eine Nase zum Riechen gegeben hat, dann sind sicher auch unsere Genitalien nicht nur dazu gemacht, Kinder zu empfangen, sondern auch Lust zu empfinden. Und sie weiß auch, daß man ein junges Mädchen nicht für unkontrollierbare körperliche Reaktionen zur Verantwortung ziehen kann, und um so weniger, wenn ihr die sexuellen Handlungen aufgezwungen wurden.

Im Prinzip weiß Roberta dies alles. Aber von der abstrakten Erkenntnis ist es noch ein weiter Weg bis zu einer klaren inneren Überzeugung. Und zur Zeit fühlt sie sich schuldig, wie irrational das auch scheinen mag.

Doch in das Schuldgefühl mischen sich auch Zorn und Wut darüber, daß der Mißbrauch überhaupt geschehen konnte. Diesen Zorn läßt Roberta heute an den Männern aus. Dann beharrt sie darauf, daß sie niemals mit einem Mann schlafen könnte und daß sie niemals wieder einem Mann vertrauen würde.

Auch Frauen kann sie nicht trauen. Ihre Mutter wohnt über 3000 Kilometer weit weg, und diese Entfernung findet Roberta völlig in Ordnung, weil sie die lebenslange gefühlsmäßige Distanz zwischen ihnen versinnbildlicht. Ihre Mutter sei nicht nur schuldig, weil sie den Mißbrauch zugelassen habe, sondern sie sei auch schuld daran, daß Roberta keine Selbstachtung entwickeln konnte; denn sie habe ihr immer nur das Bild einer unterdrückten, mit Füßen getretenen Frau vermittelt. »Selbst wenn meine Mutter nicht gewußt hat, was sich da abspielte, hat sie mir jede Menge Gefühle vermacht, nämlich, wie mies es ist, eine Frau zu sein. Als meine Schwester geboren wurde, kam meine Mutter wutkreischend aus dem Kreißsaal, weil sie sich einen Jungen gewünscht hatte und die Mädchen, die sie schon hatte, nicht ausstehen konnte.«

Als Kind zog sich Roberta die meiste Zeit in einen Wandschrank zurück, wo sie las und Tagträumen nachhing. Als Erwachsene setzte sie dies Verhalten fast genauso fort. Roberta war Fürsorgerin auf einer Notfallstation im Krankenhaus, und nach dem Dienst tat sie eigentlich nichts außer schlafen. Wie wir oben bereits berichtet haben, schob sie allen anderen Lebensmöglichkeiten einen Riegel vor, indem sie nur Dienstkleidung und Nachthemden

trug und nur an der Imbißbude oder in der Kantine aß. »Ich weiß noch, wie ich oft um ein Uhr morgens ins Bett ging und liegenblieb, bis ich am nächsten Tag um halb vier wieder zur Arbeit mußte.« Sie wurde zur Gefangenen ihres eigenen Schlafzimmers, wohin sie sich beim geringsten Streß zurückzog.
Roberta ist noch als Fürsorgerin tätig, aber sie hat mit Pflegeberufen nichts mehr im Sinn; sie hat beschlossen, in Zukunft am Computer zu arbeiten. Neben ihrem Job geht sie jetzt auf eine Abendschule und freut sich sehr darüber, daß sie dort hervorragend abschneidet.
Wenn sie heute nervös oder gestreßt ist, macht sie einen Spaziergang um den Häuserblock. »Beim Studium habe ich jetzt ein paar Bekannte«, erzählt sie, »für die lohnt es sich, aus dem Bett zu steigen. Und die Kurse und die Hausaufgaben machen mir Spaß.«
Es ist durchaus möglich, daß Roberta sich niemals für ein Leben zu zweit entscheiden wird, sei es nun mit einem Mann oder einer Frau. Bei dem Gedanken an das Leben ihrer Eltern ist es ihr unvorstellbar, so etwas zu wiederholen. »Ich hab' ja gesehen, wie meine Mutter und mein Vater miteinander umgegangen sind. So wollte ich nie leben. Dabei waren sie auch nicht anders als die meisten Leute in unserer Gegend. Da gab's gar keine Wahl; eine Frau konnte nur heiraten und Kinder kriegen.«
Zur Zeit ist es Robertas einziges Ziel, ihr Selbstvertrauen weiterzuentwickeln und durch intellektuelle Leistungen und einen anspruchsvollen Beruf mehr Selbstachtung zu gewinnen. Die Welt, die ihr früher nur feindselig erschien, wird für sie allmählich zu einem Ort, an dem sie sich wohl fühlen könnte.

Der Fall Beth

Probleme mit dem Selbstvertrauen entspringen nicht nur der Vater-Mutter-Tochter-Triade. Eindringlich zeigt sich das an Beths Fall.
Beth stammt aus einer großen griechischen Familie, die ein enges Zusammengehörigkeitsgefühl verband. Als Kind lebte Beth in

einer Etagenwohnung in der Stadt. Ihr Großvater, ein Zimmermann, wohnte in derselben Straße; in einem Keller hatte er seine Werkstatt.

Beths Eltern hatten ein herzliches, liebevolles Verhältnis zueinander und zu ihrer Tochter. Wenn Beth Besuch von ihren Freundinnen bekam, sagten diese oft, was sie für nette Eltern hätte.

Beths Großvater wurde von der ganzen Familie geliebt. Bei den typischen großen Familienzusammenkünften drehte sich alles um ihn. Er war ja so witzig und lustig und warmherzig! Aber während der Woche, wenn nicht alle zusammen waren und Beth allein im Haus spielte, winkte ihr Großvater sie oft zu sich herein in die Werkstatt. Dann war es wieder soweit – sie mußte folgen und ihm zu Willen sein.

Das Streicheln und Betätscheln, das ihr so unangenehm war, begann, als sie noch ganz klein war, und hörte erst auf, als sie etwa zwölf war. Aber zu dieser Zeit hatten sich die Folgen der innerfamiliären Zwänge bereits auf sie ausgewirkt. All die Jahre stand ihr ständig vor Augen, wie sehr die Familie den Großvater schätzte. Alle fanden ihn einfach wunderbar. Ihre kindliche Folgerung war simpel: Es konnte also *nur an ihr* liegen, an ihrer Schlechtigkeit, daß er so schlimme Sachen mit ihr machte.

Als sie aus der Nähe des Großvaters wegzogen, konnte Beth sich nicht länger zusammennehmen. Ihre Zensuren fielen ab. Sie weinte andauernd, verschwieg die Ursache für ihren Kummer aber nur um so mehr – aus Angst, »daß die ganze Wahrheit in einem Schwall aus mir herausbrechen könnte und alle dann auf Großvater und mich böse wären«. Ihre Mutter war in großer Sorge. Ihr Vater konnte sich keinen Vers darauf machen, daß seine brave Tochter mit den guten Zensuren plötzlich total verändert war.

Als sie 15 Jahre alt war, kam ihr Freund bei einem Unfall um. Inzwischen hatte Beth gründlich gelernt, ihre wahren Gefühle zu unterdrücken. Da sie keinerlei Gefühlsregungen zeigen wollte, damit nicht womöglich ihr Unglück zutage käme, wurde sie stiller und stiller. Mit 16 unternahm sie einen Selbstmordversuch.

Als Erwachsene litt sie unter mangelnder Selbstachtung, hatte depressive Phasen, zeigte ein promiskuitives Sexualverhalten und

war bereits jahrelang alkohol- und tablettenabhängig. Dreimal löste sie eine Verlobung.
Allmählich verstärkte sich ihr Gefühl, daß etwas mit ihr nicht stimmen könnte, aber sie wußte nicht, was sie tun sollte, um es loszuwerden. Sie hatte Angst, darüber zu sprechen, was ihr Großvater mit ihr gemacht hatte, und zugleich war sie sich nicht sicher, ob die ganze Geschichte überhaupt wichtig war. »Ich fühlte keinen Konflikt. Ich hielt nur alle Gefühle unter Kontrolle und machte ein ›freundliches Gesicht‹. Heute setze ich mich mit meinen Gefühlen auseinander. Ich habe gute Freunde, die mich unterstützen, und eine Therapeutin, die mir hilft, mich zu öffnen. Ich habe ein starkes Bedürfnis, in meiner Gruppe über den Inzest zu reden ... Ich lerne jetzt so allmählich, offener zu sein.«
Beth ist selbständige ärztliche Beraterin. Ihr Beruf verlangt Selbstdisziplin und Verantwortungsbewußtsein. Sie hat sich von Alkohol und Drogen befreit; über ihre Verletzungen spricht sie sich in einer Inzest-Selbsthilfegruppe aus. Andererseits findet sie es manchmal auch unheimlich, ihren Gefühlen zu begegnen, und weicht davor zurück, weil sie sich vor negativen Gefühlen fürchtet. Auf sexuellem Gebiet ist sie gehemmt; sie hat bisher noch keine erfüllte Beziehung zu einem Mann herstellen können. Den Gedanken, ihrem Großvater zu vergeben, weist sie weit von sich. »Erst mal muß ich lernen, wie ich mir selbst vergeben kann«, sagt sie.
Beth ist auf dem besten Wege, Selbstvertrauen zu bekommen. Sie hat angefangen, sich selbst zu mögen, und sie muß lachen, als ihr einfällt, daß an ihrem Badezimmerspiegel eine »Liste meiner Vorzüge« klebt. Die soll sie immer wieder daran erinnern, daß sie etwas wert ist. Mit Courage und harter Arbeit wird sie es schaffen, daß sie auch an andere glauben kann.

——Vertrauen gewinnen verschiedene Inzestüberlebende auf ganz unterschiedliche Weise wieder. Manche lernen als erstes, sich selbst zu vertrauen und dann erst anderen. Roberta dagegen hat in ihrer Therapeutin einen Menschen gefunden, dem sie ver-

trauen konnte, bemühte sich als nächstes um Selbstvertrauen und macht heute die ersten Schritte hin zu neuen Freundschaften – auch wenn sie bezweifelt, daß sie das Leben jemals »leicht und locker«, wie es so schön heißt, nehmen kann.
Und das sollte sie auch nicht. Wer überleben will, muß lernen, ein Gleichgewicht zwischen Vertrauen und Mißtrauen zu halten; denn natürlich wäre es nicht klug, jedem zu vertrauen und zu glauben, die Welt wäre immer ein sicherer Ort. Das ist sie ja nicht. Aber ebensowenig ist es vernünftig, die Welt für feindselig und böse zu halten. Die Unterschiede erfassen zu können – das ist der entscheidende Punkt.
Die meisten Überlebenden mußten sich erst einmal hinsetzen und in Ruhe darüber nachdenken, was sie von der Welt halten. Fühlt sie sich wie ein feindlicher Ort an? War die Antwort ja, dann versetzten sie sich in die Welt ihrer Kindheit zurück, um herauszufinden, was sie zu dieser Ansicht gebracht haben könnte. Wahrscheinlich mußten sie entdecken, daß ihre Wahrnehmungen nicht völlig falsch waren. Die Welt war tatsächlich ein Garten voller Unkraut gewesen oder eine unheimliche Wildnis, in der hinter jedem Busch Schreckliches lauerte.
Keine von uns kann zurückgehen und den Garten vollkommen in Ordnung bringen, doch wir können damit anfangen, etwas von dem wuchernden Unkraut auszureißen, um einen besseren Überblick zu bekommen. Manchmal sehen wir nur das Schädliche und Schlechte und Böse. Aber wir können auch eine Pause einlegen und ein paar Rosenbüsche pflanzen. Schließlich können wir auch das Gute, Strahlende, Schöne erkennen und selbst ein Stückchen Gutes und Schönes hervorbringen.
Ein Gefühl des Vertrauens in die Welt und ihre Bewohner, ein Gefühl, daß die eigenen Wahrnehmungen verläßlich sind – beides entwickelt sich bei den Inzestüberlebenden nur langsam. Aber am Ende können sie akzeptieren, daß Menschen und Situationen sowohl ungefährlich wie auch gefährlich, sowohl vertrauenswürdig wie auch unsicher sein können, daß es aber in ihrer eigenen Macht steht, beides voneinander zu unterscheiden und dann eine vernünftige Wahl für sich selbst zu treffen.

Kapitel 5

Machtlosigkeit und Kontrolle

Als ich heranwuchs, hatte ich nirgendwo eine Zuflucht oder einen sicheren Schlupfwinkel. Hätte ich ein eigenes Zimmer gehabt, hätte ich mich dorthin zurückziehen, die Tür abschließen und mich wenigstens einen Augenblick sicher fühlen können. Doch unser Haus war klein, und es war schwer, dort irgendeine Ecke zu finden, wo ich allein sein konnte. Schon wenn ich am Küchentisch saß und meine Hausaufgaben machte, ließ mich die ganze Familie spüren, daß ich störte. Sie gingen um mich herum und murrten, daß ich immer »die Nase in die Bücher steckte« und meine Schulsachen auf dem ganzen Tisch herumlägen.

Nur die Schule war so etwas wie eine Freistatt, denn dort fühlte ich mich geborgen und war nicht in Gefahr, mißbraucht zu werden. Mich berührt es immer seltsam, wenn ich heute höre, wie sich Kinder und Jugendliche darüber beklagen, daß sie gezwungen werden, in die Schule zu gehen, und daß sie sich dort eingesperrt vorkämen. Ich fand die Schule großartig und hätte gern mein ganzes Leben dort verbracht, wenn ich ab und zu etwas zu essen vorgesetzt bekommen hätte. Aber es war nicht möglich, sich dort länger aufzuhalten; in den zwei Klassenzimmern der Grundschule blieb kein Kind zurück, sobald der Unterricht beendet war, es sei denn zur Strafe. Es wurde von uns erwartet, daß wir uns alle unverzüglich auf den Heimweg machten. Und zur Oberschule mußte ich 30 Kilometer weit mit dem Bus fahren und konnte nach Schulschluß nicht einmal wegen einer Orchesterprobe oder einer Versammlung dableiben; denn wenn der Bus weg war, hatte ich überhaupt keine Möglichkeit mehr, nach Hause zu kommen.

War ich wieder zu Hause, saß ich in der Falle. Meine Freundinnen wohnten über 30 Kilometer entfernt. In der Nähe gab es keine Nachbarn, kein Dorf oder Städtchen, wohin ich mich hätte flüchten können, falls ich überhaupt eine Möglichkeit dazu gehabt hätte. Wir wohnten eben richtig auf dem Land, abgeschnitten von allen Menschen und Orten, wo ein Kind in Not Zuflucht hätte finden können.

Ich konnte mich natürlich in mich selbst zurückziehen. In einer Ecke des Wohnzimmers stand ein Stuhl, ein grüner Armlehnstuhl, und dort saß ich mit untergeschlagenen Beinen und las, solange es die anderen duldeten. Ich las von fernen Ländern und von faszinierenden, weltgewandten Menschen. Bücher und Tagträume waren es, die mich aus meiner Umgebung forttrugen, in ihnen fand ich einen sicheren Hafen wie nirgendwo sonst. In meine Gedanken und Phantasievorstellungen einzudringen war noch niemandem gelungen.

Aber um den grünen Stuhl zog sich kein Zaun, und davor drohten keine »Zutritt verboten«-Schilder. Dieses Bild drängt sich mir heute unwillkürlich auf, wenn ich zurückblicke und betrachte, was mit mir geschah. Die Gegend, in der wir lebten, war nämlich ein bekanntes Jagd- und Angelrevier. Für das Wild war eine Jagdsaison festgesetzt, was bedeutete, daß Rehe und Elche nur wenige Wochen im Jahr legal gejagt werden konnten, ansonsten waren sie geschützt. Mich dagegen schützten weder offizielle Grenzlinien noch ein durch Tafeln ausgewiesenes Gehege. Für meinen Vater war die Jagd auf mich immer freigegeben, er konnte seine Übergriffe vollziehen und seine sexuellen Ansprüche erheben – wie auch immer, wo auch immer (ich hatte ja keinen eigenen Platz) und so ziemlich wann immer er wollte, wenn niemand in der Nähe war; und sogar dann noch, solange er mich nur in einer Ecke erwischte, wo uns die anderen nicht sehen konnten. Auch meine Mutter brauchte keine Schonzeiten zu respektieren, wenn sie mich zur Hausarbeit heranziehen wollte. Sie stellte sich vor den grünen Stuhl, den Besen in der Hand, und bedeutete mir wortlos, daß es Zeit war, die warme, sichere Höhle, die ich mir mit meinen Gedanken und meinem Buch gebaut hatte, zu verlassen.

Wenn es soweit war und die Jagdsaison für das Wild begann, zog die ganze Familie los. Meine Eltern, Vater wie Mutter, schossen jedes Jahr ihre Rehe und andere Tiere, und obwohl ich nie ein Gewehr anfaßte, wurde auch von mir erwartet, daß ich an den Jagdausflügen teilnahm. Das war Pflicht. Zahllose Male habe ich zugesehen, wie mein Vater auf ein ahnungsloses Tier anlegte, das still dastand oder lag und vom Äsen aufblickte. Ich sah zu, wie mein Vater sorgfältig auf den verwundbarsten Teil des Körpers zielte und dann den Abzug seines hochkalibrigen Gewehrs zog. Er war ein ausgezeichneter Schütze; das Tier fiel unweigerlich zu Boden oder wurde schnell zu Tode gehetzt. Mein Vater war ein gewissenhafter Jäger. Er ließ nie zu, daß ein verwundetes Tier sich fortschleppte und allein starb. Er verfolgte die Spur und tötete es, um es von seinem Leiden zu erlösen.

Ich erinnere mich, wie ich mit zögernden Schritten widerstrebend näher kam und in die sanften brechenden Augen des Tieres blickte. Dann sah ich zu, wie mein Vater ihm die Kehle durchschnitt, den Leib öffnete, es ausweidete, Leber und Herz in ein großes rotes Tuch wickelte und mir das Bündel reichte. Nun packte er das Tier an den Hinterbeinen und schleifte es über den Schnee; eine Spur aus Blut und Haaren blieb auf dem weißen Untergrund zurück.

Die Jagdpartien blieben nicht ohne Wirkung auf mich. Es gab kein Entrinnen. Mein Vater konnte einen Rehbock, der in weiter Entfernung über eine buschbestandene Lichtung lief, treffen. Er benutzte ein Zielfernrohr, mit dem er ein Tier in seinem Fadenkreuz festhalten und es dann treffen konnte, selbst wenn es so gut getarnt, klein und schnell wie ein Bock war. Was für eine Chance hätte ich gehabt, wenn er mich hätte vernichten wollen?

Meine Angst war groß. Und der Bezirk, den ich als mein Eigentum betrachtete, war winzig, und meine Macht, die schwachen Grenzen meiner Insel zu verteidigen, war gering. Meine Insel in der Wüste, meine Oase, das waren ein grüner Stuhl, ein Nachmittag unter einem Baum, über den die Wolken zogen, eine stille Schulbibliothek, wo am Ende doch immer die Glocke läutete und die Türen sich schlossen. Ich zog mich tief in mich selbst zurück, in

einen winzigen inneren Bereich, den ich mit einem gespannten kleinen Lächeln bewachte, das ich noch heute auf den Fotos von damals sehen kann.
Jahre später wurden mir Dinge und Zeichen lieb, die Besitz verdeutlichten: Löffel mit Initialen, gravierte Türklopfer aus Messing, Leinentücher mit Monogrammen, Exlibris mit der Inschrift »Dies Buch gehört ...«, die eine stille einsame Gestalt zeigen, die unter einem dicht belaubten Baum sitzt und liest. Als Kind hatte ich in die wenigen Bücher, die ich besaß, überall meinen Namen geschrieben, in sorgfältiger Schönschrift, wie um zu besiegeln, daß mir wenigstens etwas für immer und ewig gehören könnte.
Ich liebe Häuser mit vielen anheimelnden Zimmern; in jedem muß es einen Platz geben, wo man in Ruhe sitzen und ungestört lesen kann. Und ich habe heute ein Zimmer, das mir allein gehört, einen gemütlichen Raum mit vielen Bücherregalen und weich gepolsterten Sesseln, mit Gemälden und Fotos von Freunden, Buntstiftzeichnungen von Kindern, Spitzenvorhängen und Pflanzen auf dem Fensterbrett.
Und die Türen haben viele Schlösser. Ich gehörte nie zu denen, die sich nach der guten alten Zeit sehnen, als noch niemand seine Türen abschließen mußte. Ich fühle mich wohl, wenn ich weiß, daß an der Tür ein gutes Schloß ist und es drinnen sicher und schön und warm ist.

——In Kapitel 3 haben wir gesehen, daß die erwachsene Inzestüberlebende in Tränen ausbrechen muß, wenn ihr klar wird, daß ihre Kindheit für immer verloren ist. Sie hat natürlich ein Recht darauf, zornig und empört darüber zu sein, daß sie nie die zärtliche Fürsorge erfuhr, die jedes Kind von seinen Eltern erwarten darf und die ihr das nötige Selbstvertrauen für ihr späteres Leben verschafft hätte. Doch wer einen Inzest erlebt hat, sollte sich nicht allzulange damit aufhalten, auf gerechte Behandlung oder Vernunft zu pochen: Es bleibt nun einmal eine Tatsache, daß die Frau eben ohne alles, was anständig, vernünftig, lebenspendend und liebevoll hätte sein können, aufgewachsen ist.

Nachdem sie ihrer Wut Luft gemacht und sich der Wirklichkeit gestellt hat, wird sie begreifen, daß es jetzt an ihr ist, mit sich selbst fürsorglich umzugehen, also das selbst zu leisten, was ihr als Kind gefehlt hat.
Ebenso wichtig ist es für sie, immer daran zu denken, daß in dem Rollentausch in ihrer Kindheit ein Widerspruch verborgen war. Das Mädchen, das zur »kleinen Mutter« wurde, erhielt zwar ein erhebliches Stück der Verantwortung einer Erwachsenen, jedoch nicht den entsprechenden Machtzuwachs. Wenn ein Inzest in der Kindheit stattfindet, gehört immer die Erfahrung der Machtlosigkeit dazu. So einfach ist das – und so kompliziert. Das Mädchen hatte kaum eine andere Wahl, als sich den an sie gestellten Anforderungen zu fügen, egal, wie bedrückend und schwer diese waren.
In den ersten Jahren ihres Lebens haben *alle* Kinder nur geringe Wahlmöglichkeiten. Verantwortungsvolle Eltern werden immer versuchen, ihrem heranwachsenden Kind so viele Entscheidungen wie möglich zu überlassen, damit es lernt, mit Verantwortung umzugehen. Eine sinnvolle Erziehung hat zum Ziel, daß der junge Mensch seine eigenen Kräfte kennenlernt und weiß, was in seiner Macht steht und was nicht. Das liegt jedoch nicht im Interesse einer inzestuösen Familie. Beim Inzest geht es immer nur um Macht, die Macht des Täters über das Opfer; in solchen Familien werden alle anderen zugunsten des Täters entmachtet.
Beispielsweise steht es ja einem Vater, der seine sexuelle Befriedigung außerhalb der Ehe suchen will, in den meisten Fällen frei, das zu tun. Außereheliche Sexualkontakte sind weder so teuer noch so unerreichbar, daß er sie nicht ohne weiteres bekommen könnte. Doch *er trifft die Entscheidung*, sich die sexuelle Befriedigung bei einem unmündigen Kind zu holen – bei »seinem« Kind.
Es ist nicht wahrscheinlich, daß dem Täter bewußt ist, daß es ihm um mehr Macht geht; seine Gründe sind natürlich viel subtiler. Er führt Vernunftgründe an, beispielsweise: »Es wäre falsch, wenn ich das mit einer anderen machte; wenn es in der Familie bleibt, ist es in Ordnung.« Oder auch: »Ich bin älter und muß auf dich aufpassen. Es wäre nicht gut, wenn du das mit Leuten deines Alters machtest, die würden dir nur schaden. Ich dagegen weiß,

was ich tue, und ich habe dich lieb.« Der Täter übt Macht über einen völlig machtlosen Menschen aus und manipuliert dessen Gefühle, um seine eigenen Bedürfnisse zu befriedigen. Oft manipuliert er auch die übrigen Familienmitglieder, um sich deren Einverständnis zu sichern.

Grenzüberschreitungen

Wir müssen hier noch einmal deutlich machen, was bei dem Kind aus einer inzestuösen Familie in dieser Situation anders ist als bei anderen Kindern. Alle Kinder sind machtlos. Ein Kind zu sein bedeutet, daß einem gesagt wird, was man tun soll. Das schließt aber auch ein, daß das Kind sich gegen diese Zwänge auflehnt und rebelliert. Zu Anfang ihres Lebens haben Kinder nur geringe Kontrolle über ihren Körper. Die meisten Kinder werden von ihren Eltern dazu erzogen, schrittweise für ihren Körper und dann auch für ihr Denken und ihre Gefühle Verantwortung zu übernehmen. Als Erwachsene gehen sie mit ihrem Körper fürsorglich und respektvoll um. In der religiösen Vorstellung vom Körper als Tempel der Seele drückt sich anschaulich aus, worauf verantwortungsvolle Eltern abzielen – ein gesundes Selbstwertgefühl.
Beim Inzestopfer ist der Tempel zerstört worden. Die ursprüngliche körperliche Unversehrtheit ist aufgehoben; der Körper, den das Mädchen als sein ureigenstes Selbst empfindet, wird zum Hoheitsgebiet eines anderen, in das er ohne ihre Zustimmung eindringen kann. Wenn ein Kind seine »Einwilligung« dazu gibt, wird die eigentliche Bedeutung des Wortes fast in ihr Gegenteil verkehrt. Bestenfalls handelt es sich um den kläglichen Versuch, auch ein bißchen Macht zu bekommen, doch keinesfalls läßt sich das mit einer wirklichen Erlaubnis gleichsetzen, die ein Erwachsener freiwillig und ohne Zwang gibt. Die Wahrheit ist, daß das Kind von Beginn an gar nicht so viel Macht hat, um sich selbst zum Handelsobjekt zu machen. Der Täter wird in jedem Fall bekommen, was er will; wenn ein Kind sich auf einen Tauschhandel einläßt und dem Täter im Gegenzug für die sexuellen Gunstbezei-

gungen, zu denen es gezwungen wird, ein Versprechen abverlangt, kann es vielleicht einen winzigen Fetzen seiner Würde wiedererlangen. Doch der juristische Begriff der »Zustimmung nach Aufklärung« (informed consent) hat im Umfeld eines machtlosen Kindes und eines kriminellen Erwachsenen nichts zu suchen.

Wenn der Körper eines Mädchens ständig von einem anderen nach dessen Belieben geschändet wird, ist es für sie unmöglich, Abgrenzung zu lernen. Kinder grenzen sich beispielsweise ab, indem sie ihr Recht auf Geheimnisse durchsetzen. Alle Eltern kennen die Entwicklungsstufe, auf der an der Tür zum Kinderzimmer oder auf bestimmten Schubladen Schilder mit den Worten »Eintritt verboten« oder »Geheim – Fremde dürfen hier nicht ran« auftauchen; in dieser Phase sind auch abschließbare Tagebücher in Mode. Es ist natürlich – und wünschenswert –, daß ein Kind dieses Selbstgefühl entwickelt, daß es anderen Grenzen setzt und zu verstehen gibt: »Bis hierhin und nicht weiter. Was dahinter liegt, gehört nur mir.«

Wird dieser ganz normale Wunsch nach einem Eigenleben verletzt, hat das unvorhersehbare Auswirkungen auf die Inzestüberlebende. Nichts gehört ihr wirklich. Mit der Verletzung der äußeren Grenzen geht außerdem eine noch schlimmere und schwerwiegendere Verletzung einher: die Verletzung ihrer *Psyche*. Allmählich glaubt sie wirklich, daß sie völlig ohnmächtig ist, ganz gleich, ob es tatsächlich zutrifft oder nicht. Die Autoritätsfigur, die sich zum Beherrscher ihres kindlichen Körpers aufgeschwungen hatte, kann auch bis weit in ihr Erwachsenenalter ihre Gefühle beherrschen. Dieses Phänomen macht Partner oder Ehegatten von Überlebenden wie auch andere ihnen nahestehende Menschen oft ratlos. Den meisten Überlebenden wurde schon einmal vorgehalten: »Warum hast du das nur so lange zugelassen? Ich weiß wohl, daß es nicht deine Schuld war, doch warum hast du die Sache nicht einfach beendet?« Oder ein Ehemann beschwert sich vielleicht darüber, daß seine Frau noch immer, nach 20jähriger Ehe und obwohl der Täter schon lange tot ist, ihren Vater in ihrem Schlafzimmer vor sich sieht, wenn er mit ihr schläft. In dieser Situation kann ein Ehemann zornig werden und einen Groll auf seine Frau entwickeln, weil sie das Gespenst noch immer nicht los ist, und er kann einfach nicht begreifen, warum es nicht endlich verschwindet.

Wahrscheinlich steht auch die Inzestüberlebende selbst vor einem Rätsel und ist ebenso frustriert. Schließlich ist sie jetzt erwachsen, und die Ängste, von denen sie in ihrer Kindheit beherrscht wurde, entbehren inzwischen jeder Grundlage. Wir haben von zahlreichen Entwicklungen dieser Art gehört. Diana, 25, hatte einen guten Job, aber sie schaffte es einfach nicht, aus dem Haus auszuziehen, wo sie ihr Leben lang mißbraucht worden war. Marie, 27, konnte ihrem Verlobten nicht sagen, daß ihre beiden älteren Brüder sie ständig mißbraucht hatten; Scham- und Schuldgefühle überwältigten sie jedesmal. Viele Frauen berichten von dem fortgesetzten Einfluß ihrer Väter, auch nach deren Tod. Roberta glaubt, daß ihr Vater hören kann, was sie sagt, obwohl er tot ist. Carol erlebte, daß sie nicht über die Ungeheuerlichkeiten, die in ihrer Kindheit geschahen, schreiben konnte, ohne zugleich Angst zu haben, daß ihr verstorbener Vater sie dafür bestrafen oder sogar töten würde.

Diese Beispiele illustrieren eine Macht, eine reale Macht, die ganz anders ist als die rohe Autorität eines großen Erwachsenen über ein kleines Kind. Sie kann lebenslängliche Abhängigkeit von einer bloßen Vorstellung, Versklavtheit an einen Gebieter, der vielleicht gar nicht mehr am Leben ist, zur Folge haben. Wo liegt der Ursprung dieser unglaublichen Macht?

Das »Geheimnis« und seine Macht

Der Ursprung dieses Machtkampfs liegt in dem Geheimnis: Das Opfer wird in ein Geheimnis eingeweiht, und zugleich wird ihm gesagt, daß es nun die Macht habe, andere Menschen zu vernichten, wenn es das Geheimnis verriete. Dieses Geheimnis kann explodieren und zerstören; es ist, als ob man von dem Mädchen verlangen würde, unter ihrer Kleidung eine Handgranate zu verstecken. Bei einer Explosion würde sie selbst oder jemand, den sie liebte, vernichtet werden. Erst als Erwachsene kann die Frau erkennen, daß der Himmel doch wohl nicht eingestürzt wäre, wenn sie das Geheimnis verraten hätte, und daß all die unheilschwangeren Drohungen vielleicht gar nicht wahr geworden wären. Dann fühlt sie sich schuldig, daß sie nicht früher durchschaut hat, daß sie in die Irre geleitet und getäuscht wurde.

Aber auch hier zählt nur die *Vorstellung* des Kindes: *Damals war sie davon überzeugt, sie müsse das Geheimnis unbedingt für sich behalten.* Die Wirklichkeit der Erwachsenen ist eine Sache für sich. Die Vermischung dessen, was geschieht, mit dem, von dem sie glaubt, daß es geschieht, ist ein Beleg für den gestörten Wirklichkeitssinn, den die meisten Überlebenden seit ihrer inzestuösen Kindheit mitschleppen.

Auch in einer nicht-inzestuösen Familie können ähnliche falsche Vorstellungen über Macht auftreten. Ein gutes Beispiel dazu stammt aus der neuen und sehr umfassenden Literatur zum Thema Trauer. Wir wissen, daß kleine Kinder sich oft die Schuld geben, wenn ein Familienmitglied stirbt. Vielleicht war die kleine Susie nach einem Streit einmal so wütend auf Johnny, daß sie sich heimlich wünschte, er wäre tot; kommt Johnny einige Jahre später bei einem Verkehrsunfall ums Leben, ist Susie tief betroffen, weil sie glaubt, daß ihr Wunsch seinen Tod verursacht hat.

Verantwortungsvolle Eltern werden ihrem Kind versichern, daß es nicht die Macht hat, einen Menschen durch seinen bloßen Wunsch zu töten. Aber ein Vater, der sein Kind zum Inzest zwingt – also per definitionem bereits ein verantwortungsloser Vater –, unterstützt die kindliche Illusion über seine mögliche Macht, statt sie abzubauen – denn diese Illusion nützt ihm. So manche Überlebende hat ihren Vater sagen hören: »Sieh mal, was du angerichtet hast!«, wenn er ejakulierte. Oder er sagte, wenn er sie schlug: »Du hast es so gewollt; wenn du nicht so schlecht wärst, brauchte ich das hier nicht zu tun.« Das Mädchen bekommt den Eindruck, daß sie die Macht hat, ihn zu ihrem eigenen Mißbrauch zu zwingen, obwohl ihr unklar ist, worin diese Macht besteht oder wie sie wirkt. Hier wird die Grundlage für die Verdrehung ihrer Machtvorstellungen gelegt, die bei der Erwachsenen weiterwirkt und sie in solche Verwirrung stürzt.

Drohungen und Machtproben

Das Geheimnis ist eine mächtige Waffe, und der Täter benutzt es zur Einschüchterung des Kindes, damit es mit niemandem über seine Verletzungen spricht. Die Drohungen reichen von der brutalen Ankündigung, das Kind umzubringen, bis zu subtilen Gefühlsmanipulationen. Und die meisten Kinder nehmen solche Drohungen ernst. Häufig sagt man ihnen, daß ihre Mutter sterben muß, wenn sie etwas verraten, oder daß sie selbst getötet oder bestraft werden. Erlebt das Kind dann auch noch, wie ein Haustier getötet oder eine Lieblingspuppe kaputtgemacht wird (oder, wie im Falle der Mitautorin dieses Buchs, daß auf der Jagd Tiere getötet werden), nährt das seine Angst, daß es selbst oder die Menschen, die es liebt, verletzt oder sogar vernichtet werden könnten, wenn es etwas verrät. Nicht alle Drohungen sind so brutal; manche sind subtil. Viele Väter beziehen ihr Kind in körperliche Aktivitäten ein, die ihm vor Augen führen, wie schwach es ist. Lillians Vater zum Beispiel war ein muskulöser, starker Mann, der mit seinen Kindern oft Sachen wie Fingerhakeln machte. Ab und zu ließ er sie gewinnen, so daß sie nicht die Lust daran verloren, aber Sinn dieser Machtproben war, ihnen immer wieder zu demonstrieren, daß er ihnen körperlich überlegen war. Kitzeln (aber nicht die zärtliche Variante, die Kindern Spaß macht) ist eine Taktik, die nicht nur wegen ihrer erotischen Implikationen häufig angewendet wird; auch hier geht es darum, Macht zu demonstrieren. Georgia wurde von ihrem Vater häufig zu »Kitzelkämpfchen« gezwungen, die jedesmal damit endeten, daß er auf ihr lag und sie an Stellen kitzelte, wo es ihr unangenehm und peinlich war. Daß sie den »Spaß« von sich aus beenden konnte, war in den Spielregeln nicht vorgesehen. Rückenmassagen können denselben Effekt haben: Von der Aufforderung, Papa den

Rücken zu massieren, berichten viele Inzestüberlebende, wenn auch mit unterschiedlichen Details. Viele wurden selbst dann dazu aufgefordert, wenn die Mutter in der Nähe war. Auch ohne sexuelle Untertöne ist so eine Gefälligkeit problematisch, denn unterschwellig ist damit beabsichtigt, daß das Kind sich als Dienerin sieht, die tun muß, was ihr aufgetragen wird, sonst . . .

Weiterhin wird die Macht des Täters durch verbale Drohungen unterstrichen, die ohne körperliche Brutalität oder die Zurschaustellung von Macht auskommen. Es geht dabei um Manipulationen ihrer Gefühle. Am Anfang steht jedesmal derselbe Satz: *»Wenn du verrätst, was wir tun . . .«*:

– »dann brichst du deiner Mutter das Herz« oder »dann bekommt deine Mutter einen Nervenzusammenbruch und muß in eine Anstalt«;
– »dann komme ich ins Gefängnis – und wer soll dann die Familie ernähren?«;
– »dann wird dir doch keiner glauben« (und dahinter steht »Du bist nur ein Kind, ich aber bin schließlich Richter, Sozialarbeiter, Polizist, Pastor« – in all diesen Berufen finden sich Täter);
– »dann zerstörst du die Familie«.

Diese Drohungen treten so häufig auf, daß fast jedes Inzestopfer eine Fortsetzung des Satzanfangs parat hat.

Demütigung

Andere Frauen erinnern sich nicht nur an verbale Drohungen, sondern an Demütigungen, Einschüchterungen oder Tätlichkeiten, die die Macht des Täters noch unterstrichen. Viele Mädchen mußten *beides* erdulden, physische Mißhandlungen wie auch sexuellen Mißbrauch; und das vor dem Hintergrund schwerer emotionaler Qual. Sie wurden geohrfeigt, geschlagen und verprügelt; sie wurden sexuell mißbraucht; und darüber hinaus wurde dafür gesorgt, daß sie sich die ganze Zeit selbst die Schuld dafür gaben und sich schämten. Erwachsene sollten sich einmal vorstellen, wie empört und gedemütigt sie reagieren würden, wenn ein naher

Verwandter ihnen auch nur eine Ohrfeige gäbe; dann würden sie eine ferne Ahnung davon bekommen, wie verheerend die Last aus Scham, Schuld und Verletztheit ist, die das Inzestopfer in ihr Erwachsenenleben mit hinübernimmt.

Die Unterwerfung des Kindes geschieht häufig durch Beschämung und Demütigung. Der 14jährigen Lillian war es anfangs nur peinlich, daß ihr Vater keine Hemmungen hatte, ins Badezimmer zu kommen, wenn sie in der Wanne lag; aber sie war tief gedemütigt, als er in der Tür stehenblieb und höhnisch sagte: »Bildest du dir etwa ein, du hast was, was ich noch nie gesehen habe?« Rhonda und ihre Schwestern fühlten sich von ihrem Vater gedemütigt, weil er in Unterhosen im Wohnzimmer herumging, während die übrige Familie angezogen war; während er herumstolzierte, fragte er sie über ihre Freunde aus und machte sich über sie lustig. Rebeccas Vater erlaubte ihr nicht, irgend jemanden mit nach Hause zu bringen. Stand eine Bekannte vor der Tür, kehrte er ihr den Rücken zu und murmelte Schimpfwörter vor sich hin. Rebecca war tief gekränkt über das rüde Verhalten ihres Vaters und traf sich nur noch außerhalb des Hauses mit ihren Freundinnen.

In vielen Fällen wird es zum »Familienspiel«, das Opfer zu demütigen. In einer gestörten Familie schließen sich alle mit Hohn und Spott gegen das Inzestopfer zusammen; es wird zum Sündenbock gemacht, zu etwas, »was auf den Müll gehört«. Suzanne war Klassenbeste und eine gute Sportlerin; es war nicht leicht, etwas an ihr zu kritisieren. So verfiel die Familie schließlich darauf, sich über ihre Figur lustig zu machen, und alle spielten immer wieder auf ihre »Storchenbeine« und ihre großen Füße an. Cecilys Vater war Therapeut. Trotzdem durfte ihr Bruder sie unbarmherzig hänseln; zum Beispiel nahm er ihr beim Essen den Teller weg und sagte »Schwein« zu ihr. Der Bruder galt als »verhaltensgestört« und war deswegen in Therapie, während Cecily, trotz der vielen Symptome, die der Inzest mit ihrem Vater bei ihr hervorrief, nicht behandelt wurde. Im Gegenteil, man sagte ihr, daß sie den Bruder zu seinen Quälereien anstiftete.

Wenn ein Mädchen derart zum Sündenbock der Familie gestempelt wird, trägt die schlimme Behandlung durch die anderen noch dazu bei, ihre Ohnmachtsgefühle zu verstärken. Der Täter hat die Macht, sie körperlich zu bedrohen und emotional zu manipulieren; die Familie insgesamt hat die Macht, sie zum Sündenbock zu machen. Sie ist ganz auf sich allein gestellt und zugleich im Besitz des übermächtigen Geheimnisses, von dem sie annehmen muß, daß es sie und die anderen vernichtet, wenn sie es verrät. Kein Wunder, daß die meisten Inzestopfer inmitten von so viel Konfusion und Verzweiflung an Selbstmord denken.

Stigmatisierung und Schuldgefühle bei den Erwachsenen

Diese Verzweiflung wird bei der Erwachsenen noch durch Schuldgefühle verstärkt. Wenn der Überlebenden schließlich bewußt wird, was ihr als Kind angetan wurde, sieht sie ganz deutlich, wie schlecht man mit ihr umgegangen ist. Sie wurde als minderwertig bezeichnet und schlecht behandelt; ihr wurden noch schlimmere Mißhandlungen angedroht, falls sie etwas verriete; sie wurde gezwungen, sich einer Sache zu unterwerfen, bei der sie nicht mitmachen wollte. »Warum?« fragt sie sich selbst. »Warum habe ich das ertragen? Ich muß verrückt gewesen sein.«
Als Erwachsene kann es ihr passieren, daß ihr Gefühl des Ausgestoßenseins noch zunimmt – wenn nämlich ihre Umwelt erfährt, daß sie ein Inzestopfer war. Diese Stigmatisierung ist ein weitverbreitetes und gravierendes Merkmal unserer Kultur, das wahrscheinlich seinen Ursprung in der Verdrängung hat. Die Menschen wollen den sexuellen Kindesmißbrauch einfach nicht wahrhaben und leugnen deshalb seine Existenz; und wenn ihnen eine erwachsene Frau versichert, daß er doch geschehen ist, dann bezweifeln viele, daß es sich bei ihr um einen gesunden oder »normalen« Menschen handelt. Viele Überlebende verschweigen den Inzest, weil die Menschen – sogar Menschen, die sie lieben – wahrscheinlich sagen würden: »Mein Gott! Wenn du so was erlebt hast, dann mußt du doch ein Wrack sein! Wie hast du es überhaupt fertiggebracht, danach weiterzuleben?« Überlebende

werden in weiten Kreisen geächtet oder als abnorm abgestempelt, selbst von wohlwollenden Zuhörern.
Sogar Angehörige der therapeutischen Berufe können Überlebende an den Pranger stellen. Lillians erster Psychiater war Freudianer. Als sie nach 18 Monaten Therapie begann, über den Inzest zu sprechen, machte er ihr behutsam klar, daß sie natürlich eines Tages die Tatsache akzeptieren müsse, daß sie ihren Vater sexuell begehrt habe. Sein striktes Festhalten am Ödipuskomplex (dem sexuellen Verlangen des Kindes nach dem gegengeschlechtlichen Elternteil) machte nicht nur den Analytiker blind; es verstärkte auch, was Lillians Vater immer gesagt hatte: »Siehst du, du hast es selber so gewollt.« So wurde Lillian zweifach gebrandmarkt, weil zwei Autoritätspersonen ihr gesagt hatten, daß sie schuldig sei.
Auch Vertreter der Kirchen haben oft die »Schuld« des Opfers noch bestätigt. Das Opfer wird nicht nur aufgefordert, dem Täter zu vergeben, sondern möglicherweise auch dazu, seinen eigenen Anteil an der Tat herauszufinden, also wie es zu der »Sünde« beigetragen habe. Eine katholische Überlebende beichtete als 18jährige einem Priester, daß ihr Vater mit ihr schliefe. Der Priester dachte eine Weile nach, dann sagte er beruhigend: »Wenigstens bleibt es in der Familie.« Durch die Zunahme an Informationen über den Inzest wird wohl auch die Kirche eines Tages die Bedürfnisse der Überlebenden verstehen lernen; doch unsere Fallstudien zeigen, daß in der Vergangenheit Geistliche eher dazu beigetragen haben, das Opfer zu ächten als es zu heilen.
Wenn die Überlebende beginnt, ihre damaligen Motive in Frage zu stellen, und wenn sie darüber hinaus von Menschen, die sie selbst respektiert oder liebt, geächtet wird, dann wird ihr Schuldgefühl übermächtig. Denn vielleicht glaubt sie immer noch, daß ihr die damaligen Vorwürfe zu Recht gemacht wurden. Wenn es wahr ist, daß sie die Familie hätte zerstören können, dann fragt sie sich, warum sie nicht genau das getan hat. Hätte sie geredet und ihre Verletzung preisgegeben, hätte sie sich doch retten können. Sie fragt sich immer öfter, ob sie verrückt ist.
Aber wenn eine Überlebende glaubt, sie hätte als Kind Macht gehabt und hätte damals für den Inzest zur Verantwortung gezo-

gen werden können, dann denkt sie weder rational noch realistisch. Trotzdem meinen noch immer viele Frauen, daß sie »es selber so gewollt haben«. Eine Überzeugung, die von einer Gesellschaft noch verstärkt wird, die bis vor einigen Jahren noch der Meinung war, daß auch die Opfer von Vergewaltigungen »es ja selbst herausgefordert haben«. Auch bei einer Erwachsenen kann die Botschaft »Du mußt es selber so gewollt haben« noch auf fruchtbaren Boden fallen.

Denn sie hat ja schon als Heranwachsende geglaubt, sie trüge die Verantwortung für den Inzest und sie sei schuldig, weil sie ihre Macht nicht genutzt habe, ihn zu beenden. Es ist deshalb nicht verwunderlich, daß Macht und Kontrolle für sie zu kritischen Punkten werden. Wenn einem machtlosen Kind gesagt wurde, es sei mächtig, wird es sicher verworrene Vorstellungen über Macht entwickeln. Wenn einem Kind gesagt wurde, daß seine Gefühle falsch oder unwichtig seien, wird die erwachsene Frau nicht über gesunde, gesicherte Möglichkeiten verfügen, Gefühle auszudrükken oder sich überhaupt in ihren Gefühlen auszukennen. Wenn einem Kind nahegelegt wird, die Verantwortung für etwas zu übernehmen, für das es gar nicht verantwortlich war, ist es wahrscheinlich, daß die Frau später bei allem, was sie tut oder unterläßt, Schuldgefühle hat. Und wenn einer erwachsenen Frau diese Botschaften aus ihrer Kindheit noch einmal bestätigt werden, wird sie sehr wahrscheinlich abwehrend, zornig, gehemmt, gereizt, manipulativ und depressiv werden.

Marie ist eine Frau in den Dreißigern, attraktiv und tüchtig, doch irgend etwas an ihrer Art läßt die Leute zurückschrecken. Ob sie geht, steht oder redet, es ist immer etwas zugleich Herausforderndes und Gekränktes in ihrer Haltung. Das hat mehrfach dazu geführt, daß sie ihren Job verlor; doch darauf angesprochen, gibt sie nur trotzig zurück: »Ich lasse mir von niemandem sagen, wie ich mein Leben leben soll.«

Maries Lebensgeschichte erklärt ihr hochfahrendes Gehabe. Als sie sechs oder acht Jahre alt war, sagte ihr damals 16jähriger Bruder zu ihr, er wolle ein »wissenschaftliches Experiment« durchführen. Mit diesem Spruch gelang es ihm jahrelang, sie zum

Mitmachen zu überreden, bis sich sogar noch ein weiterer älterer Bruder daran beteiligte. Als Marie schließlich begriff, daß es sich nicht um ein wissenschaftliches Experiment, sondern um sexuellen Mißbrauch handelte, fühlte sie sich gedemütigt, daß sie so dumm gewesen sein konnte. Außerdem hatte sie Schuldgefühle, weil es so aussah, als hätte sie die Sache gutgeheißen und wäre also mitverantwortlich. Sie glaubte damals, nie im Leben darüber sprechen zu können, was für ihre Brüder natürlich sehr vorteilhaft war.

Sie wuchs heran, ohne das Geheimnis zu verraten. Der tiefsitzende Stachel ihres Ohnmachtsgefühls führte dazu, daß sie als Erwachsene trotzig und defensiv wurde. Marie landete häufig in Situationen, wo sie sich wieder in die Rolle des Opfers drängen ließ. Hinterher wurde sie wütend auf sich selbst, weil sie das zugelassen hatte, und reagierte mit noch mehr Trotz: »So, wie ich das Leben sehe, ist es voll von Leuten, die mich betrügen, mir Angst einjagen oder mich verlassen. Die sperren mich in einen Irrgarten, aus dem ich nicht herausfinde, und zwingen mich Sachen zu machen, die ich nicht will.«

Sie schaffte es nicht einmal ansatzweise, ihren Körper abzugrenzen, also ungebetene Annäherungsversuche abzuwehren oder zu Dingen, die ihr weh taten, nein zu sagen. In ihrem Kopf ist eine Sperre, die es ihr unmöglich macht, sich zu wehren; denn täte sie es, käme »das Geheimnis« heraus; wie nach einer Gehirnwäsche glaubt sie immer noch, daß ein Verrat zur Folge hätte, daß jemand anders leiden müsse oder sie selbst womöglich umgebracht würde.

Es ist kein Wunder, daß erwachsene Inzestüberlebende oft verwirrt sind, wenn es um Macht und Kontrolle geht. Bei vielen äußern sich diese Probleme in dem Bedürfnis, über jeden Aspekt ihres Lebens strikte Kontrolle auszuüben. Sie machen sich zu »Superfrauen«, die sich am Ende doch immer wieder betrogen fühlen. Andere können sich gar nicht vorstellen, daß sie selbst auf ihr Schicksal in der Welt der Erwachsenen Einfluß nehmen können; sie bleiben passiv und gelähmt, wo Entscheidungen und Handlungen gefragt sind.

Es ist auffällig, daß so viele der Frauen, mit denen wir sprachen, in der Fürsorge für andere tätig sind: als Sozialarbeiterinnen, Krankenschwestern, Lehrerinnen, Ärztinnen. Einige der Überlebenden gingen in helfende Berufe, weil sie versuchen wollten, die Welt zu verändern und bei der Vertreibung von Schmerz und Leid eine aktive Rolle zu spielen. Ihr Anliegen ehrt sie; es ist aber auch frustierend für sie, denn Schmerz und Leid lassen sich nicht so leicht beseitigen oder auch nur lindern.

Natürlich versucht nicht jede Frau, ihr eigenes Leben unter Kontrolle zu bekommen, indem sie sich um andere kümmert. Jede Frau reagiert auf die Geschichte ihres sexuellen Mißbrauchs auf ihre eigene kreative Art, und diese steht meist in direktem Zusammenhang mit dem, was in ihrer Kindheit geschah. Doch auch hier sehen wir wieder, wie erwachsene Inzestüberlebende mutig den Kampf gegen außerordentliche Widerstände aufnehmen, mit dem Ziel, ihr Leben in Ordnung zu bringen und wenigstens teilweise unter Kontrolle zu bekommen. Bevor wir dazu Fallbeispiele geben, müssen wir erst noch einige der möglichen Reaktionen von Frauen auf ihre in der Kindheit erlebte Ohnmacht untersuchen.

Kontrolle durch Perfektionismus

Viele Inzestüberlebende werden als Erwachsene zu Perfektionistinnen. Sie haben das Bedürfnis, alles, was geschieht und sie umgibt, so im Griff zu haben, daß es »tipptopp« ist; dadurch stellen sie die Menschen in ihrer Umgebung vor erhebliche Probleme. Ihr Kontrollzwang erstreckt sich auch auf das, was die anderen von ihnen denken, möglicherweise um sich selbst davon zu überzeugen, daß sie Achtung und Liebe verdienen. Oft stellen sie an sich selbst unerreichbar hohe Anforderungen, um zu beweisen, daß sie einen Wert haben.

Vielleicht ist es gerade für die Inzestüberlebenden aus den letzten 20 Jahren ein Unglück, daß wir in einer Ära der »modernen Superfrau« leben. Als in den sechziger Jahren der neue Feminismus Amerika im Sturm eroberte, folgte darauf eine »Du-kannstes-alles-haben«-Philosophie, die sich insbesondere auf leistungsbewußte Frauen auswirkte. Eine dieser indischen Göttinnen mit den vielen Armen wäre vielleicht der passende symbolische Ausdruck für diese Welle. Eine Superfrau ist wie eine Göttin mit acht Armen, die alle zugleich beschäftigt sind: einer trägt den Aktenkoffer, einer saugt den Teppich, einer hält das Baby, der nächste ein Buch, während die übrigen dabei sind, die Sauce für das Cordon bleu anzurühren, die Rosen zu schneiden und den Ehemann oder Liebhaber zum Orgasmus zu bringen.

Eine Frau, die zufällig auch noch eine Inzestüberlebende ist, paßt gut in dieses verrückte Bild. Ihr ist jede Sache recht, bei der sie zeigen kann, daß sie etwas wert ist. Und sie hat ein unstillbares Bedürfnis, immer wieder zu betonen, daß sie *genug Macht hat*, um so vieles so toll zu schaffen. Sie braucht den Erfolg, wieder und wieder, auf jedem Gebiet, als Beweis dafür, daß sie gut ist.

Die perfektionistische Tour ist jedoch ein besonders anstrengender Weg zur Selbstvernichtung, denn alle Erfolge dieser Welt werden diese Frau nicht davon überzeugen können, daß sie gut und wertvoll ist, solange sie nicht selbst daran glaubt. Ihre Triumphe können sich sogar zu einer dicken Mauer aufbauen, die sie mehr und mehr umgibt und schließlich kein Licht mehr hereinläßt. Während sie ständig schafft, und immer mit Erfolg, wird ihr vielleicht bewußt, daß die Menschen sie nicht aufgrund ihres wahren Selbst lieben und schätzen. Dieses wahre Selbst, das in der Kindheit enttäuscht wurde, weil es so geringe Verteidigungsmöglichkeiten hatte, ist in Wirklichkeit vielleicht eine schwache, zögernde Person. All ihre Leistungen und Erfolge mögen sich wie eine hohe Mauer anfühlen, doch je höher sie wird, desto mehr Angst hat sie, sie einzureißen; denn dahinter fühlt sie sich klein und schwach. Je höher die Fassade wird, die sie aufbaut, um so mehr Fassade muß sie aufrechterhalten.

Selbst wenn sie da drinnen vor Angst zittert, wirkt sie von außen betrachtet selbstgefällig, sogar aggressiv. Immer ausgeprägter ist sie von ihren wahren Gefühlen abgeschnitten. Ein deutliches Anzeichen ihrer Ohnmachtsgefühle ist ihre Unfähigkeit, diese Gefühle auszudrücken. Als Kind machte das Inzestopfer aus sich eine Festung, und am häufigsten verteidigte es sich, indem es seine wahren Gefühle hinter den Mauern einschloß. Wurde ein Gefühl bedrohlich, ließ das Mädchen es nicht an sich heran. Es setzte lieber noch ein paar Zinnen auf die Mauern, errichtete einen weiteren Verteidigungswall, alles, um ja keinen Schmerz zu spüren.

Die Frau wird von diesen Verteidigungsschritten gegen ihre Gefühle ständig in Atem gehalten, insbesondere, wenn sie sich mit den Superfrau-Aktivitäten verbinden. Nicht nur, daß sie alles gut machen will; sie darf auch keine Gefühle zeigen, wenn etwas schiefgeht – keinen Zorn darüber, daß sie so viel zu tun hat, keinen Ärger, daß sie diese verrückten Erwartungen für normal hält, keine Erschöpfung, daß sie dazu noch alles gut machen muß. Und am Ende ist sie nicht einmal imstande, stolz oder auch nur mit sich zufrieden zu sein, daß sie alles so gut schafft; denn immer lauern im Hintergrund dieses nicht zu vertreibende quälende Gefühl, daß sie alles noch besser machen könnte, und das beklemmende Wissen, daß sie immer weiter in dieser Tretmühle bleiben und ihre Spitzenleistungen ständig wiederholen muß, um zu beglaubigen, daß sie wirklich existiert.

Die Erfahrung dieser aufgestauten Gefühle führt häufig in das Zimmer einer Therapeutin, wo die Überlebende endlich ihre seelischen Qualen, ihr Minderwertigkeitsgefühl und oft auch ihre totale Erschöpfung herauslassen kann. Denn all diese Elemente an ihrem Platz zu halten ist harte Arbeit. Wir haben festgestellt, daß diese Frauen häufig in ihrer Therapie hervorragende Fortschritte machen; denn sie wissen, wie hart man arbeiten muß, um ein Ziel zu erreichen. Hier können sie endlich lernen, mit ihrem wahren Selbst, dem kleinen, vielleicht sehr zarten und verletzlichen Selbst, das hinter der scheinbar so kompetenten Fassade lag, fürsorglich umzugehen.

Das starke Bedürfnis, die Umwelt zu kontrollieren oder zu manipulieren, das Folge der in der Kindheit erlebten Machtlosigkeit ist, zeigt sich auch an Eßstörungen und verwandten Problemen. Auch hier dauern die in der Kindheit erworbenen Verhaltensweisen im Erwachsenenalter an. Magersucht, also die ständige Kontrolle darüber, wieviel Nahrung – wenn überhaupt – aufgenommen wird, bedeutet, daß ein Mensch auch seine Umwelt im weiteren Sinne kontrollieren möchte. Auch Bulimie (Eßsucht mit nachfolgendem bewußt hervorgerufenem Erbrechen) ist eine Variante des Kontrollverhaltens über alles, was in den Körper hinein- und wieder herausgelangt. Das gleiche gilt für den exzessiven Gebrauch von Abführmitteln. Die besessene Beschäftigung mit dem eigenen Aussehen zeigt sich auch an zwanghaften Fitneßübungen und ständigem Diäthalten. Alle diese Störungen treten mit ziemlicher Häufigkeit bei erwachsenen Inzestüberlebenden auf.

Da Fitneß derzeit in Amerika die große Mode zu sein scheint, ist es nicht ganz leicht, ein regelmäßiges Körpertraining bei einer Inzestüberlebenden als »krankes« Verhalten zu deuten. Denn natürlich kann niemand behaupten, es sei falsch, wenn Menschen dafür sorgen, daß sie gesund und fit bleiben. Körperübungen ebenso wie die Beachtung gesunder Ernährungsgrundsätze stellen ja einen wesentlichen Beitrag zur geistigen und körperlichen Gesundheit dar.

Aber Joggen kann zur fixen Idee werden, eine Schlankheitsdiät destruktiv sein. Lauren zum Beispiel, eine attraktive Frau von 28 Jahren, Typ Naturkind, machte aus ihrem Fitneßtraining einen Ganztagsjob. Täglich turnte sie erst Jane Fondas Aerobic-Übungen, dann joggte sie mehrere Kilometer – nicht ohne vorher genug Abführmittel genommen zu haben, um sich von dem kärglichen bißchen Nahrung, das sie am Vortag zu sich genommen hatte, zu befreien. Danach folgte eine Stunde Squash, und dann fuhr sie etwa zehn Kilometer Rad. Lauren litt auch noch unter Bulimie, so daß sie sich auch noch zehn-, fünfzehn- oder manchmal sogar zwanzigmal am Tag zum Erbrechen brachte.

Ähnlich wie manche »Superfrauen« eines Tages erkennen müssen, daß ihre Leistungen zwar hervorragend, aber doch Zeichen einer Störung sind, so müssen auch viele Inzestüberlebende erkennen, daß ihr besessenes Streben nach einem perfekten Körper ein Problem darstellt. Hinter ihren unermüdlichen Versuchen, sich zu verschönern, verbirgt sich ein Grundgefühl: Sie halten ihren Körper, wie in ihrer Kindheit, für schmutzig und häßlich; deshalb stehen sie dauernd unter dem Zwang, ihre äußere Erscheinung kontrollieren zu müssen, damit ihr *wahres Selbst*, das sie für unattraktiv oder unakzeptabel halten, nicht zum Vorschein kommt.

Viele dieser Frauen, die glauben, sie dürften ihren »wahren« Körper keinesfalls in Erscheinung treten lassen, machen auf einen unvoreingenommenen Betrachter einen durchaus attraktiven Eindruck. Die Zwanghaftigkeit, mit der sie ihr Aussehen kontrollieren, hat ihren Ursprung zum Teil in Kindheitserlebnissen, als man ihnen in Worten und Taten vermittelte, daß sie weder hübsch noch gut, noch wertvoll seien. Zum anderen Teil entspringt sie der inneren Überzeugung, daß ihr Körper durch die ihnen in der Kindheit aufgezwungenen sexuellen Aktivitäten schmutzig, beschämend, reizlos und abstoßend geworden sei. Ihre Einstellung zum eigenen Körper reicht von Ekel bis zu dem Gefühl, bis ins Innerste verfault und für immer verdorben zu sein. Auch wenn ein Körper noch so schön ist, er ist nichts wert, wenn diejenige, der er gehört, nicht von seiner Schönheit überzeugt ist.

Alkohol- und Drogenabhängigkeit

Alkohol- und Drogenmißbrauch sind unter Inzestüberlebenden weit verbreitet und treten häufiger als in der Bevölkerung allgemein auf. Hören wir erst einmal, wie Marilyn Alkohol und Drogen benutzte, um ihr Befinden zu »kontrollieren«:

> Ich fing mit (Drogen und Alkohol) an, um mich in die richtige Stimmung zu bringen. Ich war noch auf der High-School. Damals erin-

nerte ich mich nicht mehr an den Inzest, ich wußte nur, daß ich mich einsam, anders als die anderen und überhaupt ziemlich mies fühlte. Ich entdeckte, daß ich nach ein paar Drinks lockerer wurde. Sie halfen mir bei Geselligkeiten und ließen mich vergessen, wie lachhaft mein Leben geworden war.

Aber das wurde bald anders. Nun nahm ich die Drogen nicht mehr, um meine Stimmungen zu steuern, sondern die Drogen nahmen mich in die Zange, und *ich* konnte sie nicht länger kontrollieren.

Mit 26 Jahren war sie völlig aus der Bahn geworfen. Marilyn machte eine stationäre Entziehungskur. In der sechsten Woche fing sie an, sich an den Inzest zu erinnern. Erst meinte sie, daß die plötzlich auftauchenden Erinnerungsfetzen irgendwie mit ihrer durch den Entzug erzwungenen Nüchternheit in Zusammenhang stünden. Doch als sie darüber mit ihrer Beraterin in der Klinik sprach, wurde sie sofort an eine Therapeutin überwiesen, die sich auf die Behandlung von Inzestüberlebenden spezialisiert hatte. Hier konnte sie zulassen, sich genauer mit ihren Erinnerungen zu befassen; so erfuhr sie, wie ihre inzestuöse Vergangenheit sie einschränkte. Ganz allmählich lernte sie, ihre Gefühle deutlich auszusprechen, anstatt sie mit Rauschmitteln zu betäuben. Es liegt eine gewisse Ironie darin, daß sie die Kontrolle über ihre Stimmungen und ihr Verhalten, die sie an den Alkohol und die Drogen verloren hatte, erst durch die *Aufgabe* ihres Kontrollversuchs wiedererlangte.

Heute ist sie »trocken« und besucht noch dreimal in der Woche ein Treffen der Anonymen Alkoholiker. Sie hat eine Therapie begonnen, um ihr Leben besser zu verstehen.

Marilyn ist der Meinung, daß der sexuelle Mißbrauch ein Teil von ihr ist, der ihre Einstellung zum Leben für immer beeinflussen wird. Sie sagt: »Die Erinnerung daran kommt jedesmal wieder hoch, wenn eine größere Veränderung in meinem Leben eintritt. Aber heute lasse ich es nicht mehr zu, daß die Vergangenheit mich beherrscht. Ich wehre mich nicht dagegen, daß die Erinnerungen an die Oberfläche steigen, ich setze mich mit ihnen auseinander und erlebe sie bewußt, aber dann lasse ich sie wieder los und wende mich meinem jetzigen Leben zu.«

Marilyn kämpft nicht länger dagegen an, daß der Inzest schwerwiegende Folgen für sie hatte und daß ihre Familie nicht so war, wie ein Kind es verdient. Sie akzeptiert die Tatsachen und fängt nun an, ihr Leben so zu leben, daß das Bedürfnis nach »Kontrolle« nicht länger alles, was sie tut, dominiert.

Krankheit als Machtinstrument

Wo die einen zur Ausübung von Kontrolle auf eine besessene und perfektionistische Weise danach streben, ihren Körper zu verschönen, benutzen andere Frauen zum selben Zweck die Kehrseite der Medaille: Krankheiten und alle Arten von Unwohlsein. Kinder setzen häufig eine Krankheit dazu ein, ihren Peiniger unter Kontrolle zu halten. Marianna beispielsweise hatte als Folge des Mißbrauchs häufig Nierenentzündungen, doch zusätzlich erfand sie weitere Krankheiten, um sich Zuwendung und Sicherheit zu verschaffen. Carols Regel dauerte lange und war sehr schmerzhaft, doch sie tat so, als dauerte sie noch viel länger als schon von Natur aus, weil ihr Vater sie während der Menstruation nicht anfaßte und ihre Mutter sie nicht zur Hausarbeit zwang, wenn sie Unterleibskrämpfe hatte. Migräneartige Kopfschmerzen werden häufig genannt; Krankenhausaufenthalte tauchen oft in den Berichten der Überlebenden auf. Und manche erzählen sogar, daß sie »verrückt gespielt« hätten, um in eine psychiatrische Klinik zu kommen, weil sie sich dort sicherer fühlten als zu Hause.
Wenn so eine List nicht funktionierte, lag es meist daran, daß der Täter weder mitfühlend noch fürsorglich war und auf derartige Appelle nicht reagierte; die meisten lassen sich von einer vorübergehenden Unpäßlichkeit ihres Opfers keineswegs abschrecken. Trotzdem versuchten viele Mädchen, sich auf Krankheiten herauszureden, um den Täter im Zaum zu halten; sie errangen dann zumindest einen Teilerfolg, wenn sie deswegen ins Krankenhaus mußten.
Hat die Methode in ihrer Kindheit funktioniert, ist es auch für eine Erwachsene erst einmal bequem, sie weiter anzuwenden. Sie

schützt Kopfschmerzen vor, um nicht mit einem Mann schlafen zu müssen. Oder es ist ein chronisches Rückenleiden, das sie außer Gefecht setzt. Allerdings kann sie dann auch nicht berufstätig sein – etwas, das ihr Selbstwertgefühl verbessern und das schwache wahre Selbst fördern würde.

Ein Beispiel dafür ist Gerri. In all den Jahren, die sie verheiratet ist, hat sie fast ständig unter chronischen Rückenschmerzen gelitten. Selbst nach ihrer Therapie besteht sie darauf, daß sie körperlich nicht imstande sei, einen Beruf auszuüben. Die Rückenschmerzen sind real, auch wenn es sich um psychosomatische Schmerzen handelt. So leidet Gerri weiter, sowohl wegen ihrer realen Schmerzen als auch wegen der scheinbar ausweglosen Lage, in die sie sich gebracht hat. In ihrer Ehe spielt sie die Rolle des Fußabtreters und nimmt die physischen Mißhandlungen durch ihren Mann widerstandslos hin, weil sie davon überzeugt ist, daß sie wegen ihres schlechten Gesundheitszustandes doch nie auf Dauer berufstätig sein und unabhängig werden könnte. Sie klammert sich um jeden Preis an ihre Ehe – und nimmt dafür auch Brutalitäten in Kauf. Gerris Art, die Dinge unter Kontrolle zu halten, bedeutet, daß sie es für sich selbst physisch unmöglich macht, mit etwas fertig zu werden, womit sie sich psychisch sowieso nicht auseinandersetzen will. Was wäre, wenn Gerri tatsächlich herausfände, daß sie nicht dazu fähig ist, sich ihren eigenen Unterhalt zu verdienen? Ihre schlimmsten Ängste wären dann bestätigt – daß sie ein wertloser, inkompetenter Mensch ist.

Derartige psychosomatische Krankheiten sind eine Form der Gefühlsmanipulation; ein Versuch, Menschen und Geschehnisse so »hinzukriegen«, daß die Überlebende Befriedigung daraus ziehen kann. Solche »Kontrollprobleme« sind eine sehr häufig auftretende Form neurotischen Verhaltens, und ihr Erscheinen bleibt durchaus nicht auf Inzestüberlebende beschränkt. Jeder Mensch, der Opfer einer Manipulation gewesen ist – sei es durch die Schwiegermutter, einen Vorgesetzten oder ein verwöhntes Zweijähriges –, weiß, wie schwierig es ist, sich aus deren Fängen zu befreien. Nichts, aber auch gar nichts, kann den anderen zufriedenstellen, außer es ist genau das, was der Manipulierende will.

Viele unserer Gesprächspartnerinnen waren Meisterinnen der Manipulation – bis es ihnen bewußt wurde. Als sie dann soweit waren, sich mit ihrem Verhalten auseinanderzusetzen, lernten sie allmählich, über sich selbst Macht und Kontrolle auszuüben, statt andere zu manipulieren. Meist ist das ein schwieriger Prozeß von einiger Dauer.

Manipulation durch Sex

Manipulation ist tief im Zusammenleben der Menschen verwurzelt; sie ist fast überall gang und gäbe. Nehmen wir den Fall Pat. Sie ist eine junge, unverheiratete Sekretärin, die derzeit eine Ausbildung zur Innenarchitektin macht. Im Alter zwischen zwölf und dreizehn wurde sie fast ein Jahr lang Abend für Abend von ihrem Vater sexuell mißbraucht. Ihr Vater lebt nicht mehr; sie hat sich mit ihrer Mutter darüber ausgesprochen, und sie waren zusammen in einer Therapie.

Pat ist in recht guter Verfassung. Aber es war ein großes Problem für sie, ihr manipulierendes Verhalten abzubauen. Die »Inzestbotschaft«, die Pat aufnahm, war deshalb so schädlich, weil sie so »liebevoll« schien und so subtil verpackt war. Pats Vater hatte ihr mit sanfter Überzeugungskraft vermittelt, daß sein Verhalten völlig in Ordnung und normal sei und daß er ihr nur zeige, was sie über die Männer wissen müsse. »Er sagte zu mir: ›Ich zeig' dir, wie du einen Mann glücklich machst, und wenn du's gut machst, dann liebt er dich‹«, erinnert sich Pat. »Diese Idee hatte sich tief bei mir festgesetzt.«

Als Kind hatte sie die Umarmungen ihres Vaters passiv hingenommen; als Erwachsene benutzte sie sexuelle Beziehungen, um andere zu manipulieren. In ihrer Collegezeit ging sie wie eine Schlafwandlerin in die Vorlesungen, weil sie ständig damit beschäftigt war, sich einen Mann nach dem anderen ins Bett zu holen. Es kam ihr dabei nie in den Sinn, daß Zuneigung oder Vertrauen die Voraussetzung für eine Liebesbeziehung sein könnte. Sie manipulierte die Männer und sich selbst in Situatio-

nen hinein, die zum Sex führen mußten, und holte sich so die Bestätigung, daß sie geliebt würde.
Es dauerte lange, bis Pat ihr Verhalten unter die Lupe nahm und erkannte, daß sie sich weder geliebt fühlte noch dabei glücklich war. Sie hatte ihre Gefühle unter Verschluß gebracht, wie eine U-Boot-Besatzung die Luken dichtmacht, um unter Wasser zu überleben. Doch die sexuelle Kontrolle, die sie über die Männer ausübte, machte sie selbst kalt, automatenhaft und sehr, sehr einsam.
Sexuelle Manipulation ist nur eine von vielen Kontrollmöglichkeiten, dic cine Überlebende wählen kann, aber sie ist besonders zerstörerisch, weil sie mit so vielfältigen Gefühlen verbunden ist.
Eine ganze Reihe unserer Gesprächspartnerinnen haben als Prostituierte gelebt. Sie fanden ihre Befriedigung darin, »vergangene Dinge zu meistern«. Endlich waren sie in einer Position, wo es von ihrer Zustimmung abhing, ob es zum sexuellen Kontakt kam; in der sie auch die Kontrolle darüber hatten, was man im einzelnen mit ihnen machte, und in der sie für dieses Privileg auch noch Geld verlangen konnten.
Als Nicole elf Jahre alt war, belästigte sie der Freund ihrer Mutter, wenn diese nicht in der Nähe war und sie »schlief«. Während Nicole so tat, als ob sie schlief, begann er, ihre Brüste zu streicheln; damit er sie dort nicht anfassen konnte, drehte sie sich, scheinbar im Schlaf, zusammengerollt auf die Seite. Das aber bot ihm die Gelegenheit, sich Analverkehr zu erzwingen; so wurden alle Versuche Nicoles, die Situation zu kontrollieren und sich zu schützen, vereitelt.
Als Erwachsene arbeitete Nicole mehrere Jahre als Prostituierte und verdiente viel Geld damit, daß sie zum Analverkehr bereit war. Sie konnte sich den Partner aussuchen, die Termine nach ihren Wünschen festsetzen und ihren Preis bestimmen. Daß sie als Erwachsene für den analen Sex Geld bekam, gab ihr zeitweilig das Gefühl, die Dinge unter Kontrolle zu haben, etwas, was ihr als Kind so gefehlt hatte. Nicole erkannte erst in der Therapie die Wahrheit, daß nämlich die Prostitution für sie nicht Macht bedeutete, sondern den Rückfall in die Opferrolle.
Joan lebte eine Zeitlang als hochbezahltes Callgirl in Kalifornien.

Sie wußte genau, was sie tat: »Jedesmal, wenn ich mit einem dieser Typen bumste, stellte ich mir vor, er sei mein Vater – aber diesmal hatte ich das Sagen.« Sie behauptet, daß sie ihre »Jobs« genossen hat. Wenn sie hinterher in ihr Apartment kam, konnten sie und ihre Freundin (auch Callgirl und als Kind sexuell mißbraucht) sich darüber schieflachen, wie sie ihre Kunden für dumm verkauft hatten, und noch dazu für einen ansehnlichen Geldbetrag. Jetzt schien die Sache endlich andersrum zu laufen; sie glaubten, die Kontrolle, die sie als Kinder verloren hatten, wiederzugewinnen.

Joan merkte aber auch, daß dieser Beruf kein bekömmlicher Weg zur Erlangung von mehr Macht war. Sie heiratete, bekam ein Kind, ließ sich scheiden und machte eine Berufsausbildung. Heute besitzt sie einen Abschluß als Hotelfachfrau und sieht ihren beruflichen Aufstieg als einen legitimen Weg, sich Macht zu verschaffen. Sie liebt ihren kleinen Sohn über alles; seinetwegen verließ sie ihren Mann, der sie körperlich und seelisch mißhandelte, als sie merkte, wie schädlich sich die Situation auf ihr Kind auswirkte.

Die Fälle von Nicole und Joan zeigen, daß es ein kompliziertes Problem für eine Überlebende ist, sich legitime Macht zu verschaffen. Hat sie als Kind erfahren, daß sie sich nicht abgrenzen kann und daß es nichts bringt, wenn sie nein sagt, und daß sie bestraft wird, wenn sie sich wehren will, hat sie damit die Machtlosigkeit verinnerlicht. Als Erwachsene neigt sie dann dazu, die Zügel zu ihrem eigenen Nachteil und zum Schaden anderer selbst zu ergreifen. Sie muß erst lernen, daß es Gebiete gibt, auf denen Verantwortung und Kontrolle legitim sind, aber auch, daß es manches gibt, das nicht in ihrer Macht steht. Zwischen beidem muß sie unterscheiden lernen.

Zu Beginn ihrer Gesundung bemühen sich die meisten Überlebenden, sich kritisch mit ihrem »Schwarz-Weiß-Denken« auseinanderzusetzen. Damals waren sie entweder schlecht oder gut, verantwortlich oder nicht, schön oder häßlich. Doch die Welt ist natürlich weitaus komplexer, und Überlebende müssen die verschiedenen Grauschattierungen kennenlernen.

Es gibt also einige Dinge, die sie kontrollieren können – nur wenige, und die sind von ihrem eigenen Verhalten abhängig –, und sehr viel größere Bereiche, die sie nicht kontrollieren können, sondern akzeptieren müssen, wie sie sind. Schließlich haben sie so viel Erfahrung und Urteilskraft erworben, daß sie zwischen realen und falschen Vorstellungen von Macht und Kontrolle unterscheiden können.
Die folgenden drei Fallstudien zeigen noch detaillierter, wie sich die Beziehung von Macht und Kontrolle in individuellen Lebensläufen auswirkt.

Der Fall Linda

Linda ist eine kinderlos verheiratete Frau von 30 Jahren. Sie hat zwei ältere und zwei jüngere Schwestern. Sie stammt aus einer sehr strebsamen Familie der oberen Mittelklasse. Nach einer ausgesprochen erfolgreichen Collegezeit und einigen weniger erfolgreichen Jahren im Berufsleben ging sie zurück an die Universität, um ein Graduiertenstudium zu beginnen; hier lernte sie auch ihren Ehemann kennen. Sie arbeitet in der Buchhaltung einer großen Firma, ist schnell aufgestiegen und bekommt ein überdurchschnittliches Gehalt.
Linda ist wortgewandt, attraktiv und ein bißchen von oben herab, wie es für ehrgeizige, erfolgreiche junge Akademikerinnen nicht untypisch ist. Aber ihre Geschichte ist vielschichtig, und während sie sie erzählt, erkennt sie auch, was sie ändern möchte und was sie anstrebt: ein Gefühl von Ganzheit und legitime Selbstkontrolle.
Als sie ungefähr zwischen vier und sechs Jahre alt war, begann der Vater sie zu mißbrauchen, und erst nach ihrer ersten Menstruation, als sie dreizehn oder vierzehn war, hörte er damit auf.

> Zum erstenmal passierte es an einem Wochenende um die Mittagszeit, und meine Mutter war im Haus. Er sagte, ich solle reingehen, mich ausziehen und in sein Bett legen. Dann hatten wir Verkehr. Ich sollte niemandem etwas sagen und es nie mit einem anderen Mann machen. Mir fiel nur ein einziger anderer Mann ein, mein Großvater, und ich

sagte: »Auch nicht Großpapa?«, und er sagte: »Nein.« Ich wußte überhaupt nicht, worum es ging.

Wie die meisten kindlichen Opfer war Linda nicht berechtigt, was geschah, in Frage zu stellen. »Als Kind hielt ich ihn für so was wie Stalin«, sagt Linda heute. In ihrer Familie folgten die Kinder aufs Wort, oder sie wurden schwer bestraft. Deshalb gehorchte sie, wann immer ihr Vater sie aufforderte, ihm zu Willen zu sein. Obwohl sie noch Schwestern hatte, war Linda der Meinung, daß nur sie selbst sexuell mißbraucht würde. Das einzige, was sie mitbekam, war der schwere emotionale Mißbrauch, den ihr autoritärer Vater mit ihren Geschwistern trieb. »Trotzdem glaubte ich nicht, daß er sie auch sexuell mißbrauchte«, sagt sie, »denn wenn ich mit meinem Vater zusammen war, war keine andere dabei, und wenn ich nicht bei ihm war, war ich mit meinen Schwestern zusammen.« Linda wiegte sich deshalb in Sicherheit, daß alles unter Kontrolle sei.

Bei einem so strengen Vater ist es nicht weiter überraschend, daß Linda ein sehr artiges Kind war und weder zu Hause noch in der Schule auffiel. Als Teenager führte sie ein geregeltes, von Arbeit bestimmtes Leben. Auf der High-School ging sie nicht mit Jungen aus, sondern blieb lieber daheim und machte Hausaufgaben.

Auch im College ging sie Geselligkeiten aus dem Weg. »Ich hatte ein kameradschaftliches Verhältnis zu den Jungs im Studentenheim«, sagt sie, »aber ich hatte keine Verabredungen. Freitagabend lernte ich oder ging allein ins Kino oder in ein Konzert.«

Im zweiten Collegejahr litt Linda unter Unterleibskrämpfen, nach denen sie sich krank und schwach fühlte. Man verschrieb ihr die Antibabypille, was ihr natürlich die Möglichkeit eröffnete, sexuell aktiv zu werden, obwohl das für sie vorher kein Thema gewesen war. Heute fragt sie sich, ob sie die Bauchschmerzen vielleicht erfunden hatte, um an das Rezept zu kommen.

Jedenfalls hatte sie nun zu einer Reihe von Männern sexuelle Beziehungen, die allerdings ohne gefühlsmäßige Beteiligung von ihrer Seite abliefen. In keinem Fall »wurde die Grenze in Richtung Liebe oder Intimität überschritten«, wie sie sagt.

Sie war »zum College fast zwölftausend Kilometer weit weggelaufen«, und jetzt machte sie sich daran, in Windeseile ihre finanzielle Unabhängigkeit zu sichern. Ihr grauste es davor, ihr Geschick nicht wirklich selbst bestimmen zu können.

> Als ich aufs College ging, hatte ich kein Geld. Ich belegte so viele Stunden wie möglich, damit ich schneller mein Examen machen und eine Stellung finden könnte. In den Sommerferien jobbte ich. Lieber verkaufte ich meine Lehrbücher vom letzten Semester, als zu Hause um Geld zu bitten. Ich fing zu hamstern an. Wenn ich Schecks geschenkt bekam, sparte ich sie für meinen Unterhalt auf. Jeden Sommer arbeitete ich tagsüber in einer Bank und abends als Kellnerin, damit ich genug Geld für das nächste Studienjahr hatte.

Alles diente dem Ziel, so schnell wie möglich fertig zu werden und finanziell unabhängig zu sein. Während der Collegejahre und der Anfangszeit im Beruf ging Linda deshalb auch keine engen Freundschaften ein.

> Ich habe nur sehr wenige enge Freundinnen und keine in meiner Nähe. Ich halte den Kontakt durch Briefeschreiben. Sie sind meine engsten Freundinnen, aber in Wirklichkeit ist die Freundschaft gar nicht eng. Ich war oft einsam und deprimiert, aber ich habe es ihnen nie gesagt. Manche von ihnen haben es nie mitgekriegt, daß ich deprimiert oder unglücklich war. Dafür haben sie mir ihre Sorgen anvertraut. Ich war eher still und eine gute Zuhörerin.

Linda fährt fort, als müsse sie sich verteidigen: »Schließlich, wie kann einem *jemand anders* schon nützen? Wenn ich meinen Job verlieren würde, könnte ich immer noch als Kellnerin arbeiten.« Ihr Kommentar zeigt ihre größte Angst: daß sie arbeitsunfähig oder arbeitslos werden könnte. Enge Freundschaften oder die Familie hatte sie nie bewußt vermißt. Selbst als sie später ihre Therapie begann, war sie stolz darauf, daß sie keine anderen Menschen brauchte, und verstand noch nicht, was das Fehlen jeglicher intimer Beziehungen über sie als Person aussagte.

Diese Distanziertheit erwies sich schließlich auch als ein berufliches Handikap. In ihrem ersten Job als Assistentin eines Bankmanagers blühte sie auf. Bald hatte sie eine Position inne, die vor ihr nur wenige Frauen ausgefüllt hatten. Bei ihrer Arbeit ging es um

Finanzanalysen; sie erforderte keine besonderen Fähigkeiten im Umgang mit Menschen. Linda fühlte sich auf dem Gipfel der Welt.
Ihr Chef war beeindruckt; sie wurde zur Filialleiterin befördert, was für eine Frau einen riesigen beruflichen Aufstieg bedeutete. Aber nach nur sechs Monaten in diesem Job begann sie abzurutschen. »Ich fing an, die Kontrolle zu verlieren, und bekam Panikgefühle. Ich kam ständig zu spät zur Arbeit und überzog die Mittagspausen. Abends zu Hause fing ich an zu trinken und schlief sehr viel.« Was war geschehen? »Als ich im Büro nur meine analytischen Fähigkeiten brauchte, ging's mir prima«, gibt sie zu, »aber was mir schwerfiel, waren die Sozialkontakte, also dieses ›Wie geht's, wie steht's?‹ auf den Besprechungen und Konferenzen.« Je mehr sie versagte, desto weniger Mühe gab sie sich und zog sich immer mehr in sich selbst zurück. Ihrem Chef gegenüber konnte sie nie zugeben, was mit ihr los war: Sie konnte keine Beziehungen zu anderen Menschen aufbauen.
Schließlich bekam sie die Kündigung. Linda treten die Tränen in die Augen, als sie von der demütigenden Erfahrung erzählt, ihre Arbeit zu verlieren. Sie hat nur zwei Menschen erzählt, daß sie entlassen wurde; ihrer Familie gegenüber hat sie es nie zugegeben, und ihrem Freund gestand sie die Sache erst, als sie schon monatelang verlobt waren.
Sie nutzte die Gelegenheit, um sich fortzubilden, und zwar auf einem Gebiet, auf dem nur wenige Frauen Erfolg haben. Außerdem ist es ein Gebiet, auf dem sie sich später selbständig machen kann. »Ich fühle mich bei meiner derzeitigen Arbeit wohl, weil ich weiß, daß ich jederzeit aufhören und einen neuen Job kriegen kann. Notfalls kann ich sogar zu Hause arbeiten. Ich weiß, daß ich nirgendwo bleiben muß, wenn es mir nicht paßt. Von Unsinn habe ich die Nase voll.« Sie hat sich nie als Opfer gesehen, es sei denn als eines der »Umstände«. Als wir das erste Mal mit Linda sprachen, bereitete sie sich – nach mehreren Monaten Therapie – gerade darauf vor, ihrer Mutter und ihrer älteren Schwester von dem Inzest zu erzählen. »Das könnte meiner Mutter den nötigen Anstoß zu einem Neuanfang geben«, sagte sie; sie wollte ihre

Mutter unbedingt dazu bringen, ihre inzwischen gescheiterte Ehe richtig zu beenden.
Inzwischen hat sie damit begonnen, ihre Kontrollprobleme wahrzunehmen. Sie verwarf die Vorstellung, daß sie die Reaktion ihrer Mutter auf ihre Eröffnung kontrollieren müsse. Sie beschloß stattdessen, nur »einfach zu sagen, wie's war«, ohne den Hintergedanken, ihre Mutter zu einer Scheidung zu drängen. Bei diesem Gespräch war die Mutter zwar schockiert, doch sie erwies sich auch als liebevoll, hilfreich und war zornig auf den Vater. Ihre Reaktion war eine große Hilfe für Linda, weil sie wenigstens die Liebe und das Verständnis des einen Elternteils erringen konnte.
Als sie ihren Geschwistern das Geheimnis offenbarte, erfuhr sie, daß zwei ihrer Schwestern ebenfalls mißbraucht worden waren. Linda mußte erkennen, daß ihre Überzeugung, daß sie die einzige war, die gelitten hatte, falsch gewesen war. Sie entdeckte, daß sie die Aktivitäten des Vaters mit den anderen Mädchen niemals wirklich kontrolliert hatte. Ihr wurde auch klar, daß sie schon weiter auf dem Weg der Selbsterfahrung war als ihre Schwestern, denn beide leugneten ihren Schmerz. Ihre Schwestern haben ihren eigenen Fahrplan; Linda kann nicht kontrollieren, welchen Weg sie einmal einschlagen werden.
Sie weihte ein paar ihrer Freundinnen in ihr Geheimnis ein; dabei stellte sich heraus, daß diese es schon seit Jahren komisch fanden, daß Linda niemals über sich selbst sprach. Während sie selbst sich für »eine gute Zuhörerin« gehalten hatte, hatten ihre Freundinnen sich ein wechselseitiges Vertrauen, ein Verhältnis auf Gegenseitigkeit gewünscht, und nicht nur ein einseitiges Zuhören. Linda beschloß, die Freundschaft mit einer früheren Kommilitonin, mit der sie zusammen gewohnt hatte, wiederaufleben zu lassen. Es dauerte nicht lange, und sie vertraute ihr die Geschichte des Inzests an; sie war erleichtert, als ihre alte Freundin mit Wärme und Verständnis reagierte. Linda hatte das Gefühl, endlich ein Mensch geworden zu sein. Sie erkannte, daß ihr Kontrollbedürfnis dazu geführt hatte, daß sie einsam und isoliert war. Linda bearbeitet ihr Machtproblem weiter, so daß auch ihre Ehe besser läuft, weil es ihr leichter fällt, ihre Gefühle offen mitzuteilen.

Es gibt nur wenige Gebiete im Leben, wo Kontrolle keine Rolle spielt. In der Arbeitswelt lehnen sich Menschen mit einem starken Kontrollbedürfnis oft gegen die Autorität ihrer Vorgesetzten auf. Diejenigen, die Angst davor haben, Kontrolle auszuüben, landen dagegen leicht in der Position des Fußabstreifers. Im Familienleben kann eine herrschsüchtige Frau jeden einzelnen manipulieren, um zu erreichen, daß ihre Bedürfnisse erfüllt werden, bis zu dem Punkt, wo sie ihre Kinder dazu zwingt, ihre Lebensträume – die der Mutter – zu realisieren. Dagegen kann eine Frau, die es aufgegeben hat, ihr Leben bewußt zu steuern, als Dienerin aller übrigen Familienmitglieder enden. Und natürlich ist Macht ein Hauptfaktor bei der Entwicklung eines gesunden Sexuallebens.
Lindas Selbsterfahrung und Veränderungsbemühungen sind schon recht weit gediehen. Sie ist eine bekehrte »Superfrau«, die in der Therapie wie im Leben entschlossen vorging, um aus ihrer Verwirrtheit und ihrem Kummer zu brauchbaren Lösungen vorzudringen.
Kontrollprobleme können sich auch einer Lösung entziehen. Sie können in das Leben einer Frau so subtil eingewoben sein, daß sie sie nicht packen kann. Unsere nächsten beiden Fälle zeigen Frauen, denen es schwerer gefallen ist als Linda, zu erkennen, was nicht in Ordnung ist, und etwas dagegen zu unternehmen.

Der Fall Dora

Dora, hochgewachsen, schlank, blond, mit grünen Augen, ist Ende Zwanzig. Als sie sich telefonisch zum Erstgespräch für eine Therapie anmeldete, sagte sie, daß sie nicht allein kommen könne. Sie habe keinen Führerschein und sei auch zu ängstlich, um allein zu erscheinen.
Dora ließ sich von einer Cousine begleiten. Obwohl sie nach außen attraktiv wirkte, stellte sich schnell heraus, daß sie ein unsicheres und unglückliches Wesen war. Sie stotterte und wollte am liebsten gar nicht reden. Sie konnte ihrem Gegenüber nicht in die Augen schauen. Wenn sie angesprochen wurde, starrte sie auf den Fuß-

boden, und wenn sie antworten mußte, wanderten ihre Blicke an die Decke oder zu der Pflanze auf dem Beistelltisch.

Doras Familie besteht aus einem älteren Bruder, einer jüngeren Schwester und der Mutter; ihr Vater starb, als sie fünf war. Beide Mädchen wurden von ihrem großen Bruder mißbraucht. Als Dora dazukam, wie er ihre jüngere Schwester Pamela mißbrauchte, hatte sie das überwältigende Gefühl, sie beschützen zu müssen. Sie sprach mit Pamela unter vier Augen, und dann informierten sie gemeinsam ihre Mutter. Der Bruder wurde daraufhin festgenommen, angeklagt und verurteilt. Er kam ins Gefängnis mit der Auflage, hinterher nicht wieder in das Haus einzuziehen.

Ihre Mutter macht noch heute Dora dafür verantwortlich. »Du hast ihn ins Gefängnis gebracht«, sagt sie. Ständige Anklagen sind Dora vertraut. Sie war schon als kleines Kind der Sündenbock der Familie gewesen. Obwohl sie passiv und gehorsam war, ließ ihre Mutter keine Gelegenheit aus, ihr die Schuld zu geben, wenn etwas schiefging. War zum Beispiel die Hausarbeit nicht getan und das Essen nicht fertig, wenn die Mutter von der Arbeit nach Haus kam, war es zum Schluß immer Doras Schuld.

In dieser Familie war man sich unausgesprochen darin einig, daß Männer mehr wert seien; deshalb wurde nicht erwartet, daß sie irgend etwas im Haus taten. So wurde Doras älterer Bruder nach dem Tod des Vaters ein kleiner Diktator. Und als er immer öfter an Doras Bett kam, ihr den Mund zuhielt und sie vergewaltigte, nahm sie das widerstandslos hin, weil sie sich machtlos fühlte und meinte, sie hätte es nicht besser verdient.

Sie hatte auf verschiedenen Gebieten Probleme. Auf der High-School geriet sie an Drogen und Alkohol. Mit 16 Jahren unternahm sie einen Selbstmordversuch; danach gab ihre Mutter sie auf eine kleinere Privatschule. Vielleicht hat diese Entscheidung Dora das Leben gerettet, denn an dieser Schule begegnete sie warmherzigen Menschen, die sie akzeptierten. Insbesondere ein männlicher Pädagoge hörte ihr zu, ermutigte sie und stellte eine Bindung zu ihr her, in der sie sich beschützt und nicht ausgenutzt fühlte.

Nachdem sie die Schule beendet hatte und arbeiten ging, sah sich

Dora neuen Schwierigkeiten gegenüber. Sie hatte eine Vielzahl von Krankheiten, die mit Streß in Verbindung stehen: Magenschmerzen, die auf ein beginnendes Magengeschwür deuteten, Kopfschmerzen, Rückenbeschwerden und Erschöpfungszustände, die bis an den Rand der Lethargie gingen.

Doch die größten Probleme hatte sie auf dem sozialen Sektor. Aufgrund ihres Aussehens bemühten sich viele Männer um sie, doch sie ging eine Liaison mit einem jungen Mann ein, der sie mißbrauchte. Bald hatte sich eingespielt, daß er sie aus seiner Stammkneipe, wo er mit seinen Kumpanen zechte, anrief und sagte: »Ich komm' gleich vorbei; sieh zu, daß du fertig bist.« Dann nahm Dora ein Bad und zog sich hübsch an, um sich auf seine sexuellen Avancen vorzubereiten. Bei einer Gelegenheit ging sie mit ihm in die Kneipe. Weil er sich noch mit seinen Kumpels amüsieren wollte, drückte er ihr einen Zwanzig-Dollar-Schein in die Hand, setzte sie in ein Taxi und befahl ihr, fertig zu sein, wenn er nachher zu ihr käme. Sie gehorchte wieder, weil sie das Gefühl hatte, weder Macht noch einen anderen Ausweg zu haben.

Als Doras Freund aufs College ging, schrieb er von dort keinen einzigen Brief an sie und schenkte ihr weder etwas zum Geburtstag noch zu Weihnachten. Nur kurz vor den Semesterferien erhielt Dora eine Postkarte, auf der stand: »Ich bin in den Ferien zu Hause. Mach dich bereit.«

Als er sie wieder einmal in dieser Art behandelt hatte, kam es zum Streit, in dessen Verlauf er sie schlug. *Sie* entschuldigte sich bei *ihm*. Sie kam gar nicht darauf, die Polizei zu rufen. Sie dachte, es habe sicher an ihr gelegen, daß er so zornig geworden war.

Als diese Beziehung bereits zwei Jahre andauerte, lernte Dora einen anderen jungen Mann kennen. Sie erzählte ihm von ihrem Freund, und er fragte sie: »Warum läßt du dich von ihm so behandeln?«

Dora antwortete: »Inwiefern – *so*?«

Sie fing an, regelmäßig mit Dan, ihrem neuen Freund, auszugehen, weil er so nett war und der erste Mann, der sich für *ihre* Wünsche interessierte. Sie erwartete, daß er sie schlecht behandeln würde, aber er tat es nicht. Jetzt dämmert es ihr langsam, daß nicht alle Beziehungen verletzend sein müssen und daß man sie vielleicht so, wie sie ist, lieben kann. Heute fährt Dan sie zur Therapie, wenn sie nicht die Kraft hat, allein zu kommen, und manchmal wartet er draußen mit einer roten Rose, die ihr sagen soll, daß sie durch ihre Selbsterfahrung immer stärker wird.

Andere unterstützen sie nicht so wie Dan. Als ihre Mutter von Doras Therapie hörte, meinte sie nur: »Das scheint ja eine ziemlich schlechte Therapeutin zu sein. Du stotterst ja immer noch, also kann sie dir wohl kaum helfen. Du verschwendest bloß deine Zeit und dein Geld.«

Dora bemüht sich trotzdem immer noch um ihre Anerkennung. Zum Geburtstag lädt sie ihre Mutter in teure Restaurants ein, Restaurants, die sie sich eigentlich von ihrem Gehalt nicht leisten kann. Ihre Mutter beklagt sich über die schlechte Bedienung oder das miese Essen und erzählt später dem Bruder (der inzwischen aus dem Gefängnis entlassen wurde), daß Dora sie ausgeführt habe, das Restaurant aber »schmuddelig« gewesen sei.

Ihre Chefs lassen Dora unbezahlte Überstunden machen, ohne daß sie sich beschwert. Ihre Mutter und ihren Bruder sieht sie immer noch nicht so, wie sie wirklich sind. Sie hört nicht auf, ihre Familie als ganz normal und ordentlich hinzustellen. Doch damit *die anderen* als perfekt erscheinen, ist sie gezwungen, sich *selbst* für schlecht zu halten; sie denkt immer noch, daß es ihre Schlechtigkeit war, die ihren Bruder »vom rechten Weg abkommen« ließ. Sie glaubt, daß es vielleicht an ihrem Aussehen liegt, daß die Männer sie ausnutzen wollen.

Dora arbeitet hart in ihrer Therapie und hat sich schon in vieler Hinsicht geändert. Gelegentlich schafft sie es schon, sich am Arbeitsplatz durchzusetzen. Sie hat akzeptiert, daß sie von ihrer Mutter wohl nie größeres Verständnis erwarten kann, weil diese vielleicht gar nicht dazu fähig ist. Sie selbst ist jetzt soweit, auch zu Menschen Beziehungen aufzunehmen, die sie nicht mißbrauchen.

Der Fall Jane

Jane ist ein Paradebeispiel zum Thema Kontrolle. Mit ihren 46 Jahren verbreitet sie einen Eindruck handfester Tüchtigkeit und Nüchternheit; sie scheint mit beiden Beinen fest im Leben zu stehen. Ihr Haar wird bereits grau, doch sie sagt, daß ihr das nur recht sei, denn sie habe es nicht nötig, ihr Alter zu verheimlichen. Ihr Gang ist sportlich und kraftvoll, ihre blauen Augen blicken gewinnend und direkt. Suchte man eine Frau für die zuverlässige Durchführung einer Aufgabe – egal, ob es sich um die Organisation eines Kirchenkaffees oder einer wissenschaftlichen Konferenz handelte –, würde man sie schon nach einer einzigen Begegnung dafür auswählen.

Doch bald nach Beginn des Interviews wird klar, daß sich hinter Janes ruhigem und verläßlichem Auftreten eine unangenehme Wahrheit verbirgt: Es ist ihr nie gelungen, sich lange in einem Job zu halten. Trotz ihrer Intelligenz, Tüchtigkeit und ausgeglichenen Sachlichkeit ist sie von Beruf zu Beruf, von Job zu Job, von Rolle zu Rolle gesprungen und immer nur so lange geblieben, bis sie ein paar Dinge sauber und klar organisiert hat, um dann zu neuen Ufern aufzubrechen.

Sie hat nie eine Therapie zur Behandlung ihrer mit dem Inzest verbundenen Probleme gemacht. Einmal war sie bei einem Berufstherapeuten, weil sie ihren Job verloren hatte. Die Therapie dauerte ein Jahr, und der Inzest kam nie zur Sprache.

Sie spricht auch in einer Weise von der sexuellen Beziehung, die sie als Kind mit ihrem Vater hatte, als bestünde keinerlei Bezug zur Gegenwart. »Er ist natürlich schon lange tot«, sagt sie, »aber ich halte ihn für einen unglücklichen, traurigen Menschen. Er tut mir leid. Es war eigentlich nicht seine Schuld, und ich verschwende meine Zeit nicht daran, ihn anzuklagen.«

Was ist ihr denn als Kind im einzelnen passiert?

> Ich weiß nicht genau, wann es anfing: Ich war wahrscheinlich noch sehr klein, also irgendwann, wo ein Kind anfängt, sich an Sachen zu erinnern. Und es dauerte wahrscheinlich bis in die Vorpubertät, bis ich zehn war oder so. Hauptsächlich handelte es sich darum, daß mein

Vater meine Genitalien anfaßte. Mein Vater arbeitete in der Nachtschicht, er war also nicht viel da. Also es passierte nicht jeden Tag, keinesfalls; es war vielleicht einmal die Woche oder so, immer wenn meine Mutter nicht im Hause war. Ich nehme an, es fühlte sich gut an, schließlich bin ich ein normaler Mensch. Ich weiß, daß es nicht unangenehm war; es tat nicht weh oder so etwas. Mein Vater war überhaupt nicht sadistisch.

Er hat auch das Mädchen, das als Pflegekind bei uns lebte, angefaßt und gestreichelt; wir schliefen im selben Zimmer. Und mein Vater kam dann abends herein, um uns gute Nacht zu sagen, wenn meine Mutter bei einer Versammlung oder so etwas war, sie war nämlich recht aktiv in der Gemeinde.

Als sie einmal abends weg gewesen war (ich war vielleicht fünf) und wiederkam, oder vielleicht war's am folgenden Tag, erzählten wir ihr, daß unser Vater mit uns geschlafen hatte. Er hatte nicht wirklich mit uns geschlafen – er hatte sich nur zu uns ins Bett gelegt. Jedenfalls wurde sie furchtbar wütend. Ich weiß nicht, ob das irgend etwas mit einem früheren Vorfall zu tun hatte oder ob sie wußte, was passierte, oder ob sie zu meinem Vater nur so ein allgemeines »Das darfst du aber nicht« sagte oder sonst etwas. Aber das war eins der ersten Erlebnisse, und von da an habe ich mit meiner Mutter überhaupt nicht mehr darüber geredet, weil es sie offensichtlich sehr aufregte und ich irgendwie dazwischen saß.

Jane beschreibt sich selbst als ein begeisterungsfähiges, keckes und niedliches Kind, das in der Schule sehr gut war. Auch in der High-School zeigte sie weiter ausgezeichnete Leistungen in den Schulfächern und im Sport. Aber die Jungen interessierten sich nicht für sie, und sie wurde auch nie zur Teilnahme an irgendwelchen Geselligkeiten aufgefordert. »Ich gehöre auch heute nicht zu den Leuten, die überall zum Abendessen eingeladen werden«, sagt sie. Sie glaubt, daß sie einfach nicht kokett genug war, um beliebt zu sein. »Nun ja, das war eben mein Schicksal... Ich wurde als eine prima Kameradin angesehen. Ich kann mir aus Koketterie überhaupt nichts machen, noch heute nicht, was, glaube ich, meinen Mann ärgert. Er hat schon oft zu mir gesagt: ›Du bist ein großartiger Mensch, aber du benimmst dich überhaupt nicht wie eine Ehefrau.‹ Ich gebe mir keine große Mühe mit solchem Getue.«

Jane wartete mit dem Heiraten, bis sie dreißig war, obwohl sie sagt: »Ich hatte immer schon den Wunsch zu heiraten.« Sie glaubt, daß sie sich einen Mann ausgesucht hat, der ihrem Vater ähnlich ist, ein passiver Mann, bei dem sie nicht sicher ist, ob sie ihn eigentlich respektiert. Auch das Kinderkriegen schob sie lange vor sich her, weil sie das Gefühl hatte, daß sie noch zu unreif sei und keine gute Mutter sein würde. Sie hat jetzt einen Sohn von vier Jahren und will keine weiteren Kinder.

In der Zwischenzeit hat sie sich auf die verschiedensten Berufe ausgerichtet. Ursprünglich hatte sie sich für Sport und Musik interessiert, aber ihre Mutter hatte versucht, sie in Richtung Krankenpflege zu drängen: »Sie dachte, da hätte ich gute Aussichten. Sie hatte große Pläne mit mir.«

In ihrem ersten Job unterrichtete Jane an einem kleinen College, doch sie bekam keine feste Anstellung als Assistenzprofessorin. Statt beim Unterrichten zu bleiben und es an einem anderen College noch einmal zu versuchen, beschloß Jane, ihr Glück bei den Medien zu versuchen. Sie schaffte es, einen Job als Redaktionsassistentin zu bekommen; sie war dafür verantwortlich, Ideen zu entwickeln und alle möglichen redaktionellen Aufgaben wie Korrekturlesen und anderes zu übernehmen.

Ihr Job gefiel ihr, doch bald hielt sie ihren Chef für »eine ziemliche Niete, der vom Fach keine Ahnung hatte«, und hörte nach 18 Monaten angewidert auf. Sie hatte jedoch noch Interesse an der Firma, und als sie zum Präsidenten ging, um zu kündigen, fragte er, ob sie in eine andere Abteilung überwechseln wollte, obwohl dort keine Titel aus ihrem Fachgebiet publiziert wurden.

Jane arbeitete sich mit Feuereifer in das neue Gebiet ein und meint, daß sie etwa ein Jahr recht zufrieden war. Im Zuge größerer Veränderungen in der Firma sollte dann aber in ihrer Abteilung Personal abgebaut werden. Jane mußte zu ihrem Erschrecken feststellen, daß ihre Chefredakteurin auf ihre Mitarbeit verzichtete. Als sie zu ihr ging, um den Grund dafür zu erfahren, stellte die Chefin klar, da sie nun einmal gezwungen sei, beim Personal Einsparungen zu machen, würde sie nur die beiden Kollegen dabehalten, mit denen sie am besten auskäme; Jane sei zu eigenwillig, und die Zusammenarbeit mit ihr sei kein Vergnügen.

Von da an arbeitete Jane als freie Journalistin zu Hause, wo niemand ihr Chef war. Vor einem Jahr machte sie mit einer örtlichen Supermarktkette einen Vertrag, um die Firma beim Aufbau ihrer Eisenwaren- und Haushaltsabteilung zu beraten. Nach sechs Monaten wurde sie hinausgeworfen, weil, so ihre Darstellung, der Chef eine zu starke Persönlichkeit war und sie nicht miteinander auskamen.

Während des Gesprächs gibt Jane nach und nach zu, daß sie sich die meiste Zeit in der Defensive fühlt und überhaupt keine engen Beziehungen hat. »Im zwischenmenschlichen Bereich bin ich einfach inkompetent. Ich bin toll am Telefon, aber nicht von Angesicht zu Angesicht. Ich habe schon jetzt Angst, daß ich mal mit meinem Sohn Probleme kriege, und mache mir deswegen große Sorgen.«

Als sie nach der erklecklichen Anzahl von Jobs gefragt wird, die sie schon gehabt hat, gibt Jane eine nachdenkliche Antwort: »Ich hab' da so ein Problem mit der Kontrolle. Ich will mich selbst jederzeit unter Kontrolle haben, und ich will andere kontrollieren. Ich kontrolliere meinen Mann, darüber gibt's keinen Zweifel, und wahrscheinlich meinen Sohn . . . Ich kann Verantwortung nicht teilen. Wenn ich die Dinge nicht selbst in der Hand habe, sondern jemandem untergeordnet bin, bin ich unglücklich. Autorität lähmt mich.«

Am Ende des Gesprächs ist sie nachdenklich und still geworden und grübelt darüber nach, ob sie nicht für sich selbst, ihren Mann und ihren Sohn alles kaputtmacht. Über die Ursache ist sie sich nicht im klaren, aber über die Wirkung. »Ich dachte immer, der Inzest und meine Vergangenheit wären längst vorbei . . . Ich habe so eine Angewohnheit, alles zu intellektualisieren und totzureden. Bis zu meinen Gefühlen bin ich nie vorgedrungen. Wenn ich jetzt an mein Verhältnis zu meinem Mann denke – er geht in meinem Wortschwall unter.«

Sie hört auf zu sprechen und sitzt schweigend da.

Seit diesem Gespräch ist Jane ein großes Stück vorwärtsgekommen und kann jetzt schon viel besser verstehen, wie sie mit ihrer Umwelt umgegangen ist. Jahrelang hat sie geleugnet, daß der Inzest irgendeine Wirkung auf sie gehabt hat; sie hat darauf bestanden, daß es nichts Ernstes war, und abgelehnt, irgendeine Verbindung zwischen ihren Kindheitsproblemen und den Fehlschlägen in ihrem Erwachsenenleben herzustellen. Jane konnte sich weder zur Teilnahme an einer Therapie noch an einem Gesprächskreis von Inzestüberlebenden entschließen, aber sie hat begonnen, mit sich allein zu arbeiten, sich zu erinnern, ihren Gefühlen nachzuspüren und den Verbindungen zwischen dem Kind und der Erwachsenen in ihrer Lebensgeschichte nachzugehen.

Das Problem der Kontrolle ist am Anfang der Selbstbefragung für eine Überlebende schwer zu fassen, weil es alle Bereiche durchzieht. Es kann sein, daß sie wie Jane nach allen möglichen Dingen greift, um den Anschein zu wahren, daß sie ihr Leben unter Kontrolle hat, während es in Wirklichkeit auf eine Katastrophe hinausläuft.

Aber irgendwann auf ihrem Weg erkannte Jane – wie viele andere Überlebende –, daß die Art von Kontrolle, die andere Menschen manipuliert und sie zur Liebe zwingen soll und die so viel Energie verbraucht und so wenig glücklich macht, nicht gut ist. Wenn sie diese Vorstellung von Kontrolle aufgibt, wird die Überlebende paradoxerweise dazu fähig, über die Dinge, auf die sie einen gewissen Einfluß hat, Kontrolle auszuüben. Und sie erfährt, daß der Versuch nicht lohnt, die anderen Dinge in ihrem Leben kontrollieren zu wollen.

Das folgende bekannte Gebet gefällt Jane besonders gut, und auch andere Überlebende finden es vielleicht nützlich: »Gott gebe mir die Gelassenheit, Dinge hinzunehmen, die ich nicht ändern kann, den Mut, Dinge zu ändern, die ich ändern kann, und die Weisheit, das eine vom anderen zu unterscheiden.«

Kapitel 6

Sexualität und Intimität

Scrabble war eines der Gesellschaftsspiele, die ich als Kind liebte, und wir spielten es häufig mit der Familie. Aber selbst mein Lieblingsspiel wurde durch den Inzest vergiftet.
An einem Sonntagnachmittag im Winter hatten mein Vater, meine Mutter und ich zu dritt Scrabble gespielt; mitten im Spiel mußte meine Mutter fort, um etwas zu erledigen. Sie stand auf und legte ihre Buchstaben auf den Haufen zurück, zog Hut und Mantel an und ging nach draußen zu unserem Wagen.
Ich bekam panische Angst, wie immer, wenn sie das Haus verließ. Sie war noch dabei, den Motor anzulassen, als ich vom Spieltisch aufblickte und sah, daß das Gesicht meines Vaters diesen gewissen Ausdruck zeigte. Es war der aufdringliche weichliche Blick unverhohlener Lüsternheit.
Das Auto war noch nicht auf der Ausfahrt, da hatte er schon auf dem Scrabblebrett ein unflätiges Wort für einen Teil der weiblichen Anatomie gelegt. Mit Entsetzen sah ich zum anderen Ende des Tisches hinüber und merkte, daß ihn das offenbar sexuell sehr erregte. Dann langte er herüber und kniff mich.
Ansonsten hat er mich an jenem Nachmittag nicht weiter belästigt. Doch wie soll ich mein unbeschreibliches Entsetzen erklären? Nicht nur, daß er mir damit die Freude an den Wortschöpfungen verdarb – ich liebe Wörter, und die englische Sprache ist so reich daran, daß es wirklich ein Zeichen von geistiger Armut ist, wenn man ausgerechnet ein so brutales wählt –, auch verdarb er mir die Lust am Spielen. Er ruinierte ein Spiel, das mir zuvor wirklich Spaß gemacht hatte, indem er es mit perversen sexuellen Untertönen versah.

Doch die größte Bedrohung war am wenigsten greifbar: die Lüsternheit, die sich auf seinem Gesicht spiegelte, noch bevor er das Wort auf dem Spielbrett gelegt hatte. Dieser Blick konnte einfach alles vergiften, selbst mein Lieblingsspiel.

Es ist schwer zu beschreiben, was genau das Schreckliche dieses Blickes ausmachte, aber ich habe ihn seit diesem Scrabblespiel in meiner Kindheit noch oft wahrgenommen, auch später als Erwachsene noch. Etwa vor einem Jahr, als ich eines Nachmittags mit meinem Mann in der Küche stand und er mich über den Küchentisch hinweg mit einem Blick voller Hingabe und Verlangen ansah, ging mir plötzlich der Zusammenhang zwischen seinem Gesichtsausdruck und dem meines Vaters auf. Endlich verstand ich, was das dumpfe Gefühl in meinem Magen verursachte. Es gelang mir, meine Empfindungen in Worte zu fassen, und mein Mann verstand mich. Es ist nicht so, daß dieser »Blick« nun aus unserem Alltag verschwunden wäre, aber soviel kann ich sagen: Wenn ich mich davon unangenehm berührt fühle, dann spreche ich es aus. Dies soll nur andeutungsweise zeigen, wie problematisch Sexualität noch heute für mich ist. Viele Jahre bewirkte die Tatsache, daß ich eine Inzestüberlebende war, daß ich mir sonderbar oder irgendwie anders vorkam. Es hat viel Zeit, Arbeit, Liebe und Mut gebraucht, aber heute fühle ich mich als »normale« Person.

Nur auf dem Gebiet der Sexualität bin ich noch nicht soweit. In dieser Hinsicht habe ich das Gefühl, daß ich – vielleicht für immer? – aus dem Tritt geraten und wirklich nicht ganz »normal« bin. Einfach nicht wie die anderen Frauen. Denn ist es zum Beispiel für eine »normale« Frau nachvollziehbar, wie bedrohlich »dieser Blick« sein kann?

Ich weiß nicht, ob meine Erfahrung auch für andere Inzestüberlebende gilt; obwohl ich mich zu einem gesunden sexuellen Wesen entwickelt habe, das zu Liebe und Intimität fähig ist, glaube ich, daß mein Weg dorthin meilenweit von dem entfernt ist, den eine Frau ohne Inzesterfahrung einschlägt. Ich bin nur auf Umwegen dorthin gelangt. Nichts war »natürlich«. Ich mag mich vielleicht irren, doch mein Eindruck ist, daß die meisten Menschen, die

keinen Inzest erdulden mußten, eine gute Chance hatten, ihre Sexualität »natürlich« zu entdecken.
Doch wie fühlt es sich an, »unnormal« zu sein? Als Erwachsene komme ich mir hinsichtlich meiner Sexualität die meiste Zeit wie ein Skiläufer vor, der unter einer Lawine begraben ist. Ich kauere mich unter der massiven Schneelast zusammen, total abgeschnitten von der Möglichkeit, meine Gefühle auszudrücken – oder überhaupt zu erkennen –, nicht einmal dazu fähig, meinen zu Eis erstarrten Körper zu spüren. Aber zur selben Zeit fühle ich mich wie eine Retterin, ich stehe außerhalb meines »Gefängnisses« und schaufele den Schnee weg, um zu dem kleinen, zusammengerollten Opfer inmitten der kalten, harten Massen vorzudringen. Ich bin sowohl die Gerettete als auch die Retterin. Niemand kann mir die Aufgabe, mich zu retten, abnehmen. Das ist wichtig.
Wenn auch das Wegschaufeln meine Arbeit ist, so habe ich doch das große Glück, einen Partner gefunden zu haben, der mich unterstützt. Manchmal beschließen wir, vorläufig bestimmten Problemen aus dem Weg zu gehen. Mitunter werden die Schmerzen und Anforderungen einfach zu groß, und es scheint nicht der Mühe wert zu sein, den Berg zu besteigen. Dann ist es besser, den pragmatischen Weg außenherum *einzuschlagen und auf die ehrenhafte Herausforderung des Gipfelsturms zu verzichten.*
Und dennoch bin ich ein sexuelles Wesen, und die Sexualität durchzieht auf subtile Weise mein alltägliches Leben. Sex hat für mich jedoch noch immer nichts »Natürliches«. Es gibt da einen Song in Irving Berlins Musical Annie Get Your Gun *mit dem Titel »Wir tun bloß, was natürlich ist«. Als Kind haßte ich dies Lied, und ich hasse es noch heute. Damals glaubte ich, »tun, was natürlich ist« sei Teil dessen, was ich erleben mußte. Auch als Erwachsene überlege ich manchmal, ob das Ausleben der »natürlichen« Triebimpulse nicht doch bedeutet, daß man Kinder befingern und vergewaltigen darf. Wenn »natürlich« bedeutet, seinen Reaktionen auf sexuelle Reize ungezügelt und gedankenlos nachzugeben, dann will ich jedenfalls nichts mit »natürlichem Sex« zu tun haben.*
Dies ist nicht meine einzige Reaktion, bei der ich mir moralistisch,

verschroben und nicht ganz im Einklang mit der Welt vorkomme. Ich habe den lüsternen Blick, den Ausdruck der Begierde beschrieben, den die meisten Menschen unserer Gesellschaft für ein erotisches Moment halten, das nachhaltig genug ist, um darüber Gedichte oder Lieder zu schreiben. Was mich betrifft, so wird mir übel, wenn »der Blick« mir gilt. Ich habe den Ausdruck in meiner Kindheit nur zu oft gesehen, und er war immer gleichbedeutend mit Vergewaltigung. Ich kann ihn nicht mit etwas Wünschenswertem verbinden.

Drehe ich also, wenn ich mit meinem Partner zusammen bin, einfach das Licht aus, so daß ich nicht mehr sehe, was mich beunruhigt? Nein, denn auch das ist mir unbehaglich. Viele der Belästigungen fanden im Dunklen statt. Und wenn das Licht aus ist, passiert es mir viel eher, daß ich mir das Gesicht und die Umrisse eines quälenden Eindringlings vorstelle, als daß ich die vertrauten und liebevollen Züge des Mannes, den ich gern habe, spüre.

Weil Sexualität unzweifelhaft ein Teil von mir ist, mußte ich ihn neu definieren, damit ich mit ihm leben kann. Ich mußte einen Teil von mir neu entwerfen, über den andere, glücklichere Menschen niemals nachzudenken brauchen.

Und ich versuche mit aller Kraft, nicht darüber nachzudenken, was diese »anderen« wissen oder fühlen, bedingt durch ihre so ganz anders gearteten Erfahrungen. Ich muß ihnen nicht glauben, wenn sie sagen, daß etwas »Spaß« macht oder »sexy« ist. Für mich gilt das vielleicht nicht. Schließlich hat Sex bei mir dazu gedient, mich zu verletzen, mir körperliche Schmerzen zuzufügen und mir ein erbärmliches Selbstwertgefühl zu vermitteln. Falls ich jemals einen physischen und emotionalen Spielraum für Sex in Verbindung mit Spaß wiedergewinnen sollte, dann nur, wenn ich sicher wäre, daß sich damit keine Schmerzen verbinden.

Ich bemühe mich jeden Tag in kleinen Schritten darum. Wenn ich bei einem Lächeln oder einer Berührung ein gutes Gefühl habe, dann gestehe ich mir zu, die Wärme zu genießen. Wenn sich ein intimer, warmer Gefühlsaustausch mit jemandem, dem zu vertrauen ich gelernt habe, abspielt, dann bezeichne ich das als sinnlich. Wenn ich zusammen mit dem Mann, den ich liebe, einen für beide angenehmen Weg zur Befriedigung entdecke, dann ist das ein Schritt hin zu wirklicher Intimität und auch für mich angenehmen Sex.

Ich muß hier meinen eigenen Weg gehen. Ja, er ist manchmal einsam, aber er ist der einzige, den ich beschreiten kann.

_____Denjenigen Frauen, die selbst keine Inzestopfer sind, könnte die Sexualität als das augenfälligste und dringlichste Problem erscheinen, das in einem Buch über erwachsene Frauen, die als Kinder mißbraucht wurden, behandelt werden sollte. Schließlich ist der Inzest ein Sexualverbrechen. Sexuelle Störungen im Erwachsenenalter wären eine wahrscheinliche Konsequenz dieses frühen Mißbrauchs.

Wir behandeln dieses Problem erst in der Mitte des Buchs, weil es notwendig war, vorher das Problem der Kontrolle und des Vertrauens, die in vieler Hinsicht Teil der Sexualität sind, in Angriff zu nehmen. Und neben den Begriff der Sexualität fügen wir der Überschrift des Kapitels noch ein entscheidendes zweites Wort hinzu: Intimität. Für diese Ergänzung gibt es gute Gründe.

Sexuelle Fragen sind außerordentlich kompliziert. Vielleicht ist dies das am meisten untersuchte und erforschte Thema in der gegenwärtigen Kultur – und doch bleibt es immer noch weitgehend unverstanden, obwohl es derart im Blickfeld der Öffentlichkeit steht. Ganze Buchhandelsketten müßten schließen, wenn über das Thema plötzlich nicht mehr geschrieben werden dürfte. Die Psychologen in den Medien müßten ohne die Sintflut von Fragen zum Thema Sex ihre Sendezeit einschränken. Und zahllose Zeitschriften müßten eingestellt werden ohne ihr Hauptfutter, das die Auflage hoch hält.

Und trotzdem – wieviel wissen wir – neben all der Übersättigung durch die Medien – wirklich über das Thema? C. S. Lewis, der bekannte Religionspublizist und Cambridge-Professor, kritisierte, daß Offenheit auf diesem Gebiet nicht unbedingt problemlosen Sex garantiere:

Man hat uns gepredigt, bis wir es nicht mehr hören konnten, daß die sexuelle Begierde auf der gleichen Ebene wie unsere anderen natürlichen Bedürfnisse steht, und wenn wir nur die alberne viktorianische Gewohnheit, sie zu vertuschen, aufgeben würden, dann würde alles im Garten traumhaft sein. Es ist nicht wahr . . . Man sagt uns, daß der Sex verpfuscht wurde, weil er vertuscht wurde. Jetzt ist von morgens bis abends darüber geredet worden. Und trotzdem ist der Sex noch immer verpfuscht. Wenn das Vertuschen die Ursache der Schwierigkeiten gewesen wäre, dann hätte die freie Erörterung den Sex erleichtert. Aber das ist nicht geschehen.

Ein Grund, die Erörterung der Sexualität hinauszuschieben, ist also, daß es schwer ist, auf die Fragen, die diese aufwirft, Antworten zu finden. Von den Inzestüberlebenden einmal abgesehen, quält die Frage, was eigentlich eine gute sexuelle Beziehung ausmacht, auch die »Normal-Sterblichen« beider Geschlechter. Wir scheinen davon besessen, »Liebe« und damit verbunden Sex zu suchen. Glücklich und leicht soll unsere Beziehung sein, und man sagt uns, daß wir das erreichen könnten. Die Scheidungsrate, die in Amerika nun nahezu 50 Prozent aller Ehen betrifft, spricht eine andere Sprache. Ganz sicher ist die Sexualität für viele Menschen »verpfuscht«, und sie finden keine Möglichkeit, um ein gesundes Sexualleben zu führen.

Einen weiteren Teil der Verwirrung macht die Tatsache aus, daß Sex sich schwer definieren läßt. »Maschinisierter Sex«, also physische Befriedigung per Knopfdruck, ist eine Sache. Eine andere ist es, in eine warme, vertrauensvolle, sinnliche und vielleicht sogar geistig-seelische Beziehung mit einem anderen Menschen eingehüllt zu sein. Der Versuch, diese beiden Vorstellungen miteinander zu versöhnen, mag die Existenz all der »So wird's gemacht«-Bücher erklären, die für die Verleger ein solcher Umsatzsegen sind.

Schlichter Knopfdruck-Sex scheint ziemlich einfach zu sein; Tiere praktizieren ihn mit einer bemerkenswerten Erfolgsrate. Menschen tun es ihnen oftmals gleich, doch finden viele, daß das noch nicht ganz ausreicht. Sowohl Männer wie auch Frauen scheinen etwas mehr zu suchen als einen einzigen unveränderlichen körperlichen Akt, der jahrelang ständig wiederholt wird. Die Scheidungsquote und der hohe Grad an Unzufriedenheit mit ihrem Sexualleben, von dem (die amerikanischen) Frauen berichten, lassen die Vermutung zu, daß mehr zum Sex gehört als nur der Paarungsakt. Sinnlichkeit, Vertrauen, Spiel und wechselseitiges Geben und Nehmen, die in so hohem Maße Teil der Intimität sind, sind das Ziel der Menschen, die danach streben, ihre Sexualität in ihr ganzes Sein zu integrieren. Daher der zweite Teil unserer Kapitelüberschrift.

Sex ist also ein Problem, das den ganz gewöhnlichen Menschen in heillose Verwirrung stürzt. Die Wahl des falschen Sexualpartners ist in unserer Kultur weit verbreitet. Insbesondere Frauen beschäftigen sich häufig mit der Frage, wie sie Befriedigung in sexuellen Beziehungen erreichen können.

Aber genau wie auf jedem anderen Gebiet, das wir bisher untersucht haben, bringt die Inzestüberlebende auch in bezug auf das Thema Sex eine ganze Reihe von speziellen Schwierigkeiten mit, durch die das Problem für sie noch komplexer wird. Jeder vernünftige Mensch wird uns zustimmen müssen, daß gestörte Kinder aus ungesunden und funktionsgestörten Familien wie denen, in denen sich Inzest entwickeln kann, nicht gerade gute Kandidaten für eine mühelose, gesunde sexuelle Beziehung sind. Eine Frau mit Inzesterfahrung muß sich mit einer Flut von Schwierigkeiten, die ein »normaler« Mensch vielleicht nicht hat, auseinandersetzen und Lösungen dafür finden. Wir sagen damit keineswegs, daß diese Frauen keine gesunde Sexualität erreichen können. Tag für Tag schaffen das einige Überlebende. Aber sie muß sich darüber im klaren sein, daß Sex kein unbelastetes Thema ist und daß sie mit sich Geduld haben muß.

Ein weiterer Grund, warum wir die Sexualität der Inzestüberlebenden erst jetzt behandeln, ist, daß in ihr die verschiedensten Problembereiche komprimiert sind. Schwierigkeiten auf sexuellem Gebiet deuten auf andere Schwierigkeiten hin. Da Sexualprobleme sehr ernst sein können, sind sie oft der Auslöser, der eine Frau nach professioneller Hilfe suchen läßt – sei es nun eine Einzel- oder eine Gruppentherapie. Sexuelle Störungen können ein Hinweis auf den Zustand der übrigen Psyche sein.

Nur nachdem eine Frau angefangen hat, die mannigfaltigen Problemschichten, die von ihrem Inzest herrühren, abzubauen, werden ihre sexuellen Beziehungen gesünder werden. »Gesunder Sex« bedeutet für die Inzestüberlebende dasselbe wie für jeden anderen Menschen: Vertrauen, Offenheit – trotz der eigenen Verletzlichkeit –, Nähe, Intimität und Wechselseitigkeit. Der Weg, auf dem sie diese Ziele erreicht, mag allerdings länger und umständlicher sein als der Weg einer Frau, die keinen Inzest in ihrer Vergangenheit erleben mußte.

Für eine Inzestüberlebende ähnelt die Sexualität einem Prisma. Ein Prisma ist ein durchsichtiges, vieleckig geschliffenes Stück Glas, das einen Lichtstrahl in die vielen Segmente des Farbspektrums bricht. Wenn man ein durchsichtiges Prisma ins Sonnenlicht hält, projiziert es einen Regenbogen auf den Boden – bestehend aus wunderschönem Violett, Blau, Grün, Gelb, Orange und Rot. In der Form und der Struktur eines Prismas liegt das Potential für die reinen, schönen Farben.

Die Sexualität kann wohl kaum betrachtet werden ohne Bezug auf all die anderen Problemkreise im Leben einer Inzestüberlebenden: Sie muß oftmals neu erlernen, Vertrauen zu haben, sich ihrer eigenen Gefühle bewußt zu werden, legitime Kontrolle auszuüben, wieder wie ein Kind zu spielen und zu lachen und sich selbst mit Respekt und Achtung zu sehen. Die Sexualität berührt alle diese Bereiche. Wenn Frauen über Sex diskutieren, kommt das Thema Kontrolle wieder und wieder auf, ebenso wie die Frage der Selbstachtung. Sexuelle Unzufriedenheit wirft ein Licht auf eine ganze Palette von Problemen. Aus diesem Grunde ist eine sexuelle Störung so ein guter Indikator für Probleme in allen anderen Lebensbereichen.

Es ist fast immer ein Irrtum, wenn eine Inzestüberlebende glaubt, daß sie alle ihre Probleme lösen kann, wenn sie nur den Sex in den Griff bekommt. Eine Inzestüberlebende überlegte, ob sie ihren Horror vor dem Geschlechtsverkehr mit Männern überwinden könnte, indem sie sich als »Ersatz-Partnerin« in einer Sexklinik betätigte. Als sie darüber nachdachte, wurde ihr klar, daß das überhaupt keine Lösung war, da dabei keine ihrer wirklichen

Schwierigkeiten, die ihre Angst vor Männern ausmachen – wie zum Beispiel die Frage des Grundvertrauens –, gelöst würde. Diese verzagte und unsichere Frau könnte durch eine solche Erfahrung zugrunde gerichtet werden und dabei lediglich erneut die Bestätigung erhalten, daß sie nur ein Sexualobjekt sei – eine Art von erneuter Opferung. »Den Sex hinkriegen« bringt einem also nicht unbedingt sexuelle Zufriedenheit.

Das Thema ist komplex, und schlüssige Folgerungen – die zudem schwer zu finden sind – gibt es nur wenige. Statt eines Versuchs, Lösungen darzustellen, haben wir uns entschieden, das Thema so anzulegen, daß es seine vielen Facetten offenbart: Wir haben keinen Versuch unternommen, irgendwelche bestimmten Theorien über die Entwicklung der »normalen« Sexualität zusammenzufassen. Dieser Ansatz ist in genügend anderen Büchern unternommen worden.

Es ist allerdings eine Tatsache, daß es derzeit noch wenig fundierte Erkenntnisse und Informationen über das sexuelle »Funktionieren« der erwachsenen weiblichen Inzestüberlebenden gibt. Unsere Methode ist also eklektisch und empirisch. Wir verhalten uns hier wie Reporter. Durch diesen journalistischen Ansatz können wir einige der Überlebenstechniken in Erfahrung bringen, die bestimmte Frauen angewendet haben, um einen andauernden und zufriedenstellenden Frieden mit sexueller Nähe in ihrem Leben zu erreichen.

Eine Diskussion am runden Tisch

Bei unserer Beschäftigung mit dem Sexualleben von Frauen, die einen Inzest überlebt haben, ist eines für uns klar: Auch wenn alle diese Frauen im großen und ganzen mit denselben Problemen zu tun hatten, fallen ihre Reaktionen darauf doch individuell sehr verschieden aus. Sich hier auf einige Fallbeispiele zu beschränken würde unserer Meinung nach einen zu begrenzten Ausschnitt aus der ganzen Variationsbreite von Antworten, die die Überlebenden gefunden haben, zeigen. Auch ließe sich dabei eine schwerpunktmäßige Untersuchung der Kindheitsgeschichten statt der Sexualität der Erwachsenen nicht vermeiden.

Wir beschlossen daher, eine Gruppe von Frauen zu interviewen. Wir sahen darin zweierlei Vorteile: Erstens ergäbe sich daraus eine Art Querschnitt durch die verschiedensten Antworten auf die Probleme, und zweitens könnten wir auch aus den Reaktionen der Frauen aufeinander lernen. Die Gruppe von Inzestüberlebenden, die hier zu Wort kommt, hatte zum Zeitpunkt des Gesprächs bereits zehn Wochen miteinander gearbeitet, lange genug also, um sich zu kennen und sich miteinander wohl zu fühlen. Wir haben das Interview nur geringfügig überarbeitet. Die Anworten kamen spontan und ungeprobt, und diese Tatsache zeigt, wie zielstrebig die Frauen zum Kern der Sache kamen und wie gegenwärtig nah ihnen diese Themen sind.

Frage: Wir meinen, daß Sexualität und Intimität wichtige Themen für die meisten Inzestüberlebenden sind. Karen ist gerade von einer dreitägigen Veranstaltung zu dem Thema Inzest zurückgekommen. Dieser Veranstaltung waren auch Workshops angeschlossen, auf denen führende Wissenschaftler sprachen. Was denkt ihr, wie viele Sitzungen sich mit der Sexualität der Überlebenden befaßten? Die Antwort: keine. Dabei machen sich die Überlebenden, zu denen wir Kontakt haben, viele Gedanken über dieses Thema. Ist hier eine Frau, die noch nie ein Problem mit Sexualität oder Intimität gehabt hat? (Schweigen)

Frage: Wo liegen die Hauptprobleme?

Libby: In der Gesellschaft. Ich habe mich bis Anfang Zwanzig nicht getraut, meine Sexualität auszuleben, und die Männer, mit denen ich ausging, merkten einfach nicht, was ich durchmachte, selbst wenn sie wußten, daß ich ein Inzestopfer war. Sie haben weder die Zeit noch die Zuwendung aufgebracht, die ich gebraucht hätte, um einen Orgasmus oder sonst was zu kriegen. Das habe ich erst mit meinem Mann erlebt, weil er sich Zeit für mich nahm. Ich glaube, viele Männer sind der Ansicht, daß im Bett ihr Ego auf dem Prüfstand steht. Wenn du keinen Orgasmus hast, sind sie verletzt, und wenn sie sich gemeinsam mit dir darum bemühen sollen, dann sind sie auch verletzt. Die Tatsache, daß ich so etwas wie eine Funktionsstörung habe, hängt mit den Männern unserer Gesellschaft zusammen, also damit, daß ihre Egos in sexuellen Situationen so leicht zerbrechen. Außerdem weiß ich heute, daß viele der Männer, mit denen ich zusammen war, selber Probleme, ihre eigenen Funktionsstörungen, hatten. Ganz bestimmt gehört auch das zu unserem Thema, daß wir Männer anziehen, die selbst auch irgendwelche Probleme haben.

Frage: Was für Probleme?

Libby: Konkurrenzprobleme. Sie waren impotent – na ja, nicht total –, jedenfalls glaubten sie, daß andere Männer vier- oder fünfmal einen hochkriegen könnten und sie nicht, und deshalb stimme was nicht mit ihnen. Oder sie trinken zuviel, oder sie haben Schuldgefühle bezüglich ihrer Vergangenheit, zum Beispiel wegen einer Scheidung. Viele von ihnen suchen nach einer Mutter, nach jemandem, der sie erlöst von ihren Problemen; und ich habe solche Männer dann ganz lieb in den Arm genommen und gesagt, es würde alles gut.

Frage: Du glaubst also, daß Inzestüberlebende Männer mit Problemen anziehen?

Libby: Ich weiß nicht, ob wir wirklich entsprechende Signale aussenden, aber ich *weiß*, daß wir Leuten gegenüber, die Probleme haben, aufnahmebereiter sind.

Lauren: Ich glaube, wir können Schmerzen besser aushalten – auf dem Gefühlssektor und auch körperlich. Die meisten gesünderen Frauen sehen zu, daß sie aus einer gestörten Beziehung so schnell wie möglich herauskommen, während wir länger durchhalten.

Frage: Und weil ihr euch nicht genügend schützt, können sie euch länger mißbrauchen?

Sue: Wir wissen eben leider, wie man es aushält, mißbraucht zu werden.

Frage: Dann sind eure Hauptprobleme die, mit denen die Männer euch belasten?

Sue: Was die Sexualität angeht, finde ich das nicht. Je länger ich darüber nachdenke, desto mehr habe ich den Eindruck, daß ein Teil von mir am liebsten leugnen würde, daß ich eine Sexualität habe, daß ich überhaupt ein sexuelles Wesen bin ... Ich wirke

gern attraktiv, auf meinen Mann und auf andere Männer, wenn ich mich auch nicht gerade als kokett einschätze. Wenn mich allerdings jemand als möglichen Sexualpartner ansieht, dann denke ich: »Jetzt wäre ich lieber nicht mehr attraktiv.«
Libby: Ja, ich bekomme auch immer noch dieses Gefühl: Wie kann es jemand wagen, mich als sexuelles Wesen, als bloßes Sexualobjekt anzusehen?
Alice: Wie reagiert denn eine normale Frau? Durch das, was uns passiert ist, können wir uns das kaum vorstellen – ich weiß, es ist ganz normal, daß eine Frau attraktiv sein möchte. Doch wenn uns dann jemand näherkommen will, dann weichen wir irgendwie zurück. Wie würde denn eine normale Frau reagieren?
Peggy: Das wissen wir nicht. Hier ist keine. (Lachen)
Karen: Also, ich bin die einzige hier, die keine Inzestüberlebende ist, und vielleicht kann ich nur für mich selbst sprechen, aber ich sehe einen Riesenunterschied zwischen meiner sexuellen Entwicklung und der eines Inzestopfers. Sosehr Carol das haßt: »Tun, was nur natürlich ist« – so sehe ich meine allmähliche Reifung nun einmal. Ich hatte meinen ersten Freund im üblichen Alter, und wir machten die üblichen Sachen miteinander. Es schien ganz einfach, da gab's keine großen Schwierigkeiten. Es war so, als lernte ich erst mal krabbeln, bevor ich laufen lernte. Mich hat niemals jemand zu sexuellen Aktivitäten gezwungen, und die ganze Vorbereitungszeit auf den »erwachsenen Sex« hat Spaß gemacht und verlief positiv. Für euch war das ganz anders. Ihr mußtet schon ein Rennen bestreiten, bevor ihr überhaupt krabbeln konntet, vom Gehen ganz zu schweigen. Und ich denke, daß viele der Überlebenden, die ich kennengelernt habe, Angst vor dem Versagen haben.
Kris: Also ich sehe das Problem nicht in sexuellem Versagen. Wenn ich mit jemandem schlafe, dann fühle ich mich der Sache durchaus gewachsen, und ich erlebe sexuelle Höhepunkte. Für mich ist es ein Problem, *erst einmal so weit zu kommen, daß ich mit jemandem ins Bett gehe.* Ja. Irgend etwas ist da an der Art, wie ich angeguckt werde – wenn zum Beispiel ein Mann an mir vorbeifährt und hupt, dann werde ich furchtbar wütend, obwohl

ich ansonsten nicht so leicht wütend werde. Sicher, ich will mich attraktiv fühlen und auch auf andere so wirken, aber hier wird eine Grenze überschritten. Das geht mir einfach zu weit.

Sue: So sehe ich das auch. Das Versagen ist nicht das Problem. Ich habe nicht das Gefühl, daß ich an Funktionsstörungen leide. Wenn ich mich als attraktiv empfinde, dann fühle ich mich als Frau; aber betrachte ich mich in bezug auf meine Sexualität, dann fühle ich mich als bloßes Sexobjekt. Selbst bei meinem Mann. Also wenn es hoch hergeht im Bett, na ja, ihr wißt schon – und er hat diesen *Blick* und kommt in Fahrt . . . das mag ich einfach nicht.

Marianna: Das habe ich auch schon erlebt. Ich empfinde wirklich Liebe für meinen Mann, aber wenn wir in eine sexuell aufgeladene Situation kommen, und er sieht mich auf eine bestimmte Weise an – und sicher denkt er, das wäre das *Liebevollste* von der Welt, das größte Kompliment, das er mir machen könnte –, dann hasse ich ihn. Ich kann es einfach nicht ertragen, wenn mich mein Mann auf diese Art ansieht. Mir wird schlecht davon, und dann kann ich auch keinen Orgasmus haben. Der Blick zerstört einfach alles. Und das ist doch ein Widerspruch. Für normale Frauen wäre das doch super . . . Ich finde das verwirrend.

Libby: Also dieses Problem habe ich weniger, und ich habe eine sexuell befriedigende Beziehung mit meinem Mann. Aber manchmal bin ich ziemlich frustriert, denn ich habe ein sehr geringes Selbstwertgefühl, und dann kann ich nicht glauben, daß er mich wirklich attraktiv findet. Ich habe Schwierigkeiten mit dem Bild, das ich selbst von mir habe. Meine einzige wirklich sexuelle Störung war, daß ich keinen vaginalen Orgasmus bekommen konnte. Heute denke ich, daß das mit meinem Verhalten gegenüber meinem Stiefvater, der mich zum Sex zwang, zu tun hatte. Ich habe damals dissoziiert, also mich von der Situation gelöst, bin an die Decke geschwebt und habe das Einmaleins aufgesagt. Damals hatte ich Orgasmen, und ich hatte dabei Schuldgefühle, weil ich ein rein mechanisches Vergnügen erlebte. Später habe ich mich vielleicht immer noch aufgespalten. Vielleicht war die Erinnerung daran immer noch da. Aber heute habe ich das nicht mehr.

Frage: Quälen jemand von euch beim Sex Erinnerungen?

Marianna: Ich erlebe solche »Rückblenden«, aber das Problem ist lange nicht mehr so groß wie früher. Sie scheinen, je weiter ich komme und je älter ich werde, immer mehr an Intensität zu verlieren.
Frage: Du sagst, sie werden weniger intensiv. Wie hast du das erreicht?
Marianna: Das weiß ich selbst nicht so genau. Ich habe immer versucht, die Erinnerungsbilder abzublocken, und irgendwie treten sie nicht mehr so stark wie früher auf. Sie verlieren in dem Maße ihre Macht über mich, in dem ich allmählich durch die Therapie stärker und gesünder werde.
Frage: Hat eine von euch schon mal daran gedacht, die Männer ganz aus ihrem Leben zu streichen? (Allgemeines Lachen und gestöhntes »Oh, ja!«)
Lauren: Ich wollte die Männer nie ganz aufgeben. Manchmal denke ich, daß ich nie wieder eine enge Beziehung haben möchte, sondern mir nur noch welche für den Sex halte. (Lachen) Sex pur funktioniert auch ohne Nähe. Ich habe erst im letzten Jahr herausgefunden, daß ich Angst vor zuviel Intimität habe. Das wollte ich früher nie zugeben.
Frage: Hat eine von euch schon mal darüber nachgedacht, ob die Beziehung zu einer Frau leichter sein könnte?
Kris: Ich denke, daß es vielleicht weniger Grenzen gäbe in sexueller Hinsicht. Ich habe noch nie eine sexuelle Beziehung zu einer Frau gehabt. Ich habe eine enge Freundin noch aus der Oberschule, und wir haben hin- und herdiskutiert, ob wir auch eine sexuelle Beziehung wollen. Ich glaube, für sie wäre das viel einfacher, denn ihre Mutter ist Lesbierin. Es wäre für sie leichter als für mich, denn ich richte mich stärker nach den gesellschaftlichen Normen. Aber ich kann mir schon vorstellen, daß wir viel besser wissen würden, was die andere sich wünscht und braucht. Es wäre leichter, sich zu verstehen.
Frage: Glaubt ihr, daß es möglich ist, ein gesundes sexuelles Wesen zu sein und enthaltsam zu leben?
Sue: Gar keine Frage. Ich kenne eine Menge Leute, die ohne Sex leben und dabei emotional völlig gesund sind. Vielleicht werden

ihre sexuellen Bedürfnisse nicht befriedigt, aber ich denke, sie haben trotzdem eine gesunde Einstellung dazu. Sie leben nicht so, um vor der Sexualität davonzulaufen; Sex ist einfach kein Thema für sie. Wenn ich mich zum Zölibat entschlösse, dann aus dem Grund, daß ich so viele sexuelle Probleme habe, und dann bedeutete es, daß ich vor etwas davonliefe.

Frage: Ich denke, wir haben alle eine Vorstellung davon, wie ein normaler, sexuell ausgeglichener Mensch aussehen sollte, ob die nun aus Büchern oder dem Fernsehen oder von anderen Leuten stammt. Wenn ihr an das Ideal denkt, was hält *euch* davon ab, so zu sein?

Alice: Die Selbstachtung. Durch den Inzest ist die doch sehr verletzt worden – allerdings nicht unbedingt aufgrund dessen, was da tatsächlich passiert ist, sondern durch die Art und Weise, wie die Leute darauf reagiert haben; es entwickelte sich zu einer Situation, in der das, was ich dabei empfand, völlig unwichtig wurde. Was zählte, war, wie alle anderen auf mich reagierten und wie sie die Situation bewerteten, und da habe ich mich dann von meinen eigenen Gefühlen abgewendet und aufgehört, mir selbst zu vertrauen, und angefangen, auch noch alles zu glauben, was all die anderen sonst noch so sagten.

Frage: Also ist für euch der Mangel an Selbstachtung das größte Hindernis?

Alice: Ich stelle mir vor, daß eine normale, gesunde Frau ein großes Maß an Selbstachtung hat und wirklich selbstsicher ist.

Frage: Was ist das große Hindernis für die übrigen?

Sue: Angst.

Frage: Wovor?

Sue: Vor allem. (Lachen)

Sue: Angst vor Nähe, vor Vertrauen. Angst, die Kontrolle zu verlieren. Angst, von anderen beherrscht zu werden.

Libby: Ich mache mir am meisten Sorgen darüber, daß ich so viele Hemmungen habe. Auf dem Gebiet der Sexualität fühle ich mich sogar noch sicherer als auf manchem anderen, denn ich weiß, daß mein Mann mich liebt. Aber mein Bild von mir selbst ist sehr schlecht, und das wirkt sich auf viele Bereiche meines Lebens aus.

Ich wäre gern wie eine von diesen Frauen, die richtig dick und fett sind und sich gar nichts daraus machen, und ihre Männer lieben sie trotzdem. Und sie watscheln in der Gegend rum, und es ist ihnen überhaupt nicht peinlich. Solche 150-Kilo-Frauen, die haben Krampfadern und amüsieren sich trotzdem. So unbefangen wie die wäre ich gern. Ich möchte so weit kommen, daß es mir ganz egal ist, wie ich aussehe oder wie ich rieche oder ob mein Haar unordentlich ist.

Lauren: Ich denke, mein größtes Hindernis ist die Angst, daß man mich kontrolliert. Ich mag es nicht, wenn mich jemand beim Sex überwacht. Oder auch die Angst vor Nähe. Wenn ich mit jemandem intim bin, werde ich verletzlicher; ich bin nicht mehr auf der Hut und lasse jemanden viel näher an mich heran. Also, wenn ich von guter Sexualität spreche, dann meine ich emotionalen Sex. Und wenn ich verliebt bin, ist das wie eine Droge; du denkst die ganze Zeit daran. Ich möchte nicht, daß irgend etwas solch eine Macht über mich hat. Der Inzest hatte solche Macht über mich.

Kris: Was das Vertrauen angeht, da stimme ich zu. Wenn mein ganzes Sexualleben aus nichts anderem als Selbstbefriedigung bestehen würde, dann wäre es *wunderschön.* Wenn du einen Partner hast und du mußt dem gegenüber ein total sexuelles Wesen sein – solchen Situationen traue ich überhaupt nicht. Ich kann mir nicht vorstellen, wie das laufen soll.

_____Diese Gruppe von Inzestüberlebenden brachte in kürzester Zeit fast jedes sexuelle Problem zur Sprache, dem wir in unseren Gesprächen mit Überlebenden begegnet sind. Das war vielleicht vorhersehbar, wenn man allein an die Probleme denkt, die bereits bei einem gesunden weiblichen Sexualleben eine Rolle spielen. Wenn bei einer Inzestüberlebenden der wunde Punkt Vertrauen ist, wenn sie sich nicht auf die Echtheit ihrer eigenen Gefühle – ganz zu schweigen von denen ihres Partners – verlassen kann, dann spiegelt sich dieses Problem in ihrer Sexualität wider. Wenn sie nicht die Sicherheit und Überzeugung hat, daß sie ein guter und wertvoller Mensch ist, zeigt sich auch das in der Sexualität.

Wenn Kontrolle und Abgrenzung ihre Probleme sind, dann wirken sich auch die ganz sicher auf ihr Sexualleben aus. Die Sexualität fängt alle diese Punkte wie in einem Brennglas ein. Je deutlicher die Probleme und je besser das Glas, desto strahlender und gesünder ist ihr Intimleben.

Die Lebensgeschichte einer jeder dieser Frauen läßt Schlüsse darauf zu, welche Bereiche und welche sexuellen Probleme für sie besonders schwierig sind; und manche werden in bestimmten Phasen ihres Lebens stärker in den Vordergrund treten. Fragen Sie in zehn Jahren bei diesen Frauen noch einmal nach, und ihre individuellen Beschwerden werden sich geändert haben; aber dennoch wird jedes beliebige Interview mit Überlebenden die Probleme zeigen, die diese Frauen haben, wenn sie versuchen, den Knoten aus Sexualität und Intimität zu lösen.

Das einzig Ungewöhnliche an unserem Gruppengespräch ist, daß keine der Frauen sagt, daß sie nie einen Orgasmus erlebt, obwohl das Ausbleiben des sexuellen Höhepunkts ein weitverbreitetes Problem bei Überlebenden ist. Die meisten aus dieser Gesprächsrunde sind also im »technischen« Sinne zu sexuellem Empfinden fähig, d. h., sie können einen Orgasmus entweder durch Masturbation oder zusammen mit einem Partner erreichen. Aber dennoch würde keine von ihnen behaupten, daß Sex nicht ein wesentliches Problem für sie sei, trotz einer enggefaßten Definition des Begriffes Erfolg. Die meisten von ihnen haben das Gefühl, daß ihnen etwas entgeht.

Sie sind alle mehr oder weniger beunruhigt, daß irgend etwas nicht richtig läuft; und auch wenn jede für sich andere Problemkreise nennt, so betrifft doch alle das eine Problem, nämlich daß ihnen die Sexualität verdorben worden ist. Sich um die Qualität ihres Sexuallebens Sorgen zu machen ist vielleicht ein typisches Problem der modernen westlichen Frau, ein Problem, das Inzestüberlebende in vergangenen Zeiten so noch nicht hatten. Doch es widerstrebt uns, so arrogant zu sein, darüber zu urteilen, was Frauen früherer Generationen gefühlt haben mögen; es scheint aber durchaus möglich, daß unsere Mütter und Großmütter durch einen Mangel an »sexuellem Erfolg« nicht ganz so belastet wurden wie wir heute – auch wenn sie ohne jeden Zweifel in erheblichem Maße Inzest erfahren mußten, wobei in ihrer damaligen Lage der niedrige gesellschaftliche Status der Frauen noch erschwerend hinzukam. Wenn das sexuelle Vergnügen immer noch die Domäne des Mannes und das Kinderkriegen die der Frau wäre, würde es vielleicht weniger Auseinandersetzung um die Frage nach »gutem Sex« geben. Die Frauen der achtziger Jahre aber wissen, daß ihnen erfüllte Sexualität entgeht, und ihnen ist nur allzu bewußt, daß der Inzest in ihrer Vergangenheit der Grund dafür ist.

Sexuelle Botschaften und der gewisse Blick

Die entscheidende Ursache dafür, daß erwachsene Inzestüberlebende das Gefühl haben, daß etwas mit ihrem Sexualleben nicht stimmt, ist die Tatsache, daß sie eine Sprache sprechen, die sich von der anderer Frauen unterscheidet. Die meisten Menschen sprechen im sexuellen Bereich eine weltweit verständliche Zeichensprache, eine besondere Sprache, bei der nichts gesagt zu werden braucht und die über alle linguistischen und geographischen Barrieren hinweg verstanden wird. Eine Frau, die in Italien Urlaub macht, versteht, weil sie die »Sprache der Liebe« kennt, daß man sie lüstern beäugt, und mit derselben Sprache verständigt sich ein amerikanischer Soldat mit seiner vietnamesischen Braut, obwohl sie kein Wort englisch spricht.

Bei einer Inzestüberlebenden kommen die Gesten und Zeichen dieser Sprache völlig anders an als bei den übrigen Menschen. Durch den in der Kindheit erfahrenen Inzest, durch die schreckliche Einprägsamkeit ihrer ersten sexuellen Erlebnisse ist sie für immer verändert. Die Kommunikation – das System der »Sex-Botschaften« – ist für sie verzerrt. Sie nimmt etwas anderes wahr, und sie reagiert anders.

Diese Erklärung klingt sehr allgemein und soll es auch sein, denn sie ist die einzige Antwort auf die Frage, warum sich so viele überlebende Frauen so sonderbar, verwirrt und aufgewühlt fühlen, wenn es um den Bereich des Sexuellen geht. Verständigungssysteme (die nicht nur auf sprachliche Formen beschränkt sind) bilden die grundlegenden Bestandteile der menschlichen Kultur. Wenn einer großen Gruppe von Menschen gesagt wird, daß A für B steht, aber einigen wenigen Erwählten eingeimpft wird, daß A für C steht, dann befindet sich diese Untergruppe nicht im Gleichklang mit der herrschenden Kultur. Mit etwas so Fundamentalem wie einem Sprachsystem herumzuexperimentieren bewirkt eine totale und extreme Veränderung im Menschen. Und viele Frauen fühlen genau das: Was sie in ihrer Kindheit über Liebe und Sexualität gelernt haben, war durch Mißbrauch und Vergewaltigung verzerrt.

Die beste Veranschaulichung dieser Anomalie bietet sich in der Phase des Gruppengesprächs, als die Frauen über »den Blick« reden, also über die Körpersprache und den Gesichtsausdruck, mit denen ein Mann einer Frau die Information übermittelt, daß er sie sexuell begehrenswert findet, ganz gleich, ob sich das auch in einer konkreten Handlung ausdrückt (in den meisten Fällen kommt es nicht dazu). Frauen wachsen mit der Erfahrung dieses »Blicks« auf. Wenn sie erwachsen sind, sind sie auf ihn konditioniert. Wenn Sie sich den Film *Vom Winde verweht* ansehen, und Rhett Butler trägt Scarlett in seinen Armen die karmesinrote Treppe hinauf, dann hat er diesen Ausdruck auf dem Gesicht. Bei den Seifenopern im Fernsehen ist es das gleiche: Findet der »gewisse Blick« quer durch den Raum sein Ziel, dann beginnt die heimliche Liebesaffäre. Und natürlich sind Augenkontakt und Körpersprache die Signale, die eine Liaison bei einem »Ball der einsamen Herzen« einleiten.

Wie dieser Blick auf sie wirkt, schildert hier Karen Lison, eine Frau ohne Inzesttrauma:

> Vor einiger Zeit begegnete ich zufällig einem alten Schwarm aus meiner Schulzeit. Er lud mich zu einer Tasse Kaffee ein, und als wir im Café saßen und über die alten Zeiten sprachen, fing ich diesen »gewissen Blick« auf. Obwohl er nur einen Moment aufblitzte. Ich kann seine blauen Augen noch jetzt vor mir sehen. Es gefällt mir, daß noch ein anderer Mann als mein Ehemann mich sexuell anziehend findet. »Dieser Blick« macht mir keine Angst; er spricht mich an, weil sich

> angenehme Erinnerungen damit verbinden. Ich kann »diesen Blick« genießen, allein schon weil ich weiß, daß nichts weiter zu passieren braucht.

Karens Auffassung ist typisch für die meisten nicht-mißbrauchten Frauen, die den »gewissen Blick« als verführerisch und ihnen schmeichelnd empfinden. Eine Frau, die nie das Opfer eines sexuellen Mißbrauchs war, wird sogar häufig den Anstoß zu »diesem Blick« geben. Doch nicht wenige der Überlebenden fühlen sich durch diesen Blick bedroht; manche reagieren sogar mit äußerstem Entsetzen. Aufgrund ihrer besonderen Sensibilität sind die Überlebenden mit diesem Blick vertrauter als die übrige weibliche Bevölkerung. Viele von ihnen sagen, daß sie ein sexuelles Signal auf einen Kilometer Entfernung spüren. Manche sind so erfahren im Aufspüren der Signale, daß sie zur Verblüffung ihres Partners dessen sexuelles Verlangen manchmal schon erahnen, bevor er selbst bemerkt hat, daß er ein entsprechendes Signal aussendet. Sie sind nicht ohne Grund so kundig. Als Kinder lernten die meisten Frauen, diesen Blick sehr schnell zu erkennen, weil *ihr Überleben davon abhing, daß sie ihn rechtzeitig entdeckten*. Nur wenn sie merkten, was auf sie zukam, konnten sie vielleicht noch flüchten. Wenn sie nicht soviel Glück hatten, dableiben und sich unterwerfen mußten, konnten sie sich wenigstens darauf vorbereiten, indem sie sich gegen den unvermeidlichen Schmerz wappneten.

Wenn das Inzestopfer älter wird, wird es durch diesen Blick nicht an die gesunde Vorfreude auf etwas Schönes erinnert. Marianna hat die damit verbundenen Gefühle in dem Interview beschrieben: Der Blick verursacht ihr Übelkeit. Der Grund dafür, daß Marianna schlecht wird und ihre sexuelle Erregung mit einem Schlag vorüber ist, liegt in ihrer Kindheit; dort bedeutete eben dieser Ausdruck im Gesicht ihres Vaters, daß sie in der Falle saß und gezwungen war, mitzumachen. Sie ist immer noch an das Signalsystem ihrer Kindheit gefesselt. Obwohl sie jetzt erwachsen ist und ihr Mann sie nicht mißbrauchen will, bedeutet dieser Blick für sie nichts Angenehmes.

Marianna weiß, daß sie in dieser Situation anders als die meisten Frauen reagiert. Ihre letzte Bemerkung ist aufschlußreich: »Und das ist doch ein Widerspruch. Für normale Frauen wäre das doch super.« Nicht nur, daß sie der normalen »Sex-Kommunikation« fremd gegenübersteht; sie weiß auch, daß sie eine Fremde ist. Überlebende wie Marianna werden durch sexuelle Botschaften in zwei Teile gespalten. Das Gefühl, das sie tatsächlich haben, und das, welches sie eigentlich haben sollten, klaffen auseinander.

Es ist eine zermürbende Angelegenheit, wenn eine Frau ständig nach Übersetzungen für die Sprache der Sexualität suchen muß, um herauszufinden, was sie eigentlich spüren sollte. Das ist so schwierig und verwirrend, daß manche Überlebende versucht, dieser Art von Kommunikation gänzlich aus dem Wege zu gehen. Einige werden zu Einsiedlern, die sich nie in Gesellschaft begeben, um nicht zu riskieren, daß es zu sexuellen Andeutungen kommen könnte. Andere sorgen durch ein abstoßendes Äußeres, durch Übergewicht, Ungepflegtheit oder schlecht ausgewählte Kleidung dafür, daß niemand so leicht von ihnen Notiz nimmt; attraktiv auszusehen ist riskant.

Viele Frauen vermeiden jeglichen Augenkontakt, um sexuellen Avancen vorzubeugen. »Im College machte mich eine Freundin darauf aufmerksam, daß ich immer mit gesenktem Kopf durch die Welt ging und aufs Pflaster starrte«, erzählt eine Überlebende. »Auf diese Weise mußte ich niemanden ansehen.« Eine andere Frau, die in einem Einkaufszentrum arbeitet, fühlt sich gezwungen, den Laden sehr früh am Morgen zu öffnen, wenn noch niemand außer dem Sicherheitspersonal dort ist. Sie ist ängstlich darauf bedacht, jeglichen Augenkontakt mit diesen Männern zu vermeiden, weil sie sich dabei unwohl fühlen würde.

Durch dieses Auftreten sendet eine Überlebende allerdings ein anderes überaus deutliches Signal aus, nämlich: »Ich sehe dich nicht an, weil ich Angst habe.« Durch ihre Körpersprache vermittelt sie, daß sie ein hilfloses Opfer ist, das schon vor einem Blickkontakt mit einem Mann Angst hat. Vielleicht ist es gerade diese Botschaft, die für die außerordentlich hohe Anzahl an Vergewaltigungen und sexueller Ausbeutung bei Inzestüberlebenden verant-

wortlich ist. Sexualtäter fühlen sich nicht abgewiesen und verfolgen ein »Opfer« so eher, da es leichte Beute verspricht.
In den meisten Situationen hat der gewisse Ausdruck nicht spezifische Konsequenzen; er ist nur ein beifälliger Blick, der »Ich finde dich anziehend« bedeutet. Wenn aber in der gegebenen Situation auch noch eine weitergehende erotische Verwicklung möglich oder sogar wahrscheinlich ist, dann nehmen die schlimmen Vorahnungen der Überlebenden überhand, und sie möchte am liebsten fliehen wie früher als Kind. »Wenn mein Mann von der Arbeit kommt und sehr liebevoll ist und anfängt, mich auf diese Weise anzusehen«, berichtet eine Überlebende, »dann werde ich ganz nervös und gebe ihm lieber gleich zu verstehen, daß sich heute nichts abspielen wird, weil ich mich nicht wohl fühle und früh ins Bett will.«

Der »erotische Auftakt«

Für »normale« Menschen ist die ständig wachsende Spannung, die mit dem auffordernden Blick beginnt und zum Geschlechtsverkehr hinführt, meist erotisch erregend. Die Überlebende dagegen wittert gleich zu Beginn Bedrohliches und wird wahrscheinlich eher ein abweisendes Signal zurücksenden, um sofort den erotischen Auftakt zu stoppen. Die spannungsvolle Phase vor einer sexuellen Begegnung ist für sie durchaus nicht angenehm. Kris drückte das in unserem Interview aus, als sie ihr Problem schilderte, »erst einmal so weit zu kommen, daß ich mit jemandem ins Bett gehe«.
Es gibt genug Gründe, mit denen sich diese unangenehme Vorahnung erklären läßt. Ähnlich wie der gewisse Blick bedeutet die erotische Vorbereitungsphase für die Überlebenden etwas anderes als für die übrigen Menschen. Manch eine dieser Frauen hat als Kind gar nicht erst die Gelegenheit gehabt, den Blick wahrzunehmen, weil der Mißbrauch im Dunklen geschah. In diesem Fall wurden für sie andere Signale wichtig. Viele Frauen lagen als Kind wach im Bett und horchten auf das Geräusch von Schritten oder

das Knarren einer Treppe oder darauf, wie sich eine Hand um den Türknopf legte, weil das bedeutete, daß er sich näherte, um sie zu mißbrauchen.

Die von ihren älteren Brüdern mißbrauchte Marie war eine Meisterin darin, die Geräusche, die deren nächtliches Kommen ankündigten, zu identifizieren. Sie konnte alle Familienmitglieder sofort am Geräusch ihrer Schritte auf der Treppe erkennen:

> Ich wußte genau, welche Stufen knackten, deshalb wußte ich immer, wie nah er schon war. Ich wußte, welcher der Männer an welcher Stelle das Treppengeländer anfaßte. Ich wußte, daß mein Vater zuerst in sein Schlafzimmer und dann ins Badezimmer ging, während meine Brüder zuerst ins Bad gingen. Wenn ich also meinen Vater in sein Zimmer gehen hörte, war ich erleichtert, weil er mich nicht mißbrauchte. Ich kannte jedes nächtliche Geräusch, und ich lag da, die Decke bis zum Kinn hochgezogen, halb im Schlaf, aber zugleich mit ausgefahrenen Antennen, und wartete auf etwas Furchtbares.

Dieses »Warten auf etwas Furchtbares« tritt bei der Erwachsenen an die Stelle des erotischen Auftakts. Als diese Frauen Kinder waren, verband sich nichts Spielerisches oder Angenehmes mit dem Warten auf Sex. Das »Vorspiel« wurde für Überlebende bereits in der Kindheit zu etwas Beängstigendem. Statt eines erotisch prickelnden Auftakts erlebten sie eine Wartezeit, in der sie sich auf Schmerzen, Scham und Schuldgefühle einstellen.

Inzest durch Sexbotschaften

Alle Inzestüberlebenden kennen derartige sexuelle Traumen; eine »Botschaft«, eine wortlose Mitteilung welcher Art auch immer, ging dem tatsächlichen sexuellen Mißbrauch jedesmal voran. Für einige Frauen bestand ihr Inzesterlebnis aus dieser Botschaft; sie wurden nie auf andere Weise mißbraucht. Wie bereits geschildert, ist das System der sexuellen Zeichensprache sehr wirkungsvoll und vielschichtig, und es ist keineswegs so, daß Frauen, die »lediglich« mit Andeutungen von sexuellem Interesse konfrontiert waren, keinen wirklichen Inzest erlebt hätten.

Diese Art von »Inzest durch Sexbotschaften« umfaßt eine ganze Reihe von Verhaltensweisen. Beispielsweise, daß ein Vater seiner Tochter beim An- oder Ausziehen zusieht. Viele Frauen wußten auch, daß sie als Kinder heimlich beim Duschen oder Baden beobachtet wurden, und häufig verletzten Väter die Intimsphäre ihrer Töchter, indem sie zu ihnen ins Badezimmer kamen. Eine andere Form dieser Spielart des Inzests sind die extreme Eifersucht auf junge Verehrer der Töchter und das übermäßige Interesse an ihren Verabredungen, um intime Details zu erfahren, oder auch ein pervertiertes Interesse an ihrer körperlichen Entwicklung. Von der Überlebenden, deren Vater darauf bestand, daß sie nach ihrer ersten Menstruation mit gespreizten Beinen auf dem Bett liegen sollte, damit er nachsehen konnte, »ob auch alles in Ordnung sei«, haben wir bereits in Kapitel 4 gesprochen.

Schließlich kann ein Mann sein sexuelles Interesse auch dadurch vermitteln, daß er herumstolziert oder sich bewußt in verfängliche Posen begibt. Er geht z. B. fast ausgezogen im Haus herum, um seinen Körper demonstrativ zu zeigen, oder er reibt seine Genitalien unter dem Vorwand, er müsse sich dort kratzen. Vielleicht läßt er auch absichtlich die Badezimmertür offen, während er uriniert, so daß ihn das Mädchen im Vorbeigehen sehen muß.

Diese Art von Inzest»botschaft« kann so großen Schaden anrichten, weil sie verdeckt auftritt, ständig wiederholt wird und oft fürchterlich verwirrend wirkt. Die Tochter versteht, daß sie das Objekt der sexuellen Wünsche ihres Vaters ist, selbst wenn er darauf verzichtet, sie körperlich zu benutzen. Durch derartige Erfahrungen werden die sexuellen Signale, die sie als erwachsener Mensch empfängt, so verzerrt wahrgenommen, daß sie sich oft schon als Objekt einer sexuellen »Anmache« empfindet, wo in Wirklichkeit gar keine Aufforderung zum Sex beabsichtigt war. Aber die Überlebende hat oft bereits bei einem freundlich gemeinten Kompliment Schwierigkeiten. Ihre Antennen sind durch die Jahre, in denen sie mit dem Mißbrauch verbundenen sexuellen Anspielungen ausgesetzt war, verbogen.

Rhonda ist eine glücklich verheiratete Frau Anfang Dreißig, in einem akademischen Beruf tätig und Mutter von zwei Kindern.

Obwohl sie sich nicht als Inzestüberlebende ansieht, war sie ein Opfer genau dieser verdeckten »Inzestbotschaft«. Als seine Töchter Teenager waren, ging der Vater in dem ansonsten rein weiblichen Haushalt ständig nur mit einem knappen Slip bekleidet herum. Er hatte gegen alle Verehrer von Rhonda Einwände und machte die jungen Männer immer lächerlich, indem er sie hinter ihrem Rücken mit Spottnamen bedachte. Und als sie zu einem großen Schulball wollte und sich für diesen Abend eine elegante Hochfrisur gemacht hatte, wurde er so wütend, daß er Rhonda an den Haaren zog und sie als Schlampe bezeichnete.

»Das ist eigentlich schon alles gewesen«, sagt sie. Ihr Vater ist heute Ende Fünfzig und hat nach seiner Scheidung wieder geheiratet. Seine Frau ist jünger als seine jüngste Tochter. Obwohl Rhonda eine liberale aufgeklärte Frau ist, der bewußt ist, daß solche Ehen zwischen alt und jung nichts Ungewöhnliches sind, ist es ihr unangenehm, wenn sie sexuelle Gesten zwischen ihrem Vater und seiner neuen Frau beobachtet: »Es fällt mir schwer, ruhig zuzusehen, wenn mein Vater sie streichelt. Wegen des Altersunterschiedes erscheint es mir unpassend. Ich sehe mich an ihrer Stelle.«

Die kompromittierenden »Botschaften«, die Rhonda als junges Mädchen empfing, wirken sich auch in ihrer jetzigen Mutterrolle aus; sie grübelt häufig darüber nach, welche sexuellen Botschaften sie möglicherweise ihrem Sohn vermittelt. »Mein Siebenjähriger hat derzeit großes Interesse an Mamis Körper, aber ich weiß nicht, wie ich mich bei einem Jungen seines Alters verhalten soll. Wenn ich seine Hand von meiner Brust wegnehme, habe ich Angst, daß er dann aufhört, mit mir zu schmusen. Ich denke mir, daß andere Mütter mit einem Sohn in diesem Alter auch dieses Problem haben, doch für mich ist es größer, einfach deswegen, weil mein Vater mich in einer bestimmten Weise behandelt hat.«

Sexobjekt sein

Wenn sich die Inzestüberlebende mit anderen Frauen vergleicht, stößt sie auf weitere verwirrende Abweichungen in ihrem System der sexuellen Zeichensprache. Es steht im Zusammenhang mit ihrer Angst, attraktiv zu wirken und damit den Anschein sexueller Wünsche zu erwecken. Die Frauen in der Gesprächsrunde wollten »Attraktiv«-Sein und »Sexuell-anziehend«-Sein voneinander trennen. So sagte Sue: »Wenn ich mich als attraktiv empfinde, dann fühle ich mich als Frau; aber betrachte ich mich in bezug auf meine Sexualität, dann fühle ich mich als bloßes Sexobjekt.« Davor hatte sie gesagt: »Ich wirke gern attraktiv, auf meinen Mann und auf andere Männer, wenn ich mich auch nicht gerade als kokett einschätze. Wenn mich allerdings jemand als möglichen Sexualpartner ansieht, dann denke ich: ›Jetzt wäre ich lieber nicht mehr attraktiv.‹« Libby sagte: »Ich habe immer noch oft das Gefühl: ›Wie kann es jemand wagen, mich als sexuelles Wesen, als bloßes Sexobjekt, anzusehen?‹« Als sexuell anziehend angesehen zu werden ist für Libby keinesfalls wünschenswert. Das erinnert sie in schmerzlicher Weise an den Mißbrauch. Kris fügte hinzu: »Irgend etwas ist an der Art, wie ich angeguckt werde. Wenn zum Beispiel ein Mann an mir vorbeifährt und hupt, dann werde ich furchtbar wütend, obwohl ich ansonsten nicht so leicht wütend werde. Sicher, ich will mich attraktiv fühlen und auch auf andere so wirken, aber hier wird eine Grenze überschritten. Das geht mir einfach zu weit.«

Viele Frauen finden es erniedrigend, wenn ihnen Bauarbeiter oder irgendwelche Passanten nachpfeifen, und werden wütend. Doch hier scheint mehr im Spiel zu sein als feministischer Zorn. »Ich werde furchtbar wütend«, sagt Kris, die von einer »Grenze«, die überschritten wird, spricht. Sue macht eine scharfe Trennung zwischen »attraktiv« und »sexuell anziehend«: Attraktiv zu sein bedeutet für sie, sich wie eine Frau zu fühlen, aber sexuell anziehend zu sein bedeutet, ein Objekt zu sein. Auch Libby sagt: »Wie kann es jemand *wagen*, mich als sexuelles Wesen anzusehen?«

Dieses Thema ruft ungewöhnlich starke Gefühle hervor. Keine

der drei Frauen macht den Versuch, ihre Gefühle zu erklären, vielleicht auch, weil die Frauen selbst nicht wissen, woher ihre Wut stammt. Eine Reihe von Hypothesen sind möglich. Die eine besagt, daß Inzestüberlebende bezüglich einer Attraktivität, die zu Sex führt, an Schuldgefühlen leiden. Eine weitere Hypothese besagt, daß sie unbedingt die Vorstellung bekämpfen wollen, daß Frauen durch ein attraktives Äußeres nur bezwecken, Männer sexuell aufzureizen, denn das klingt allzusehr nach »Sie selber haben es ja so gewollt«.

Die Überlebende weiß aber mit Sicherheit, daß sie als Kind nichts dergleichen gewollt hat, und es trotzdem bekam. Dennoch läßt sich nur selten ein Inzestopfer finden, das nicht als Kind geglaubt hat, daß sie ihrem Vater sicherlich irgendeinen Anlaß gebe, so etwas zu machen, sie wußte nur nicht, wodurch sie das nun eigentlich bewirkte. Viele dachten, es hätte mit ihrem Aussehen oder ihrem Benehmen zu tun, und deshalb sorgten sie dafür, daß sie unattraktiv wurden. Aber trotz ihrer Bemühungen, nicht attraktiv zu wirken, schienen sie den Täter immer noch zu reizen. Deshalb ist sich die erwachsene Überlebende der Signale, die sie aussendet, wenn sich jemand für sie interessiert, den sie nicht bewußt angesprochen hat, unsicher.

Nehmen wir den Fall Rebecca, die in all den Jahren zwischen fünf und achtzehn, bis sie ins College kam, von ihrem Vater regelmäßig mit den Fingern oder oral vergewaltigt wurde. Sie wußte überhaupt nicht, was sie eigentlich in all den Jahren getan hatte, um dauernd sein Interesse zu erregen:

> Es war schrecklich. Es war, als würde ich ständig Signale aussenden, wie die hohen Töne, die nur Hunde hören können. Nur ich selbst konnte sie auch nicht hören. Und deshalb wußte ich nicht, was ich eigentlich tat, daß es immer wieder losging. Ich war als kleines Kind niedlich, aber als Teenager bin ich sehr dick geworden und blieb es auch. Ich wurde von der ganzen Familie immer damit aufgezogen, wie »rund und fest und gutgestopft« ich sei. Das war, glaube ich, ein Reklamespruch für eine Zigarette. Jedenfalls wußte ich, daß ich häßlich und dick und ein Bücherwurm war und sonst noch alle möglichen abstoßenden Eigenschaften hatte, und trotzdem war er immer noch hinter mir her, selbst wenn er mich wegen meiner Häßlichkeit aufzog.

Auch ihr Großvater und ihre Onkel rückten Rebecca auf den Leib. Als dann auch noch ein Priester an ihrem katholischen College sie zu verführen versuchte, glaubte sie endgültig, sie würde sexuelle Signale ausstrahlen und mache die Männer eben einfach verrückt:

> Ich hatte bei ihm Theologie, aber er sagte, ich sei so gut, daß er mir Privatstunden geben wolle. Es hört sich sicher doof an, aber ich dachte, er meint es ehrlich. Wir trafen uns also eine Zeitlang allein, und er machte Bemerkungen darüber, daß ich abnehmen müsse, und schenkte mir sogar eine Kalorientabelle. Beim Abschied versuchte er mich jedesmal zu küssen, und einmal jagte er mich um den ganzen Tisch herum, bevor ich ihm schließlich entwischen konnte. Ich verstand nur nicht, warum das alles, wo er doch gleichzeitig meinte, daß ich eine Kalorientabelle brauchte.

Bei ihrem Ferienjob in einer Buchhaltung war Rebecca schon fast verwundert, daß ihr Chef ihr keine sexuellen Avancen machte. Nach den vier Jahren College schloß sie noch ein Graduiertenstudium an; auch dort war sie oft das Opfer sexueller Zudringlichkeit:

> Heute, wo ich älter bin und mehr Abstand habe, muß ich sagen, daß dort schon ein ziemlich gespenstisches Volk war, geile alte Schulmeister, die dauernd zweideutige Witze erzählten und dann die Studentinnen so schmierig angrinsten oder versteckt in ihren Bart feixten. Sie waren nicht mal alle alt. Einmal wollte ich mit einem jungen Professor mein Referat durchsprechen, und schon saß er neben mir auf dem Sofa in seinem Zimmer und guckte meine Beine an, musterte mich von oben bis unten und dachte wirklich an alles andere als die Arbeit, über die ich mit ihm reden wollte.

Rebecca berichtet, daß sie im College abgenommen hatte und nun attraktiv aussah und viele Verabredungen mit Männern ihres Alters hatte. Mit ihnen hatte sie keine Schwierigkeiten und geriet in keinerlei sexuelle Verwicklungen, weil sie zu ihnen einfach nein sagen konnte. Es waren die älteren Autoritätsfiguren – Priester und Professoren –, die von ihr Signale zu empfangen schienen. Hatte der jahrelange Inzest sie so konditioniert, daß sie ihnen unbewußt zu verstehen gab, daß sie bereit war, wieder die Rolle des Opfers zu spielen?

Rebecca und viele andere Frauen, die ähnliche Erfahrungen gemacht haben, sind sich der Antwort nicht sicher. Aber Rebecca befürchtet, daß sie unbewußt wieder einer männlichen Autoritätsperson dieselbe »Botschaft« zukommen lassen könnte. Aufgrund dieser Befürchtung versucht sie berufliche und gesellschaftliche Situationen zu vermeiden, in denen sie auf Männer treffen könnte, die ihr zu nah kommen könnten; sie ist unsicher, was sie ihnen durch ihre Reaktion verraten würde.

Ein letzter Punkt: Sofern Attraktivität nur als sexuelle Lockspeise betrachtet wird, wollen Überlebende oft nichts damit zu tun haben. Viele Frauen in unserer Gesellschaft sind der Ansicht, daß eine Frau sich hübsch macht, um einen Mann anzulocken, so, wie man eine bunte Fliege benutzt, wenn man einen bestimmten Fisch angeln will. Sie fühlen sich geschmeichelt, wenn sie diese Art der Aufmerksamkeit erregen, selbst wenn sie an dem Mann gar kein Interesse haben. Sie wissen, daß die »Botschaft«, man finde sie attraktiv, nicht unbedingt zur Folge haben muß, daß der Absender mit ihnen schläft. Die Frau hat ein Recht, nein zu sagen. Und der Mann hat ein Recht, ihr zu sagen, daß sie schön ist, ohne das unbedingt mit sexuellen Absichten zu verbinden.

Solche Flirts sind der Inzestüberlebenden meist fremd. Sie hat nicht die nötige Flexibilität. Es ist beängstigend für sie, zum Friseur zu gehen und ein neues Kleid zu kaufen und dann zu erleben, daß jemand auf einer Party versucht, sie zu »befummeln«. Andere Frauen würden darüber lachen und sagen: »Ist das nicht toll? Rat mal, wer mit mir was anfangen wollte.« Eine Überlebende fühlt statt dessen vielleicht Zorn, Empörung oder Verwirrung.

Selbst wenn es diesen Frauen bewußt ist – und das war es z. B. den meisten in unserer Gesprächsrunde –, daß sie eine Situation mit sexuellen Implikationen anders ansehen als Frauen, die keinen Inzest erlebt haben, so müssen sie doch trotzdem mit diesem Wissen weiterleben und »funktionieren«. Es ist wie ein Spuk oder ein böser Geist, der nicht von ihrer Seite weicht; selbst im Blick eines Menschen, der sie liebt – sei es ihr Ehemann oder ihr Geliebter –, sieht sie immer noch den Blick des Mannes, der sie zu seinem Opfer gemacht hat. Die alte Botschaft aus der Kindheit zwingt sie dazu, sich wieder bedrängt, erschreckt und machtlos zu fühlen. Wenn sie sich nicht sehr darum bemüht, Sex einen neuen Sinn zu geben, wird sie auch als Erwachsene wieder zu dem kleinen, zitternden Opfer, das in der Falle sitzt.

Rückblenden

Die »Rückblenden« – also Erinnerungen an die ursprünglichen sexuellen Übergriffe, die oft in Momenten sexueller Annäherung wieder aufsteigen – werden von den meisten Überlebenden, die den Kampf mit ihren Problemen aufgenommen haben, als das bezeichnet, womit am schwersten umzugehen ist. Sie sind einfach die Hölle. Wenn wir bedenken, was für traumatische Zustände eine Frau durchlebt, die nach einer Vergewaltigung (und die passiert ihr normalerweise nur einmal) versucht, ihr normales Leben wiederaufzunehmen, dann können wir uns ungefähr vorstellen, wie schwer es für ein ehemaliges Inzestopfer ist, die zahllosen Vorfälle der Kindheit immer wieder durchleiden zu müssen.

In dem Gruppengespräch erwähnte nur Marianna solche Rückblenden als Problem, aber bei unseren übrigen Interviews sind wir sehr häufig darauf gestoßen. »Emotionale Rückblenden« rufen ein bestimmtes Gefühl hervor, doch sind sie nicht notwendigerweise von konkreten Bildern der früheren sexuellen Mißbräuche begleitet. Emotionale Rückblenden treten meistens beim sexuellen Beisammensein auf; sie rufen gerade genug Unruhe oder Trauer hervor, um die Situation kaputtzumachen. Ganz normale sexuelle Abläufe im Leben vieler Überlebender werden dadurch zerstört oder sogar unmöglich gemacht.

Rückblenden können durch eine Reihe von Reizen hervorgerufen werden. Oft »erinnert« sich der Körper an Dinge, die der Kopf nicht mehr weiß. So kann eine scheinbar harmlose Berührung durch den Geliebten eine ganze Flut von Gefühlen auslösen, die manchmal von lebhaften Erinnerungen an den Inzest begleitet sind. Der Geruchssinn, der eine große Rolle in der Sexualität spielt, wirkt auch häufig als Katalysator für Erinnerungen. Und es sind nicht nur Körpergerüche, die Erinnerungen hervorrufen. Die Väter vieler Frauen waren Alkoholiker, und in dem Moment, wo diese Frauen eine Alkoholfahne bei ihrem Liebhaber wahrnehmen, sind sie oft sexuell nicht mehr ansprechbar.

Bei Frauen, die als Kind oral mißbraucht wurden, ist natürlich der Geschmackssinn ein weiterer Auslöser. Selbst Geräusche, von denen man vielleicht am wenigsten erwarten würde, daß sie problematisch sind, können Erinnerungen hervorrufen. Wenn der sexuelle Mißbrauch im Auto stattfand und im Radio laute Rockmusik dröhnte, dann kann diese Art von Musik sexuelles Unbehagen auslösen.

Die meisten Frauen berichten, daß diese Rückblenden so intensiv sind, daß sie vorübergehend dissoziieren und sich aus der gegenwärtigen Situation in ihre damalige Lage zurückversetzt fühlen. Selbst wenn sie dazu imstande sind, die Erinnerungen an den Mißbrauch zu unterdrücken, so ist sexuelles Erleben doch immer noch traumatisch für sie. »Immer wenn wir miteinander geschlafen hatten, brach ich unkontrollierbar in Tränen aus«, berichtet eine Überlebende, »ganz gleich, wie sanft oder rücksichtsvoll mein Mann gewesen war, denn die bloße Vorstellung von Sex machte mich schon unglücklich.«

Von diesen Rückblenden muß sich die Frau befreien, es geht nicht von allein; eine Frau muß daran arbeiten, und zwar *mit aller Kraft.* Wie bei fast jedem anderen Problem, dem sich die Inzestüberlebende gegenübersieht, muß sie aufhören, es zu verdrängen, und es direkt ins Auge fassen. Es ist absolut notwendig, daß sie sich der durch den Sex ausgelösten Erinnerung stellt und den dadurch hervorgerufenen Schmerz und Zorn durchlebt. Danach erst kann sie sich bewußt machen, daß sie inzwischen eine Erwachsene ist, die ihre eigene Wahl treffen kann. Auch wenn es vielleicht sehr lange dauert – sie kann entscheiden lernen, daß sie die Gegenwart und nicht die Vergangenheit erleben will.

Ein gutes Beispiel dafür ist Kathleen Marie, die wir bereits in Kapitel 2 erwähnten. Mit zwölf Jahren wurde sie nach dem Tod ihrer Mutter von ihrem Stiefvater vergewaltigt; dann zog sie zu

Onkel und Tante. Dort wurde sie wiederholt von ihrem Onkel mißbraucht, bis sie mit achtzehn versuchte, ins Kloster zu gehen. Ihr Gemeindepriester wollte ihr aber nicht die nötige Empfehlung geben, weil er spürte, daß sie nicht den Weg zu Gott suchte, sondern vor etwas davonlief.

Als Teenager war Kathleen Marie bei Verabredungen mit Jungen »wie versteinert«, in der Schule war sie schüchtern, und dies, weil sie ständig befürchtete, man wolle sie vergewaltigen. Diese beiden Fakten zeigen, wie die sexuellen Botschaften von Onkel und Stiefvater sie so verängstigt hatten, daß sie glaubte, *jede Form sexuellen Kontakts* wäre gleichbedeutend mit einer Vergewaltigung. Als Teenager war sie ständig verschreckt, denn in dieser Zeit wird jedes attraktive Mädchen von den Jungen mit eindeutigen Blicken verschlungen, von den Blicken der Männer ganz zu schweigen. Kathleen Marie übersetzte diese »Botschaften« in Vergewaltigungssignale. Sie war ständig in hochgradiger Angst, denn ein taxierender Blick oder ein Augenzwinkern, das »Ich finde dich attraktiv« sagen sollte, bedeutete für sie: »Ich will dich jetzt auf der Stelle vergewaltigen.«

Mit Anfang Zwanzig lernte Kathleen Marie einen sanften Mann kennen, der nicht bedrohlich auf sie wirkte, sie verliebte sich und heiratete ihn. Alles schien gutzugehen, bis ihr Mann oralen Sex von ihr wollte, in der Hoffnung, daß ihr dies so gut gefiele wie ihm. Bei ihr tauchten daraufhin lähmende Rückblenden auf, die ihr Angst machten, weil sie sich bis dahin nicht mehr an den Inzest erinnert hatte.

Kathleen Marie stellte zwar fest, daß sie in ihrer Ehe oralen Sex und damit auch die Erinnerungen durchaus vermeiden konnte, aber sie wünschte sich, ihrem Mann durch die ganze Skala sexueller Ausdrucksmöglichkeiten ihre Liebe zu zeigen. Sie fing eine Therapie an und arbeitete sich durch alle Erinnerungen und Schmerzen hindurch. Schließlich schrieb sie ihrem Onkel, einem Polizeibeamten, der sie jahrelang vergewaltigt hatte, einen Brief und rief ihn darüber hinaus auch noch an.

Ihr Brief ist geradezu »klassisch« in seiner Art. In heftigen, ihren zornigen Gefühlen entsprechenden Worten befreite sie sich darin von dem Grauen, das er in ihrem Leben angerichtet hatte, und schloß auf ewig die Tür vor ihm. Nachdem sie sich über die Rückblenden hinaus mit allen Schmerzen und auch den »Quellen« ihrer Schmerzen auseinandergesetzt hatte, war sie stark genug, sich von ihrer gesamten Kindheit zu distanzieren. Sie richtete ihren Zorn an die geeigneten Adressaten – ihren eigenen Peiniger – und die Vergewaltiger im allgemeinen: »Ich glaube, die Gesetze sollten schärfer sein«, fordert sie. »Für solche Männer wäre eine Kastration das richtige – das Gefängnis ist noch zu gut für sie.« Nachdem sie ihren Onkel auf seinen Platz verwiesen hatte, konnte sie sich, zusammen mit ihrem Ehemann – einem Mann, der ihr nie schaden wollte –, der Freude an ihrer eigenen Sexualität widmen.

Das sexuelle Labyrinth

Kathleen Maries Geschichte hat ein gutes Ende genommen, das auch für ihre Zukunft zu Hoffnung Anlaß gibt. Das ist durchaus nicht selbstverständlich. Die Rückblenden, die Belastung des gegenwärtigen Sexuallebens durch Erinnerungen aus der Vergangenheit, die Konfusion in den Begriffen attraktiv und sexuell anziehend und die teilweise so maßlos verzerrte Wahrnehmung, mit der die Inzestüberlebenden leben müssen – all das bewirkt, daß sexuelle Nähe für sie zu einem komplizierten Labyrinth voller Windungen, Wendepunkte und Sackgassen wird.
Manche Frauen versuchen das Betreten dieses Labyrinths ganz zu vermeiden, indem sie ihre eigenen sexuellen Bedürfnisse leugnen oder auf später verschieben. Sie können es geradezu als Erlösung empfinden, sich aus dem Rampenlicht fortzustehlen und sich nur noch um die Sorgen ihres Partners zu kümmern, sich ausschließlich auf dessen Heilung zu konzentrieren. Libby hat diese Reaktion in unserer Gesprächsrunde angesprochen, als sie die Möglichkeit erwähnte, daß Inzestüberlebende sich zu Männern hingezogen fühlen, die selber Probleme haben – wie Alkoholismus, Impotenz, unbewältigte Scheidungsprobleme oder emotionale Unsi-

cherheit. Libby fügt später hinzu: »Viele von ihnen suchen nach einer Mutter, nach jemandem, der sie erlöst von ihren Problemen«, und solche Männer habe sie dann ganz lieb in den Arm genommen und gesagt, es würde alles gut. Solche Frauen sind gegenüber problematischen Männern »aufnahmebereiter«.
Ihr Tun war den Frauen in der Gesprächsrunde durchaus bewußt und auch erklärbar. Lauren sagt: »Ich glaube, wir können Schmerzen besser aushalten – auf dem Gefühlssektor und auch körperlich. Die meisten gesünderen Frauen sehen zu, daß sie aus einer gestörten Beziehung so schnell wie möglich herauskommen, während wir länger durchhalten.«
Kommt zu dieser größeren Toleranz Schmerzen gegenüber noch die Bereitschaft, einen Mann zu umsorgen, und ein gut Teil Machtlosigkeit, dann ist das Resultat eine verheerende Kombination. Experten, die sich mit mißbrauchten Menschen befassen – von geprügelten Ehefrauen über Vergewaltigungsopfer bis zu inzestuös mißhandelten Menschen –, beobachten, daß diese Bevölkerungsgruppe sehr leicht auf die eine oder andere Art wieder zum Opfer gemacht werden kann; d. h., wer einmal mißbraucht wurde, wird häufig zur Zielscheibe für andere Arten des Mißbrauchs und kann sich dann auch sehr häufig aus solchen Lagen nicht aus eigener Kraft befreien. Solch scheinbar perverses Verhalten führt dann oft dazu, daß gesunde Menschen, die bei diesem Kreislauf zusehen, die zynische Bemerkung machen: »Die scheinen es wirklich selbst darauf anzulegen.«
Falls sie das tun, so ist ihnen das nicht immer bewußt. Libby sagt in dem Gespräch: »Ich weiß nicht, ob wir wirklich entsprechende Signale aussenden, aber ich *weiß*, wir sind aufnahmebereiter gegenüber Leuten, die Probleme haben.« Und Sue sagt: »Wir wissen eben leider, wie man es aushält, mißbraucht zu werden.« Beide sprechen dabei von Gefühlen der Machtlosigkeit und Zerrissenheit. Erstere entstehen in der Kindheit: Ausweglos in die Ecke gedrängt, überwältigt, ohne Alternativen, unterwirft sich das Kind dem Mißbrauch und der Demütigung. Als erwachsene Frau überlebt sie sexuelle Situationen weiter so wie als Kind, sie spaltet sich selbst auf, zerreißt sich, um nichts fühlen zu müssen.

Diese Spaltung scheint bei den Frauen am stärksten zu sein, die als Kinder sexuelle Lust spürten, als ihr Körper manipuliert wurde. Libby sprach davon, daß sie dissoziierte und »an die Decke schwebte und das Einmaleins aufsagte«, während ihr Stiefvater sie mißbrauchte. Sie hatte überwältigende Schuldgefühle, weil ihr Körper Lust empfand. Libby und andere Überlebende, die wie sie vielleicht gespürt haben, wie ihr Körper gegen ihren Willen feucht wurde, oder die einen Orgasmus erlebt haben, den sie nicht kontrollieren konnten, schrecken vor einer Wiederholung dieses Erlebnisses zurück. Dem Körper, der sich schon einmal gegen sie verschworen hat, ist jetzt sicher ebensowenig wie früher zu trauen.

Viele Überlebende haben tatsächlich das Gefühl, daß ihr Körper ihnen gar nicht gehört. Er war ein Objekt, ein Schauplatz für Handlungen, die einem anderen Vergnügen bereiteten, der sie nur verließ, um wiederzukehren und den Kreislauf von neuem zu beginnen.

Viele haben das Gefühl, ständig neben sich zu stehen. Sie sind wie Schauspieler, die eine Rolle nach der anderen übernehmen und immer jeweils den Text lesen, der ihnen gerade in die Hand gedrückt wird; alles, was sie können, ist, darauf zu warten, daß andere ihnen sagen, was sie fühlen und wie sie sich verhalten sollen.

Lesbisch werden – ein Ausweg?

An dieser Stelle möchten wir kurz auf ein altes Vorurteil zu sprechen kommen. Nach herkömmlicher Ansicht sind sexuell mißbrauchte Menschen funktionsunfähig, sie werden zu den Verlierern unserer Gesellschaft gezählt. Dieses Klischee wird gelegentlich noch durch die ebenso verderbliche Behauptung bestärkt, daß Frauen, die von Männern mißbraucht wurden, nie wieder mit diesen zurechtkommen könnten; wollten sie vor »dem Blick« nicht kapitulieren, dann würden sie sich eben Frauen zuwenden. Glaubt man dieser Argumentation, müßten die meisten Inzestü-

berlebenden Lesbierinnen sein (oder es sehr wahrscheinlich noch werden).
Unsere Auswahl von Fällen war zu klein, um genaue Aussagen darüber machen zu können, wie hoch der Anteil von Lesbierinnen unter den Inzestüberlebenden ist. Wir hatten den Eindruck, daß es ungefähr derselbe Prozentsatz wie in der übrigen Bevölkerung war; es war jedenfalls mit Sicherheit nicht die Mehrheit. Auch handelte es sich bei den Frauen, die sich dafür entschieden hatten, weniger um eine Absage an die Männer als vielmehr um eine positive sexuelle Wahl für sich selbst. Sie mußten in ihrem Berufsleben weiter mit Männern leben und hatten deshalb viele der Probleme, die auch heterosexuelle Frauen mit Inzesterfahrung haben. Sie werden nicht zu Einsiedlern, bloß weil sie lesbisch sind.
Bei einer Konferenz von V.O.I.C.E.S. (Victims of Incest Can Emerge Survivors, »Inzestopfer können überleben«) im November 1985 wurde ein gutbesuchter Arbeitskreis zum Thema »Sexualität der Überlebenden« von zwei Lesbierinnen geleitet. Die eine berichtete, daß ihre sexuelle Orientierung ihr selbst sehr früh, vielleicht schon mit fünf Jahren, bewußt geworden war. Die andere, eine Akademikerin von Ende Vierzig, hatte sowohl hetero- wie auch homosexuelle Erfahrungen und hatte sich für letztere entschieden, weil sie diese als befriedigender empfand. In einem späteren Interview sagte sie, daß ihr sexuelles Verhalten, ja sogar ihre Phantasievorstellungen weniger durch die Wahl des Partners bzw. der Partnerin, sondern durch ihr Selbstgefühl bestimmt würden. Ganz gleich, auf welche Art der Sexualität die Wahl fällt, die Möglichkeiten, entweder ein echtes Verhältnis auf Gegenseitigkeit zu erleben oder aber sich wieder zum Opfer machen zu lassen, sind bei beiden Spielarten gegeben.

Was Inzestüberlebende zu unserem Verständnis von Sexualität beitragen können

Die menschliche Sexualität ist kompliziert, und ihre Erforschung läßt keine schnellen Schlußfolgerungen zu. Es wäre deshalb falsch, so zu tun, als ob wir die Frage der Sexualität der Überlebenden bereits zu den Akten legen könnten. Wir können keine Lösungen anbieten. Alles, was wir hier leisten können, ist, das Thema mit einem kurzen Überblick über die unserer Ansicht nach wichtigsten Probleme zu beenden.[2]

Das Problem der Macht in Verbindung mit sinnlichem Vergnügen insgesamt drängt sich bei jeder Erörterung des Themas Sexualität unweigerlich auf. Als die Autorinnen mit Frauen, die keine Inzestopfer waren, über die Inhalte dieses Kapitels sprachen, mußten sie feststellen, daß die inneren Kämpfe, die ein Inzestopfer ausfechten muß, auch anderen Frauen geläufig sind. Auch andere, die »den Blick« wahrnehmen, sehen darin ein Anzeichen für das Machtgefälle zwischen Männern und Frauen, das keineswegs natürlich oder wünschenswert ist. Diese feministische Deutung der Situation findet sich z. B. auch in der Filmkritik der Gegenwart, wo der Mann als »Träger des Blicks« bezeichnet wird und die Frau als dessen Empfänger. So selbstbewußt Scarlett O'Hara auch ist, sie kann Rhett Butlers sexuelle Macht nicht einfach ignorieren; sie muß nachgeben. In dem »Blick« drückt sich dieses Ungleichgewicht im Machtverhältnis aus, und Inzestüberlebende haben nur deshalb ein etwas feineres Gespür dafür, weil sie ja ganz konkret Opfer patriarchalischer Machtausübung waren. Sie *wissen*, was »der Blick« bedeutet, und sie fühlen sich von ihm bedroht.

Manche Frauen, die keine Inzestüberlebenden sind, wie beispielsweise Karen Lison – die Mitautorin dieses Buches –, meinen, daß es sich bei der feministischen Interpretation des Machtgefälles (eine Interpretation, die auch von vielen Inzestüberlebenden vertreten wird) um eine Fehldeutung eines harmlosen Systems von sexuellen Signalen handelt. Frauen wie sie haben als Kinder nie erlebt, daß sie ein erwachsener Verwandter gegen ihren Willen mit seiner Sexualität bedrohte, und sie glauben, daß die sexuelle Botschaft weniger mit Macht und mehr mit dem Vergnügen am Flirten und Spielen zu tun hat. Es sei nur natürlich, daß Inzestüberlebende aufgrund ihrer frühen Erfahrungen dieses Zeichensystem nicht verstünden. »Ich mache das doch auch dauernd«, bemerkt eine junge, attraktive und intelligente Frau – verheiratet und Mutter von zwei Kindern. »Ich glaube sogar, daß *ich* oft dem Mann das erste Zeichen gebe, und ich *genieße* es, wenn er auf eine Art zurückblickt, die zeigt, daß er mich attraktiv findet. Das hat nichts mit richtigem Sex zu tun. Es ist nur ein harmloser Flirt, und mir macht das Spaß.« Sie ist als Kind nie mißbraucht worden und hat heute als Erwachsene eine liebevolle, enge Beziehung zu ihrem Vater.

Es ist unmöglich zu entscheiden, welche Ansicht mehr der Realität entspricht – denn es stellt sich unweigerlich die Frage: *Wessen* Realität? Doch die Inzestüberlebende kann die düstere Kontroverse nur auf ihre eigene Weise beleuchten. Was sie beisteuert, ist eine sensible Darstellung der Gefühlslage einer erwachsenen Frau, die als Kind durch die sexuelle Machtausübung eines Mannes verletzt wurde. Sie nimmt die Herausforderung an, als Erwachsene trotz dieser Vergangenheit eine gesunde sexuelle Identität zu erwerben. Sie muß ihre eigenen Antworten finden, in einer Gesellschaft, die von der Vorstellung sexueller Befriedigung und Lust geradezu besessen ist, die jedoch wenig darüber weiß, auf welchem Weg diese zu erreichen sind.

Überlebende können lernen, die Dinge deutlich beim Namen zu nennen, sich und anderen klar mitzuteilen, was weh tut und was sich gut anfühlt; das ist eine solide Grundlage für jede ehrliche Beziehung. Sie entdecken, daß Intimität sich aus kleinen Aufmerksamkeiten, Freundschaft und gelassenem Vertrauen zusammensetzt. In Situationen von sexueller Nähe sind diese Elemente so individuell verschieden wie die Überlebenden selbst und so einzigartig wie die Menschen, die sie lieben. Jede Überlebende muß auf die Weise, die ihr selbst am sinnvollsten scheint, ihre Situation klären, ihren eigenen Weg gehen, ihre eigenen Probleme in Angriff nehmen.

Ein letzter Punkt: Für Inzestüberlebende existiert, weniger noch als für viele andere Menschen, eine Entschuldigung für den Irrglauben, daß sich das Sexualverhalten in einem Vakuum abspielt. Sie spüren es – und sind sich dessen bewußt –, wie all ihre anderen Probleme mit ins Spiel kommen, sobald es um Sexualität und Intimität geht. Sexualität ist das Destillat all der anderen Themen, die reine Essenz. Wenn wir mit einem anderen Menschen sexuell intim werden, ist unsere Selbsteinschätzung immer *in toto* präsent. Vielleicht kommen wir mit dieser Beobachtung der Wahrheit noch am nächsten. Und vielleicht kann die Inzestüberlebende, gerade wegen ihrer oft entsetzlichen und sie beengenden Erlebnisse, uns andere etwas über den Mißbrauch der Macht lehren, aber auch über die Vielfalt wahrer Intimität zwischen zwei Menschen.

Kapitel 7

Der Heilungsprozeß

Eines Tages, ich war schon lange erwachsen, war es schließlich soweit, daß alles knirschend zum Stillstand kam. Und da wußte ich – mit einer unbeschreiblichen Sicherheit –, daß ich etwas tun mußte. Ich hatte fieberhaft versucht, an allen Fronten gleichzeitig, die Dinge im Griff zu behalten, doch jetzt hielt ich inne und fühlte zum erstenmal, daß mein Leben wie ein Kartenhaus in sich zusammenfiel.

Es war im Mai, im Frühling des Jahres, als ich mir den Zusammenbruch eingestand. Ich sah mir meine Kinder an, die damals vier und neun Jahre alt waren. Seit fast einem Jahr brach meine jüngere Tochter jeden Abend, sobald wir uns an den gedeckten Eßtisch setzten, in Geschrei und Tränen aus. Ich hatte alles für sie getan – sie besuchte einen guten Montessori-Kindergarten, eine teure Kinderfrau kümmerte sich um sie, bis ich von der Arbeit nach Hause kam, sie hatte die richtigen Spielsachen und Bücher. Aber sie war außer Kontrolle geraten; ich hatte das Gefühl, ich hätte es mit einem jugendlichen Straftäter in spe zu tun. Und an einem Abend in diesem Frühling passierte es, daß ich sie nach einem ihrer Ausbrüche in ihrem Bett verprügelte und überhaupt nichts davon spürte, daß ich ihr weh tat. Ich fühlte nichts und war wie taub gegenüber ihrem Schmerz, und das erschreckte mich, weil ich selbst als Kind geschlagen worden war und die Schmerzen, die körperlichen wie die emotionalen, niemals vergessen hatte. Ich war dabei, mein Kind auf die gleiche Weise, aber wie unbeteiligt zu demütigen. Ich fühlte mich leer.

Bei meiner älteren Tochter hatten im Rahmen der Erziehung Schläge keine Rolle gespielt. Ein einziges Mal hatte ich sie damit bestraft, und zwar, als sie als Kleinkind auf eine vielbefahrene Straße gelaufen war. Sie war ein begabtes Kind, sensibel und intelligent, und hatte das Schuljahr wie gewöhnlich sehr vielversprechend begonnen. Aber nach zwei Monaten bestellte mich ihre Lehrerin zu einem Gespräch im Zimmer des Rektors; sie war zutiefst beunruhigt, weil mein Kind in allen Fächern versagte. Und fast jeden Tag vergaß sie ihr Schulbrot zu Hause, und immer wieder blieben ihre Stiefel und ihre Handschuhe in der Schule liegen, während sie, scheinbar ohne den geringsten Gedanken an die Kälte zu verschwenden, nach Hause wanderte.

Ich sage »mein« Kind, weil ich die Verantwortung für alles, was schiefging, übernahm, eingeschlossen die Tatsache, daß meine Ehe mir nichts gab. Mein Mann hatte sich tief in seinen »Tunnel« der Arbeitswut zurückgezogen. Wenn er schließlich doch erschöpft nach Haus kam, versuchte ich mit ihm über seine beruflichen Angelegenheiten zu reden (während ich gleichzeitig in großer Eile das wunderbare Abendessen kochte, das meine Vierjährige ganz sicher sofort durch einen Schreikrampf unterbrechen würde). Ich machte den Versuch, eine gute Ehefrau zu sein und meinem Mann zuzuhören, aber ich empfand ihm gegenüber weder Sympathie noch Mitgefühl für seine Lage. Mein eigener übervoller Terminkalender verdrängte alles, was er vielleicht hätte sagen können. Ja, es schien mir so, als habe er, im Vergleich zu allem, was ich zu tun und zu ertragen hatte, kaum *Probleme und eigentlich keinen Grund, sich zu beklagen. Wenn wir allein miteinander waren, was selten genug geschah, dachte er an seine Arbeit und ich an die siebzig Sachen, die ich noch schaffen mußte, bevor ich ins Bett ging. Wir hatten keine Bettprobleme, weil wir mittlerweile gar nicht erst miteinander schliefen.*

Vor dem Abendessen nahm ich regelmäßig einen Drink zuviel und hatte deshalb immer Schuldgefühle, doch zugleich beschwichtigte ich mich immer wieder damit, daß ich es verdient *hätte, nach all dem, was ich wieder den Tag über hatte bewältigen müssen. Das kleine alkoholische Extravergnügen schien den Rest des Tages erträglich zu machen.*

Ich hatte als Erwachsene den Beruf gewechselt, da es im Fach

»Englische Literatur« ein Überangebot von Leuten mit Doktortitel gab und die Nachfrage auf meinem Spezialgebiet lächerlich gering war. Ich war zornig auf die Unzahl älterer Männer, die gemütlich bis zur Pensionsreife auf ihren Posten saßen und nichts dafür taten, sie zu verdienen, während jüngere Akademiker – darunter immer mehr Frauen – sich von der Möglichkeit, eine solide akademische Karriere zu machen, ausgeschlossen sahen. Aber ich hatte den Anspruch, daß mich das an nichts hindern sollte, und begann nach einer anderen Aufgabe zu suchen. Es war ein enormer Aufwand (teilweise auch, weil ich so viel Bitterkeit mit mir herumschleppte, daß ich das überhaupt nötig hatte), aber schließlich fand ich einen Job, der mir in kurzer Zeit eine Beförderung in eine leitende Position einbrachte. Aber worin ich heute eine Herausforderung sehe, das empfand ich damals als schwere Last.

Ich mußte beruflich auch recht viel unterwegs sein. Doch da ich furchtbare Angst davor hatte, allein in einer fremden Stadt zu sein, grauste es mir vor solchen Reisen. Ich fühlte mich gelähmt und unflexibel: Ich wünschte mir Routine, Vorhersehbarkeit, Sicherheit – aber obendrein natürlich auch Anerkennung und Gehaltserhöhungen und Beförderungen. Ich war nicht gewillt, abends Überstunden zu machen, weil ich meine Familie nicht vernachlässigen wollte, deshalb ging ich schon sehr früh morgens ins Büro und bedeutete dann meinen später eintreffenden Kollegen, daß sie nicht so fleißig seien wie ich.

Doch schließlich setzte bei mir etwas aus – die Anspannung durch den langen Arbeitstag, die Anforderung, ständig kreativ sein zu müssen, und die Probleme mit meinen Kollegen waren zu groß geworden. Ich ging eines Morgens zu meinem Chef und sagte ihm die Meinung, mit fliegenden Händen las ich ihm einen Zettel mit einem hastig hingekritzelten Sermon vor. Ich wurde persönlich, sagte ihm, was ich von seinen Fähigkeiten hielt und daß er unsere Projekte ruinierte. Er war total verblüfft über meine Anschuldigungen und den aufgestauten Ärger. Ich kündigte zum nächsten Ersten und ging, ohne auf sein Angebot, auf Teilzeitbasis weiterzuarbeiten, einzugehen. Ich schwor mir, daß ich noch erleben

wollte, wie meine Vorgesetzten total am Boden zerstört wären und Bleistifte an der Straßenecke verkaufen müßten.
In Wirklichkeit sagte ich mehr mir selbst als meinem Chef die Meinung. Was ich eigentlich sagen wollte, war: »Ich halte die ganze Quälerei nicht länger aus. Es muß ein Ende haben, oder ich sterbe.«
Im Mai hörte ich auf zu arbeiten. Ich verbrachte den Sommer bei meinen Kindern und arbeitete in meinem Gemüsegarten. Und ich erkundigte mich bei Freunden und Bekannten nach Therapeuten; den Anstoß verdankte ich einem Artikel über Inzest in der Chicago Tribune. *Ich machte mir eine Liste mit insgesamt zehn Psychiatern, Psychotherapeuten und Sozialarbeitern und beschloß, sie mir anzusehen. Ich war überzeugt, daß die Ursache meiner Schwierigkeiten im Inzest zu suchen sei: Ich nahm mir vor, das Thema bei jedem von ihnen als erstes anzusprechen.*
Im September begann ich mit den Erstkontaktgesprächen, und die zweite Frau, die ich dabei kennenlernte, war eine Psychologin, deren Praxiszimmer in Braun- und Goldtönen eingerichtet war und voller Grünpflanzen stand. In dem kleinen anheimelnden Raum sah ich einer Frau in die Augen, die auf mich den Eindruck machte, als würde sie immer zu mir stehen, egal, was ich ihr von mir erzählte. Sie sah mich mit einem Blick so voller Güte und Verständnis an, daß ich auf einmal wußte, daß ich einen sicheren Ort gefunden hatte.
Also fing ich an.

_____Wenn sich eine Überlebende auf diese Reise begibt, deren Ziel die Heilung ist, durchläuft sie dabei mehrere Entwicklungsphasen. Jede dieser Phasen ist mit einer Veränderung verbunden, entweder in ihrem Wahrnehmungsvermögen oder in ihrer Einstellung –, zu sich selbst, zu anderen Menschen und zu ihrer Umgebung.
Die einzelnen Schritte sind nicht immer so eindeutig und abgrenzbar wie in der nachfolgenden Darstellung, aber am Ende der Reise, wenn die Heilung schon ein gutes Stück vorangekommen ist, sind

alle 14 Schritte auf die eine oder andere Weise getan worden. Die Abfolge der Schritte ist nicht bei jeder Inzestüberlebenden die gleiche. Aber am Anfang steht immer die Erkenntnis, daß der Schmerz nicht länger zu ertragen ist, und am Ende blickt sie mit Zuversicht in die Zukunft und ist mit der Gegenwart zufrieden. Aber zuerst wollen wir die 14 Schritte benennen und danach jeden einzelnen ausführlicher betrachten.

Die vierzehn Entwicklungsschritte für Inzestüberlebende

1. Ich kann mit meinem Schmerz nicht allein fertig werden. Ich muß mir Hilfe suchen.
2. Ich gestehe mir ein, daß etwas Furchtbares geschehen ist. Ich weiß, daß ich es mir nicht bloß einbilde; ich war als Kind das Opfer eines sexuellen Anschlags.
3. Ich beginne meine Gefühle wahrzunehmen. Vielleicht sind es Traurigkeit, Zorn, Angst, Schuld oder Scham. Ich lasse alle diese Gefühle zu.
4. Ich spreche ausführlich mit meiner/m Therapeutin/en über den Mißbrauch. Ich durchlebe jeden einzelnen Vorfall, an den ich mich erinnern kann, noch einmal und beginne, mich mit den damit verbundenen Gefühlen auseinanderzusetzen. Ich teile mein Gefühl der Scham mit den Mitgliedern meiner Gruppe von Überlebenden.
5. Ich beginne zu erkennen, daß ich mich wahrscheinlich zur Zeit des Mißbrauchs *angemessen* verhalten habe. (Das heißt, meine Reaktionen waren den Umständen angemessen; der Mißbrauch war es nicht.)
6. Wenn irgend etwas an dieser Belästigung mir Lust bereitet hat, dann bemühe ich mich darum, dies als Tatsache anzuerkennen, und ich setze mich mit den Schuldgefühlen, die damit verbunden sind, auseinander.
7. Ich erkenne den Zusammenhang zwischen der Belästigung und meinen heutigen Verhaltensmustern und Beziehungen.

Ich beginne, eine gewisse Eigenverantwortung zu entwickeln.

8. Ich erkenne, daß ich selbst bestimmen kann, ob ich eine Konfrontation mit dem (oder den) Täter(n) will oder nicht.
9. In dem Maße, wie ich lerne, meinen eigenen Wahrnehmungen zu trauen, beginne ich zu verstehen, welche Wünsche ich mit einer Beziehung verbinde.
10. Ich kann Intimität genießen.
11. Ich entwickle ein Bewußtsein meines Selbst, und mein Selbstwertgefühl hat zugenommen.
12. Mein Widerstand, über den Inzest zu sprechen (wenn auch nicht unbedingt über seine Einzelheiten), hat abgenommen.
13. Ich erkenne, daß ich die Wahl habe, ob ich dem Täter vergeben will oder nicht. Ich habe *mir selbst* vergeben.
14. Ich bin fähig, meine zurückliegende Wut zu spüren, aber ich habe mich so weit davon gelöst, daß sie kein dauernder Bestandteil meines Gefühlslebens ist und weder meine sonstigen Emotionen noch die Bewältigung meines Alltags oder meine Beziehungen zu anderen Menschen negativ beeinflußt. Ich lebe nicht mehr in der Vergangenheit. Ich lebe in der Gegenwart und heiße die Zukunft mit all ihren Ängsten, Unvollkommenheiten und Unvorhersehbarkeiten willkommen.

1. Schritt: Ich kann mit meinem Schmerz nicht allein fertig werden. Ich muß mir Hilfe suchen.

Der erste Schritt ist der größte.

Der Heilungsprozeß einer Überlebenden muß damit beginnen, daß sie sich Rechenschaft ablegt über die Jahre der Verleugnung. Allmählich anzuerkennen, daß es ein Problem gibt, heißt noch nicht, daß sie schon den Weg zur Heilung eingeschlagen hat. Aber der Anfang der Heilung ist immer eine Folge der Erkenntnis, daß ihr Leben in irgendeiner Form nicht mehr in den Griff zu bekommen ist. So kann eine Frau beispielsweise zu Unrecht befürchten, daß ihr oder ihren Kindern ein Unglück droht, oder sie bricht bei scheinbar nichtigen Anlässen in Tränen aus oder erlebt Zorn oder Wut, ohne die Ursache dafür genau bezeichnen zu können.

Sie hat Jahre damit verbracht, ihr Überleben zu sichern und das Verbrechen zu verleugnen. Die meisten Frauen, die als Erwachsene wegen eines Inzests nach Hilfe suchen, beginnen ihre Therapie erst, wenn sie über dreißig sind. Natürlich sind viele schon einmal in therapeutischer Behandlung gewesen, doch ohne den Inzest dabei anzusprechen: Entweder war es ihnen nicht bewußt, daß sie mißbraucht worden waren, oder sie wußten es, aber die Bedeutung dieser Tatsache war ihnen nicht klar. Oft war es ihren Therapeuten ebenso unangenehm wie ihnen, darüber zu reden.

Was haben diese Frauen in den Jahren der Verleugnung gemacht? Die meisten von ihnen haben sich mit der Behandlung ihrer Symptome befaßt. Sie drehten sich ständig im Kreis, in einem Muster von Unbehagen und Beschwerden, erhielten auch gelegentlich Hilfe, doch sobald ein Symptom ausgeräumt war, nahmen zwei neue seinen Platz ein. Unter der stattlichen Anzahl von Symptomen und deren jeweiliger Behandlung, die eine Frau eventuell durchgemacht hat, finden sich die folgenden:

Körperliche Beschwerden. Kopfschmerzen, Magen- und Darmstörungen, Herzklopfen – sie alle haben ihren Ursprung in dem Streß, der entsteht, wenn eine Frau ihre Gefühle unterdrückt und ihr Geheimnis schützt.

Eßstörungen. Die relativ neuen Therapiegruppen zur Behandlung von Anexorie und Bulimie sind voll von Inzestüberlebenden. Vielleicht hat die Frau so eine Behandlung mitgemacht. Eng damit verbunden sind Probleme mit der Fettleibigkeit bzw. mit der Vorstellung des Opfers, daß sie Gewichtsprobleme hätte. Das ist sehr oft unter Überlebenden anzutreffen und hat seinen Ursprung in dem verzerrten Körperselbstbild, mit dem sie aufwuchsen. Die Frau hat es vielleicht mit extremen Schlankheitskuren und intensivem Fitneßtraining versucht.

Angst, Depression, Panikanfälle. Diese sind möglicherweise mit Medikamenten behandelt worden. Grundsätzlich bestehen keine Bedenken gegen stimmungsaufhellende Medikamente oder Antidepressiva, wenn sie auf Anraten und unter Aufsicht eines Arztes genommen werden. Viele Überlebende könnten sonst erst einmal ihren Alltag gar nicht bewältigen. Aber diese Medikamente behandeln nur die Symptome, nicht die Ursachen, und es ist möglich, wegen einer Depression mit Medikamenten behandelt zu werden und doch krank zu bleiben.

Alkohol- oder Drogenmißbrauch. Hier gibt es bewährte und effektive Hilfsprogramme. Es kann aber sein, daß zwar der Mißbrauch dieser Substanzen dort erfolgreich behandelt wird, das Problem des sexuellen Mißbrauchs jedoch nie zur Sprache kommt. Vielleicht haben die Überlebenden auch an anderen sogenannten »Zwölf-Schritte«-Programmen teilgenommen, wie z. B. *Overeaters Anonymous, Emotions Anonymous* oder *Al-Anon,* ein Programm, das für Familienangehörige oder Freunde von Alkoholkranken gedacht ist. Noch einmal: Dies sind durchaus effektive Programme, aber dennoch sind sie nicht darauf ausgerichtet, mit den tieferliegenden Problemen des sexuellen Mißbrauchs zu konfrontieren.

Sexuelle Funktionsstörungen. Diese sind unter Frauen weit verbreitet und begleiten die Inzestüberlebende ständig. Sie mag alles ausprobiert haben, um einen Orgasmus zu bekommen, vom Vibrator bis zu einer Paartherapie in einer Sexklinik.

Autoaggression. Das Bedürfnis, sich mit einem Messer Wunden beizubringen, sich zu verbrennen oder sonstwie zu verletzen, oder der Wunsch, sich zu verstümmeln, ist eine Krankheit, die zunehmend bekannt und diskutiert wird. Experten schätzen die Korrelation zwischen Selbstbeschädigung und sexuellem Mißbrauch in der Kindheit als sehr hoch ein. In verschiedenen Teilen der USA finden derzeit bahnbrechende Versuche in der Behandlung von »Selbstschädigern« statt. Wenn das Opfer Glück hat, hat es solche spezielle Hilfe gefunden.

Mit diesem Überblick wollten wir keinesfalls sagen, daß die Bemühungen der Überlebenden, sich innerlich zu festigen und Hilfe zu bekommen, bis zu diesem ersten Stadium umsonst waren. Im Gegenteil, sich auf diese Weise zu schützen und für sich zu sorgen hilft ihr beim Überleben: Die Wahrheit kommt erst ans Licht, wenn sie mit dem Schmerz umgehen kann; die erwähnten Techniken stellen immerhin eine Möglichkeit dar, sich um das eigene

Wohlergehen zu kümmern, wenn auch auf eher oberflächliche Weise, weil Symptome statt Ursachen behandelt werden.

Es gibt auch einige weniger offensichtliche Möglichkeiten, mit ihrem Schmerz umzugehen, die, von außen gesehen, recht positiv sind. Viele Überlebende engagieren sich aufopferungsvoll als Elternvertreter in den Schulen ihrer Kinder oder bei kommunalen Vorhaben, um dadurch ihre eigene verlorene Kindheit zu kompensieren. Durch ein solches Engagiertsein will eine Frau sagen: »Ich bin ein guter Mensch; seht ihr, wie gut ich für meine Kinder sorge«, und tatsächlich profitieren Schule, Kinder und Gemeinde davon. Aber eine ehrliche Freude an Kindern um ihrer selbst willen kann diese ehrenamtliche Arbeit nicht ersetzen, und oft ist der Unterschied zwischen Pflicht und Liebe verwischt.

Eine Überlebende kann auch eine Berufsentscheidung treffen, die ihren Ursprung darin hat, daß sie ihr eigenes Schicksal verstehen und anderen helfen möchte. Eine große Anzahl von Überlebenden hat sich für einen der helfenden Berufe entschieden – beispielsweise in den Bereichen Krankenpflege, Sozialarbeit, Schule, Medizin. Ohne Frage bringen diese Frauen einen seltenen Grad an Verständnis und Zuwendung in ihre Arbeit ein, und sie werden dementsprechend geschätzt. Doch auch wenn das Inzesterlebnis oft besondere Qualitäten in bezug auf Einfühlung und Behutsamkeit in einer »Helferin« hervorgerufen hat – solange sie ihre eigenen Probleme nicht bewältigt hat, besteht immer die Möglichkeit, daß sie eines Tages feststellen muß, daß sie »ausgebrannt« ist und keine Reserven mehr hat. Eine Frau, die ihren Doktor in Psychologie macht, um andere zu verstehen, aber sich dem Schaden, der bei ihr selbst durch den Inzest entstanden ist, noch nicht gestellt hat, hat eine Menge Arbeit vor sich.

Eine Überlebende kann auch versucht haben, im Glauben Trost zu finden, und kann dabei unglücklicherweise mehr verletzt worden sein, als Hilfe bekommen zu haben. Viele Religionen lehren den Wert der Resignation; die Inzestüberlebende paßt sich nur allzu schnell an Richtlinien an wie z. B.: »Dies ist eben das Kreuz, das ich tragen muß, und je mehr ich tue, was man von mir erwartet, ohne mich je zu beklagen, um so besser und tugendhafter bin ich.«

Es gibt noch mehr solcher Binsenwahrheiten: »Gott lädt dir nicht mehr auf, als du tragen kannst« oder »Stelle Gottes Willen nicht in Frage, sonst kommst du in die Hölle«.
Die Geistlichen spielen das gleiche Spiel (oft, ohne es zu wissen), wenn sie Vergebung predigen, ohne das Ausmaß der sündigen Gefühle und der Kränkung zu kennen, das die mißbrauchte Frau fühlt. Geistliche, die die Macht zur Vergebung haben, spielen eine wichtige Rolle; eine Frau kann dann glauben, sie könne darauf verzichten, ihren berechtigten Zorn zu spüren, und einfach sagen: »Ich vergebe ihm, denn er wußte nicht, was er tat.«
Solche Techniken können kurze Zeit helfen. Doch keine kann auf Dauer ein Ersatz für ein echtes Verstehen ihrer Vergangenheit sein. Am Ende wird sie nicht umhinkommen zuzugeben, daß sie leidet und daß sie Hilfe braucht. Dann kann der Heilungsprozeß beginnen.

Aus dem Auge des Taifuns herauskommen

Da ist sie also: Sie kann weder vor noch zurück, sie ist gefangen in ihrem Leid. So schmachvoll, mit diesem Gefühl der totalen Ausweglosigkeit, beginnt der Prozeß der Heilung und Veränderung nur zu oft. Das Leben ist im besten Fall unbehaglich geworden, im schlechtesten einfach unerträglich. Sie will nicht länger dort sein, wo sie ist, auch wenn sie das vielleicht nicht einmal in Worte fassen kann. Oft versteht sie das erst im Rückblick.
Es kann sein, daß sie lange Zeit wie gelähmt bleibt, denn auch wenn sie unter ihrem Zustand leidet, so ist er ihr doch zumindest vertraut. Eine Veränderung, der erste Schritt zur Heilung, liegt vielleicht noch in weiter Ferne. Viele Überlebende harren in Situationen aus, die anderen, gesünderen Menschen geradezu als lachhaft unproblematisch oder als grenzenlos beleidigend erscheinen. Doch ein ehemaliges Opfer eines sexuellen Mißbrauchs merkt vielleicht auch als Erwachsene nicht, wann sie schlecht behandelt wird, und sie weiß vielleicht überhaupt nicht, daß es noch andere Möglichkeiten zu leben gibt. Die Heilung beginnt, wenn sie *weiß*, daß sie leidet, und den Entschluß faßt, in Zukunft kein passives Opfer mehr zu sein.

Was bringt sie aus diesem Zustand von Unglück und Trägheit heraus? Manchmal ist es ein Schock, ein Schicksalsschlag, zum Beispiel der Verlust des Arbeitsplatzes, der Tod eines Familienmitglieds, eine Scheidung oder das Ende einer Liebesbeziehung. Das auslösende Moment kann aber auch weniger dramatisch sein, scheinbar ein bloßer Zufall. Vielleicht sieht sie in der öffentlichen Bücherhalle einen Aushang über ein Gruppentreffen von erwachsenen Inzestopfern und entschließt sich hinzugehen. Oder ihr fällt ein Buch über Inzest in die Hand, oder sie kommt zufällig mit einer Freundin auf ihre Kindheit zu sprechen, oder sie erlebt zum erstenmal eine »Rückblende«. Der Auslöser kann auch ein Arztbesuch sein, weil sie Depressionen oder Schlafstörungen hat oder glaubt, daß sie unter PMS (dem prä-menstruellen Syndrom) leidet. Aber auf irgendeine Weise erkennt eine Frau, deren Heilungsprozeß seinen Anfang nimmt, daß sie sich ändern muß.

Wir wollen keinesfalls den Eindruck erwecken, daß der Heilungsprozeß eine einfache Sache ist, bei der jeder Bestandteil vorhersehbar oder leicht zu bewältigen ist. Die Überlebende versteht vielleicht erst Jahre später, daß der Schicksalsschlag, der sie aus ihrem Zustand riß, sie dazu brachte, sich aufzusetzen und die Tatsache, daß sie sexuell mißbraucht wurde, anzuerkennen. Im Augenblick erkennt sie oft weder die Bedeutung des Schicksalsschlags, noch ist sie sich bewußt, daß ihre Reaktion darauf zu einer Veränderung führte. Was ihr wahrscheinlich zu dieser Zeit bewußt ist, sind ihre Migräneanfälle oder das Gefühl, daß ihr Leben ihr entgleitet. Sie hat Schuldgefühle beim Geschlechtsverkehr, und ihr Ehemann oder ihr Liebhaber beklagt sich. Sie ist einsam und findet keine Freunde. Sie beobachtet, daß sie mit ihren Kindern ungeduldig ist oder sie anschreit. Alles, was sie weiß, ist, daß sie unglücklich ist.

Gewöhnlich stellen die Frauen erst einmal keinen Zusammenhang zum Inzest her. Es kann Jahre dauern, bis sie sich überhaupt daran erinnern: Es ist geradezu unheimlich, daß die Erinnerungen so oft erst dann wieder hochkommen, wenn die Überlebende mit ihnen umgehen kann. Die Seele hat ungeheure Fähigkeiten, sich vor Schmerzen zu schützen.

Anfangs mag eine Frau sich wie ein Dampfdrucktopf vorkommen, der kurz vorm Explodieren ist. All die langen Jahre hat sie ihren Zorn unterdrückt, indem sie sich auf die Zunge biß oder sich wie ein Fußabtreter vorkam oder dauernd versuchte, ohne Fehl und Tadel dazustehen. Jetzt bekommt dieses Verhaltensmuster Risse. Es kommt zu kleinen Explosionen, aber auch zu großen. Die Frau, die ein braves Mädchen war und dann eine gute Ehefrau, die auf ihren Mann und ihre Kinder einging, ertappt sich plötzlich dabei, wie sie ihrem Arzt widerspricht oder sich weigert, ihren Mann zu besänftigen oder ihre Kinder zu bedienen. Die verläßliche gute Angestellte beschließt plötzlich, ihrem Chef Kontra zu geben, oder sogar, sich einen neuen Job zu suchen oder die Arbeit ganz aufzugeben und sich arbeitslos zu melden. Eine Frau beschrieb das Auftreten ihrer Unzufriedenheit so: »Ich wußte ja, daß das Leben ungerecht ist, aber was ich mitzuschleppen hatte, erschien mir plötzlich einfach als lächerlich. Ich wußte, daß ich Besseres verdient hatte, und wurde wütend.«

Der Tanz beginnt: »Zwei Schritte vor – einen zurück«

Zu irgendeinem Zeitpunkt beschließt die Überlebende, daß sie etwas tun muß. *Beschließen* ist aber natürlich nicht dasselbe, wie es *tatsächlich tun*, wenn es auch ein Schritt in diese Richtung ist. Und eines ist sicher, eine Veränderung wird meist als unbequem und verunsichernd empfunden. Das kann schon ausreichen, daß eine Überlebende lange Zeit wie gelähmt bleibt. Das Neue wird ungewohnt und schwierig sein; das alte Leben ist leichter, und die Versuchung, in den alten Gleisen weiterzumachen, ist groß.

Diese Stufe wird häufig als der »Ja ... aber«-Schritt bezeichnet, ein Tanz, bei dem sich die Frau ständig im Kreis dreht und niemals vorwärtskommt. »Ja, ich möchte, daß die Dinge besser werden ... aber noch nicht gleich.« Oder: »Ja, ich weiß, daß ich mal einen Inzest erlebt habe ... aber so schlimm ist das auch wieder nicht.« Oder: »Ja, ich weiß, daß ich Hilfe brauche ... aber ich warte noch, bis ich Zeit – Geld – habe, die Kinder erwachsen sind, mein Vater tot ist.« Für den Schritt zurück genügt fast jede Ausrede.

Und die Phasen überschneiden sich: Sie macht einen Schritt in Richtung Veränderung und zwei wieder zurück, oder sie kommt ihrem Zorn zwei Schritte näher und weicht einen zurück. Eine Frau, die den einen Morgen aufwacht und sagt, daß sie ihr derzeitiges Leben keine Sekunde länger ertragen kann, kann am Morgen darauf ganz zufrieden sein und beschließen, daß alles beim alten bleibt.

Von dieser Unschlüssigkeit können Psychotherapeuten, die mit Notfalldiensten zusammenarbeiten, ein Lied singen. Jedesmal, wenn im Fernsehen oder Radio eine Sendung über Inzest ausgestrahlt worden ist, werden Berater, die auf die Behandlung von Inzesterlebnissen spezialisiert sind, hinterher mit Anrufen überschwemmt. Aber wenn sie am nächsten Tag – oder sogar nur ein paar Stunden später – zurückrufen, dann kann es gut sein, daß sie eine Ausrede hören oder die Versicherung, daß das Opfer schon allein damit fertig wird. »Oh, es ist eigentlich gar kein Problem« oder »Sie sind sicher falsch verbunden« sind für einen erfahrenen Berater deutliche Anzeichen, daß diese Person zwar ein Problem hat, daß sie aber noch nicht soweit ist, es in Angriff zu nehmen. Viele Frauen bleiben monatelang in diesem Limbo, schwankend zwischen »Soll ich – soll ich nicht«, mit gelegentlichen Anfällen von »Ja . . . aber«-Schritten dazwischen.

Der Schritt in die Therapie

Jede Frau hat ihre individuelle Geschichte, und nicht alle können oder wollen sich in die Hände eines Therapeuten begeben. Was uns betrifft, so können wir nur feststellen, daß wir noch keine Überlebende, die ihren Alltag gut bewältigte, getroffen haben, die sich nicht Hilfe von außen geholt hätte, sei es bei einem Therapeuten, einer Gruppentherapie oder einer Selbsthilfegruppe von Überlebenden. Zweifellos gibt es Menschen, die es fertigbringen, sich selbst durch Lesen, Selbstdisziplin, möglicherweise auch Gebet und Meditation zu heilen. In jedem Fall sind diese Mittel hilfreich als Ergänzung, doch eine Frau, die sie als ihren ausschließlichen Weg zur Heilung benutzte, haben wir nie getroffen.

Eine Frau, die eine Therapie beginnt, nachdem sie sich eine Zeitlang im »Ja . . . aber«-Schritt fast auf der Stelle bewegt hat, wird sich dieser Erfahrung auf ihre individuelle Weise stellen. Nicht alle Frauen kommen gleich zu Anfang auf den Inzest als das spezifische Problem zu sprechen, aufgrund dessen sie überhaupt eine Therapie beginnen wollen. Es kann durchaus sein, daß eine Frau weiß, daß es ein tiefverborgenes, dunkles Geheimnis irgendwo in ihrer Vergangenheit gibt, und vielleicht hat sie sogar noch vage Erinnerungen daran, aber für gewöhnlich hat sie das Gefühl, daß momentan ganz andere Probleme vordringlich sind und erst gelöst werden müssen: Ihr ganzes Leben scheint total durcheinandergeraten zu sein.

Eine versierte Therapeutin sieht den Inzest als das Kernproblem an und die anderen Probleme als seine Nebenprodukte. In der Tat können die Frau und ihre Therapeutin dieselben Fakten aus zwei völlig verschiedenen Blickwinkeln wahrnehmen. Die Klientin ist frustriert, weil die Dinge nicht perfekt sind. Die Therapeutin notiert die Frage, wieso ein Mensch die Erwartung haben sollte, daß das Leben perfekt sein könnte. Die Frau klagt darüber, daß sie das Gefühl hat, sie sei für die ganze Welt verantwortlich; die Therapeutin fragt sich, wer sie überhaupt mit dieser Aufgabe betreut hat; und warum sie ständig in Beziehungen investiert, aus denen sie so wenig für sich selbst zurückerhält. Die Frau sagt, sie müßte eigentlich wütend sein, aber sie könne es einfach nicht. Die Therapeutin nickt und macht sich eine Notiz über Schuld oder Repression. Vielleicht wurde die Frau als Kind dafür bestraft, wenn sie Wut oder irgendeine andere Gemütsbewegung zeigte, und sie hat gelernt, jede Form von Wut zu unterdrücken.

Meist ist ihre Selbsteinschätzung so gering und ihr Vertrauen in ihren Wert als Mensch so zerbrechlich, daß sie sowieso glaubt, sie besäße kein Recht, glücklich zu sein. Wenn, wie wir an früherer Stelle gesagt haben, die Sexualität wie in einem Prisma *alle Probleme* versammelt, die durch den Inzest hervorgerufen werden, so ist die Selbsteinschätzung das Prisma der *Gefühle*. Es ist die Verletzung dieses Kerns, ihres Selbstwertgefühls, der wahrscheinlich alle Probleme, die im Behandlungsraum der Therapeutin zur Sprache kommen, bündelt. Natürlich ist ein niedriges Selbstwertgefühl ein voraussagbarer Wesenszug einer Erwachsenen, die als Kind mißbraucht wurde: Denn wie soll ein Mädchen mit einer guten Selbsteinschätzung heranwachsen, wenn sein Körper von einem anderen zu dessen Vergnügen *gebraucht* wurde und wenn es zur selben Zeit auch emotional *mißbraucht*, vielleicht auch von anderen Familienmitgliedern vernachlässigt wurde und von ihnen hören mußte, daß es nicht zählte? Es ist in den engsten Beziehungen, die wir auf dieser Welt erleben können, abgewertet worden – in seiner Familie.

Wir haben die Gründe dafür dargelegt, warum eine Frau sich als Erwachsene emotionalen Problemen – die auch zu körperlichen führen können – gegenübersieht. Jetzt ist die Frage, wie sie sich von ihrem Leiden befreien kann. Wie kann sie ihr Leben auf einer neuen Grundlage wieder zusammenfügen? Wie kann sie die Scham überwinden, daß ausgerechnet ihr so etwas passierte? Wenn eine Heilung eintreten soll, müssen die Gefühle frei werden. Der Zorn muß zugelassen, durchgespielt und angenommen werden. Die Schuld muß gebeichtet und untersucht werden. Das Gefühl der Wertlosigkeit muß als Bild in einem Zerrspiegel angesehen werden, dem Spiegel nämlich, den man ihr in der Kindheit vorgehalten hat, der aber nicht länger ein getreues Abbild ihrer selbst zeigt. Sie muß sich von ihrem Gefühl der Isolation befreien, indem sie mit einem oder mehreren Menschen über alles spricht und dadurch, daß sie etwas über andere, die dasselbe durchgemacht haben, liest und hört.

2. Schritt: Ich gestehe mir ein, daß etwas Furchtbares geschehen ist. Ich weiß, daß ich es mir nicht bloß einbilde; ich war als Kind das Opfer eines sexuellen Anschlags.

Die ersten schweren Schritte in einer Therapie sind das Eingeständnis, daß der Mißbrauch tatsächlich stattgefunden hat, und der Versuch, den Zusammenhang zwischen dem gegenwärtigen Leid und der Verletzung in der Kindheit herzustellen. Selbst wenn die Überlebende weiß, daß der Schmerz, den sie verspürt, etwas mit dem Inzest zu tun hat, muß sie sich zurückversetzen und etwas von der damaligen Verletzung noch einmal durchleben.

Das ist sehr viel verlangt. Viele Frauen erinnern sich nicht an den Inzest; wie sollen sie dann ihre Probleme als Erwachsene mit dem

Leid ihrer Kindheit in Beziehung setzen? Manche Frauen erinnern sich an den Inzest und an einige Vorfälle, aber es dauert lange, bis sie dies alles mit sich selbst, so, wie sie heute sind, in Verbindung bringen können: Es scheint einer anderen passiert zu sein (was nicht erstaunlich ist, wenn man bedenkt, wie geübt viele Überlebende im Dissoziieren geworden sind). Und schließlich, selbst wenn sich das Opfer an Vorfälle und Einzelheiten erinnert, müssen vielleicht die Gefühle, die es mit diesen Vorfällen verbindet – ob es dafür verantwortlich war, ob es richtig war oder nicht, ob es den Inzest selbst herausgefordert hat –, noch in Ordnung gebracht werden. Und die aufgestaute Flut von Emotionen, die die Frau nie zuvor zugelassen hat, erzeugt furchtbare Angst.

Eine Frau erzählte einen Traum, der zeigte, daß sie dicht vor diesem Durchbruch stand:

> Ich erinnere mich daran, daß ich auf einer Brücke stand und einem kleinen Mädchen zusah, das unten auf dem zugefrorenen Fluß Schlittschuh lief. Das Eis war kristallklar, und von meinem Aussichtspunkt aus konnte ich hindurchsehen, aber das kleine Mädchen war so nah am Eis, daß es nicht sehen konnte, was darunter lauerte. Ich beobachtete mit Entsetzten, wie Monster und Schlangen mit riesigen Mäulern das Eis durchstießen, um das Kind zu verschlingen, und versuchte verzweifelt, das Kind zu warnen. Der Anblick jagte mir Angst ein, und zugleich fühlte ich mich so machtlos, weil ich das unschuldige Kind nicht vor dem, was auf es zukam, warnen konnte.

Ein paar Tage später begann diese Frau, sich an den Inzest, den sie in ihrer Kindheit erfahren hatte, zu erinnern. Sie fühlte sich jetzt sicherer und konnte ihre Erinnerungen an die Oberfläche steigen lassen, weil sie ein Vertrauensverhältnis zu ihrer Therapeutin und ihrer Selbsthilfegruppe aufgebaut hatte und wußte, daß die anderen Frauen sie verstehen und annehmen würden. Die Erinnerungen begannen zu fließen.

Wie auch immer die Blockierung aufgehoben wird, nun beginnt die Überlebende sich zu erinnern. Ganze Zeitabschnitte, die ihr regelrecht entfallen waren, beginnen Form anzunehmen. Die Erinnerungen jagen ihr schreckliche Angst ein. Kalte Schweißausbrüche, Panikanfälle oder stoisches Schweigen können auftreten.

Langsam gesteht sich die Überlebende ein, daß wirklich etwas Schreckliches geschehen ist – sie war als Kind das Opfer eines sexuellen Mißbrauchs.

Janice benötigte in der Therapie fast ein Jahr, um sich daran zu erinnern, daß ihr Vater ihr jahrelang weh getan hatte, als sie ein Kind war. Sie erinnerte sich daran, daß er jeden Abend, wenn ihre Mutter zur Arbeit gegangen war, an ihr Bett kam, seine Finger mit Gewalt in ihre Vagina zwängte und ihre Brüste drückte und streichelte. Aber sie fühlte keine Empörung darüber. Ihr Durchbruch kam in dem Moment, als sie zu ihrer Therapeutin sagte, daß sie zumindest teilweise mit daran schuld sei, weil sie ihm nie gesagt hätte, er sollte aufhören, und als sie zum erstenmal wirklich in sich aufnahm, was ihre Therapeutin sagte: »Und trotzdem, *er hatte nicht das Recht dazu.* Sie waren ein Kind, und er war ein Erwachsener, und *er hatte kein Recht*, zu Ihnen zu kommen und Ihnen weh zu tun.« Für eine Erwachsene, die nie mißbraucht worden ist, wäre diese Feststellung der Therapeutin selbstverständlich gewesen, aber für Janice war es von großer Bedeutung; sie verstand zum erstenmal, daß sie in der Gewalt ihres Vaters gewesen war und daß er ihr von sich aus etwas angetan hatte, obwohl sie ihn (das dachte sie zumindest) in all den Jahren hingebungsvoll geliebt hatte. In diesem Augenblick nahm sie mit dem kleinen Mädchen Verbindung auf, das für etwas, was es nie getan hatte, bestraft worden war, und ihre Wut konnte losbrechen.

Als Ruth mit ihrer Therapie anfing, erinnerte sie sich an den Inzest, jedenfalls in Umrissen. Ihre Mutter war »nicht ganz da«, wie Ruth es ausdrückt, und richtete ihre ganze mütterliche Fürsorge auf Ruths kranken jüngeren Bruder, den sie mehrfach zu Krankenhausaufenthalten oder Kuren an entfernte Orte begleitete. Der Vater verbrachte seine Zeit solange in einer Kneipe, und Ruth war dafür zuständig, ihn von dort zum Abendessen nach Haus zu holen. Nach dem Essen brachte Ruth ihn ins Bett, weil er zu betrunken war, um das allein zu schaffen.

Ruth glaubte, sie hätte ihren Vater verführt. Sie konnte sich sogar an Verhaltensweisen erinnern, die das zu beweisen schienen; denn wenn sie seine Aufmerksamkeit von seinen Saufkumpanen in dem Lokal ablenken wollte, ließ sie sich Kunststückchen einfallen und führte sich »verführerisch« auf, so daß sie nicht nur von ihrem Vater, sondern auch von anderen Männern beachtet wurde. Was dann mit ihr geschah, sei also offensichtlich ihre Schuld gewesen, so meinte sie.

Die erwachsene Ruth ist eine unternehmungslustige und ehrgeizige Karrierefrau. Es war wichtig für sie zu glauben, daß sie immer Macht besessen hatte, selbst als Kind. Sie stellte sich der Inzesterfahrung schließlich, als sie begriff, daß ihr Vater sie ausgenutzt hatte – denn er hätte ja von selbst aus der Kneipe nach Hause kommen und allein zu Bett gehen können oder auch überhaupt nicht erst dort hinzugehen brauchen. Sie hatte sich gegen diese Wahrheit gewehrt, weil sie dachte, den Mißbrauch durch den Vater zuzulassen wäre ein Zeichen ihrer Schwäche oder ihres Verrücktseins gewesen. Schwach zu sein bedeutete aber, so zu sein wie die Mutter, die sie verachtete, und das war eine Möglichkeit, die sie nicht akzeptieren konnte.

Die Verbindung zur Kindheit herzustellen braucht Zeit; und die Erkenntnis des feinen Unterschieds zwischen dem, was tatsächlich geschah, und dem, was hätte geschehen können, wenn nicht alles so falsch und verdreht gewesen wäre, erfolgt keineswegs automatisch. Die Wiedergewinnung der Kindheitserinnerungen ist einer der schmerzlichsten Prozesse, den eine Frau durchmachen kann. Viele Menschen bekommen zu diesem Zeitpunkt solche Angst, daß sie aus der Therapie aussteigen; sie haben Angst vor dem Schmerz, den das Erinnern mit sich bringt; wenn sie sich trotzdem zu erinnern beginnen, dann haben sie das Gefühl, daß dieser Schmerz ewig anhalten wird und daß die »Kur« das einfach nicht wert sein kann. Die Tendenz, sich emotional taub zu stellen oder zu dissoziieren – das Auseinanderfallen von Gefühl und Handeln –, nimmt in dieser schmerzerfüllten Zeit zu. Dann kann es für die Frau schwierig sein, ihrem Beruf nachzugehen oder die Arbeiten im Haushalt zu erledigen.

Ein gut Teil der Schmerzen entsteht durch die Rückbesinnung auf die Kindheit. Es kann schon schwer genug sein, bloß dazusitzen und zurückzudenken, aber das Leiden nimmt offensichtlich zu, wenn die Therapeuten oder Gruppen zum Beispiel empfehlen, alte Fotoalben nach Kinderbildern durchzusehen. Besonders schmerzlich sind Fotos, die das Opfer mit dem Mann, der es mißbraucht hat, zeigen – und zugleich sind diese am nützlichsten, weil die Frau bei der Betrachtung ihres früheren Selbst möglicherweise von Erinnerungen geradezu überwältigt wird. V.O.I.C.E.S. (Victims of Incest Can Emerge Survivors – Inzestopfer können überleben) fordert bei seiner jährlichen Konferenz die Delegierten dazu auf, Kinderbilder von sich mitzubringen. Diese Fotos werden dann an einer riesigen Anschlagtafel befestigt, die mit gelben Schleifen geschmückt ist, dem Symbol der Hoffnung für alle, die Geiseln ihrer Vergangenheit waren.

Die meisten Frauen, die als erwachsene Inzestüberlebende eine Therapie beginnen, sind darauf aus, jedes Buch zu diesem Thema, das ihnen in die Hände fällt, zu lesen; sie versuchen zu verstehen, was mit ihnen passierte. Derzeit überwiegen die bekenntnisartigen Berichte in der Ich-Form. Diese bedrückenden Geschichten haben einen klaren Nutzen: Sie bestätigen einer Frau die eigenen Erlebnisse und zeigen ihr, daß sie nicht allein dasteht. Sich in diese Art von Büchern zu versenken hat jedoch eine gewisse Ähnlichkeit mit dem Lesen von Berichten über den Holocaust. Allein das Belastende und der Schrecken der Geschichte deprimieren und entmutigen bereits.

Zu diesem Zeitpunkt ist es auch nützlich, unsere Träume zu beachten – und auch das ist natürlich wieder beunruhigend. Manche Träume zu Anfang einer Therapie lassen in irgendeiner Form den ursprünglichen Mißbrauch wieder »auferstehen«. Häufig treten in dieser Phase Schlafstörungen auf: Eine Frau kann Alpträume haben, schreiend oder zitternd aus dem Schlaf hochfahren, sich fürchten, ins Bett zu gehen, sich fürchten, das Licht auszumachen, sie kann schlafwandeln oder nachts mit den Zähnen knirschen. Aber selbst wenn sie darauf gefaßt ist, kann es scheußlich sein, das durchzumachen; nicht nur aufgrund der Erinnerungen, die durch diese Erscheinungen wieder hervorgerufen werden, sondern auch, weil sie durch ihre Schlafstörungen für den Rest des Tages abgespannter und reizbarer sein kann als vor der Therapie.

Es ist eine starke Medizin, die hier verordnet wird: Du *mußt* aufgeschreckt und durcheinander sein, damit die Erinnerungen lebhaft genug sind, um deine Heilung zu fördern. Doch wer will sich schon freiwillig eine so schwere Last aufbürden? Und dennoch, du kannst und mußt es durchhalten: Nur so, durch Erinnern und Wiedererleben, können diese Erlebnisse schließlich »zu den Akten« gelegt werden, so, wie sie es verdienen.

Nach und nach rücken die einzelnen Teile an die richtige Stelle. Zu Anfang ihrer Erkundung des Inzests haben die Frauen oft das Gefühl, als trügen sie fünfhundert Puzzle-Teile mit sich herum, die noch nie zu einem vollständigen Bild zusammengesetzt waren. Sie stellen Fragen über Fragen: »Warum ist mir das passiert?« – »Warum wurde ich nicht beschützt?« – »Welche Rolle habe ich gespielt?« – »Inwieweit war ich schuld daran?« – »Passiert das auch anderen Frauen?« – »Was hat all das mit mir heute zu tun?« Mit der Zeit und durch ständiges Bemühen fügen sich die Tatsachen allmählich ineinander, und im gleichen Maße wächst das Verständnis. Viele Geschehnisse, die nur scheinbar nichts miteinander zu tun hatten, bilden einen Hintergrund, bis die ganze Landschaft allmählich deutlich wird. Beispielsweise hing eine Frau besonders zärtlich an ihrem Hund und ihrer Katze und beschützte sie zwanghaft vor Gefahren. Als sie sich daranmachte zu erforschen, warum diese Tiere ihr so viel bedeuteten, fiel ihr plötzlich wieder ein, daß ihr Peiniger ihr als Kind damit gedroht hatte, ihr damaliges Lieblingstier zu töten, falls sie ihm nicht zu Willen wäre. Sie hatte dieses Detail vergessen, und die Erinnerung half ihr, ihr erwachsenes Selbst besser zu verstehen.

Eine Frau muß erkennen, daß dieses Heraufholen der Erinnerungen verwirrend wirken kann, ja sogar bedrohlich. Für viele ist es nicht ratsam, sich nach einer Therapiesitzung ans Steuer eines Autos zu setzen, weil sie noch eine Zeitlang nach der intensiven Erinnerung, die sie durchlebt haben, eine Dissoziation durchmachen. Es kann besser sein, nicht direkt nach solchen Sitzungen wichtige berufliche Aufgaben zu erledigen.

Jede Frau findet selbst heraus, was sie tun muß, um während dieser Zeit verantwortlich für sich zu sorgen. Es ist wichtig, daran zu denken, daß sie tatsächlich einen Blick über den Rand der Hölle getan hat, und es ist nur natürlich, daß sie sich verstört, zornig, ängstlich, unruhig und noch vieles mehr fühlt. Die Gewißheit, daß sie wieder und wieder an diesen Rand treten und dennoch überleben kann, wird ihr helfen. Es wird ihr die Zuversicht geben, daß sie diese furchtbare Zeit des Erinnerns überstehen wird.

Sie wird noch weitere Kraftreserven in ihrem Inneren entdecken, wenn sie die »Rückblenden«, die zu diesem Zeitpunkt sehr häufig auftreten können, durchlebt. Diese ähneln den Rückblenden in einem Film, wenn die Kamera den Erzählfluß unterbricht und einen Zeitsprung nach rückwärts macht, um eine Szene aus der Vergangenheit zu zeigen. Sich Fotos anzusehen oder Bücher zum Thema Inzest zu lesen ist ein bewußter Versuch, der jederzeit begonnen oder abgebrochen werden kann. Wenn jedoch die Tiefen ausgelotet werden, dann beginnen unbewußte Erinnerungen zu fließen, und dieses plötzliche Aufblitzen kann bestürzend sein. Irgend etwas, was einer Frau in ihrem Alltag begegnet, versetzt ihrem Gedächtnis einen Stoß, so daß ein Gefühl – oder sogar ein ganzer »Film« –, ein Ereignis oder einen Zeitraum während ihres Mißbrauchs betreffend, wieder hochkommt. Weil diese Rückblenden so häufig auftreten, müssen sie verstanden werden; deshalb wollen wir sie hier in Kategorien fassen, mit denen sich leichter umgehen läßt.

Geruchsreize scheinen besonders starke Rückblenden auszulösen; vielleicht ist das der Grund, daß so viele Rückblenden während des Geschlechtsverkehrs auftauchen. Viele Überlebende können den Geruch von Samenflüssigkeit nicht ertragen; er ruft solche Horrorvisionen von dem Mißbrauch hervor, daß sie den Liebesakt abbrechen müssen.

Aber auch andere Gerüche können eine Rückblende auslösen. Martha war auf einem Familienfest, als ein Schwager von ihr aus dem Badezimmer kam, wo er sich mit After-shave-Lotion erfrischt hatte. Martha erzählt, daß im selben Moment, als sie das After-shave roch, plötzlich ein Bild vor ihr stand: Sie sah sich als Kind zusammengekauert nackt im Bett liegen, und eine blaue Unterhose kam auf sie zu, in der etwas zuckte. Sie wußte nicht, was es war und ob es lebendig war. Das Bild erschreckte die erwachsene Martha tief, und in diesem kurzen Augenblick konnte sie eine Verbindung zu dem Gefühl von Verwirrung und Furcht herstellen, welches sie als Kind erfüllt hatte, wenn sie im Bett lag und die Annäherungen ihres Vaters erwartete. Möglicherweise dissoziierte Martha, sobald der Mißbrauch konkrete Formen annahm, und deshalb verspürte sie den Schmerz nie so real wie die Verwirrung und Angst vor dem unbekannten Ding, das da in den Boxershorts auf sie zukam und das mit dem Geruch von Aftershave verbunden war.

Auch Berührungsreize können Rückblenden hervorrufen, vor allem in einem erotischen Kontext. Verschiedene Frauen berichteten, daß es ihnen unangenehm sei, wenn sich ihnen jemand von hinten nähere. Paulette stand gerade an ihrem Schreibtisch, als ihr Mann an sie herantrat und sie auf den Nacken küßte. Ohne nachzudenken, drehte sie sich um und schlug ihm ins Gesicht. Glücklicherweise konnte sie sich daran erinnern, daß sie, an ihren Schreibtisch gedrängt, von rückwärts mißbraucht worden war, und konnte so ihrem bestürzten Mann erklären, daß er ihr gerade eine wichtige Lektion über Rückblenden erteilt hätte.

Ellen und ihr Freund verlebten miteinander eine verspielte und glückliche Zeit. Ihre gegenseitige Zuneigung half ihr, ihre verlorene Kindheit wiederzufinden. Als sie sich aber eines Tages zum Spaß auf ihrem Bett balgten, sah sie plötzlich statt seines Gesichts das ihres Vaters. Sie schrie vor Entsetzen.

Das Verständnis des Freundes oder Ehemanns für das Verhalten einer Frau, die Rückblenden erlebt, ist wichtig. Sie kann nicht kontrollieren, wann die Erinnerungen auftreten, und oft wirken ihre Reaktionen unsinnig oder überraschend. Selbst scheinbar irrationale Vorlieben bekommen eine Bedeutung, wenn sie es zuläßt, sich tief in ihre Gefühlswelt zu versenken. Manche Frauen können nicht auf dem Rücken liegen, nackt schlafen oder irgendein Gewicht auf ihrer Brust ertragen. Ängste in der Nacht – bedrohliche Schatten und Geräusche, Träume, bei denen sie schreiend oder schwitzend aufwacht, Reden im Schlaf oder sogar Schlafwandeln – sind Dinge, die eine Frau genau betrachten sollte.

Tagsüber können Rückblenden durch scheinbar harmlose Reize, wie zum Beispiel Musik, ausgelöst werden. Eine Überlebende erinnerte sich daran, daß sie in einem Auto vergewaltigt wurde, während im Radio Country-Musik zu hören war. Seither kann sie diese Art von Musik nicht mehr ertragen, und der unschuldige Hank Snow und seine Songs sind für sie wie ein rotes Tuch.
Wenn der Ratschlag auch hart ist, eine Frau, die sich, egal, aus welchem Grund, solcher Gefühlsüberflutung gegenübersieht, muß die Emotionen aushalten und sich auf deren Ursprung konzentrieren. »Focusing« ist eine Technik der Selbstklärung, die zum Verständnis einer ganzen Anzahl von neurotischen Verhaltensweisen angewendet wird.[1] In dem besonderen Fall der Erinnerung an einen Inzest kann sie jedoch noch differenziert werden. Eine Selbstklärung hat Ähnlichkeit mit der Art und Weise, wie ein Fernrohr benutzt wird, um ein Objekt näher und immer näher heranzuholen: Zuerst hat die Überlebende ein verschwommenes, verwirrtes Gefühl, das vielleicht mit einer nebelhaften bildlichen Vorstellung verbunden ist, wie ein unscharfes Foto. Durch eine schärfere Einstellung rückt das Bild näher; wenn die Frau die geistige »Linse« präziser darauf einstellt, kann sie schließlich das ganze Bild klar vor sich sehen.

3. Schritt: Ich beginne meine Gefühle wahrzunehmen. Vielleicht sind es Traurigkeit, Zorn, Angst, Schuld oder Scham. Ich lasse alle diese Gefühle zu.
Jahrelang hat sie ihre Gefühle weggepackt. Stell dir vor, wie das ist, dreißig Jahre lang die Realität zu verleugnen und ein Geheimnis zu hüten, aus Angst, daß dir doch keiner glaubt oder, falls doch, daß man dich dafür hassen und dir die Schuld an entsetzlichen Taten zuschieben wird. Da gibt es keine Möglichkeit, deine Emotionen offen auszudrücken.
Zuerst wird die Überlebende Schamgefühle darüber, »verseucht« oder »kaputt« zu sein, erkennen und zu bearbeiten beginnen. Dann wird sie zornig sein, daß sie vom Täter benutzt und mißbraucht wurde, und auch Wut auf den Elternteil, der sie nicht beschützt hat, empfinden (das ist gewöhnlich die Mutter).

Für die meisten Überlebenden war es notwendig geworden, zu einer »Gefühle-Vermeiderin« zu werden, um den Mißbrauch als Kind zu überleben. Wir alle kennen solche »Gefühle-Vermeiderinnen«. Es sind Menschen, denen es schwerfällt, über sich selbst zu sprechen, außer auf einer sehr oberflächlichen Ebene. Viele sind Meisterinnen im Plaudern, aber das Wetter und die Blumen im Garten sind ihre einzigen Gesprächsthemen. Andere »Gefühle-Vermeiderinnen« bleiben nahezu stumm, und man fragt sich dann, was sie eigentlich denken oder fühlen.
Wenn die Frau, die ihre inzestuöse Kindheit erforscht, zu gesunden beginnt, erlebt sie alle Gefühle, die sie in der Kindheit unterdrückt hat. Hier ein paar Beispiele, wie sich diese Gefühle manifestieren und wie die Überlebende lernt, auf ihren Körper zu hören.

——— Traurigkeit

Nur wenige der erwachsenen Inzestüberlebenden sind am Anfang ihrer Therapie imstande zu weinen. Eine Frau sagte, sie könne die Schleusen keinen Zentimeter weit öffnen, sonst müsse sie ertrinken. Wenn sie nur eine einzige Träne vergösse, dann könnte sie niemals wieder aufhören, davon war sie überzeugt.
Viele Frauen haben die Tränen so lange zurückgehalten, daß sie nicht mehr wissen, wie man weint. Die Schuljungen an den feinen englischen Internaten pflegten früher bei brutalen Züchtigungen den Atem anzuhalten und sogar zu hyperventilieren, was dazu führt, daß dem Gehirn kein Sauerstoff zugeführt wird und ein leichtes Gefühl der Benommenheit eintritt. Viele Überlebende verhalten sich ähnlich; es fällt ihnen sehr schwer, den Bereich um das Zwerchfell zu entspannen, so daß zumindest einmal ein Seufzer herauskommen könnte. Es ist physisch unmöglich zu weinen, wenn du nicht atmen kannst. Yogaübungen oder andere Entspannungstechniken können Frauen dabei helfen, das Weinen zu lernen.
Haben Frauen das Weinen erst einmal gelernt, dann scheinen sie die Kontrolle darüber zu verlieren, *wann* sie weinen. Carol passierte es, daß sie eine Straße entlangging und hilflos schluchzte, und sie glaubte, daß die Passanten sicher dächten, daß sie verrückt

wäre. Häufig kommen den Frauen auch beim Fernsehen die Tränen, wenn sie in der Werbung lachende Kinder bei ihren unschuldigen Spielen sehen. Anfangs ist es leichter, über etwas anderes – Tiere oder Kinder – zu weinen als über sich selbst.

______Scham

Es gibt Frauen, die das Gefühl haben, vergiftet oder »kaputt« zu sein. »Ich bin bis in den innersten Kern verfault« oder »Der Inzest hat mir seinen Stempel aufgedrückt, und ich bin unheilbar« sind Beispiele solcher schamerfüllten Bemerkungen. Eine Klientin hatte in den Nachrichten von 3000 Tonnen Müll, die auf einem Lastkahn schwammen, gehört. Der Kahn mit den Abfällen war von sechs Bundesländern und drei Staaten abgewiesen worden. Die Frau sagte: »Ich identifizierte mich unwillkürlich mit diesen Tonnen von Müll. Wer würde irgend etwas mit mir zu tun haben wollen, wenn er wüßte, was ich als Kind gemacht habe? Ich wurde zu unmenschlichen Sachen gezwungen, und so fühle ich mich jetzt auch – unmenschlich. Wie ein Berg von Müll.«

______Zorn, Wut und Furcht

Wie sollte eine erwachsene Inzestüberlebende *nicht* zornig und wütend sein? Karen Lison berichtet, daß sie bei ihren ersten Klienten, die einen Inzest in ihrer Vorgeschichte hatten, noch nicht verstand, warum sich deren Gefühle hauptsächlich gegen den Elternteil richteten, der das Kind nicht beschützt hatte, und nicht gegen den Täter. Ihre Folgerung war, daß es sehr oft als ungefährlicher erlebt wird, Zorn gegenüber *anderen* Personen (oder Objekten) als dem Täter auszudrücken, denn seine Macht erscheint einfach als überwältigend. Eine Klientin befürchtete, daß ihr Vater von den Toten auferstehen und sie bestrafen würde, wenn sie ihre Wut auf ihn nur im geringsten andeuten würde. Es handelt sich um mächtige, lähmende Gefühle, und das Opfer möchte sie vermeiden.

_____Schuld

Wenn eine Überlebende auf ihre Kindheit zurückgeblickt und dabei erkannt hat, daß sich der Inzest vielleicht über mehrere Jahre erstreckt hat, dann fragt sie sich oft, warum sie damals nichts getan hat, um den Mißbrauch zu *beenden.* »Warum habe ich es bloß niemandem gesagt?« ist eine Klage, die häufig zu hören ist. Aber sie muß sich daran erinnern, daß sie ihr damaliges Verhalten heute mit den Augen einer Erwachsenen betrachtet. Als Kind wurde sie hereingelegt, manipuliert und benutzt. Sie war naiv. Das mußte sie auch sein: Sie war ja ein Kind. Karen Lison verspricht ihren Klienten zwanzig Dollar, wenn sie ihr einen Menschen nennen können, dem sie sich hätten anvertrauen können und der den Mißbrauch beendet hätte. Sie hat bisher noch nichts zahlen müssen.

Manchmal hilft es den Klienten, wenn sie einige Zeit mit Kindern verbringen, die ungefähr in dem Alter sind, in dem sie selbst waren, als der Mißbrauch begann. Es erstaunt sie immer wieder zu erkennen, wie naiv und unschuldig sie damals gewesen sein müssen und wie arglos die kindliche Denkweise, verglichen mit der von Erwachsenen, ist. Kinder sehen die Dinge anders als Erwachsene.

Karen Lison fragt ihre Klienten oft, ob sie glauben, daß die Vergewaltiger und anderen Sexualverbrecher, mit denen wir in den Medien konfrontiert werden, für ihre Taten verantwortlich sind. Oder sind die Opfer schuld? Die meisten Überlebenden halten ohne weiteres diese ihnen unbekannten Täter für ihre Handlungen verantwortlich. »Warum also«, fragt sie, »glauben Sie, daß Sie als Opfer schuldig waren? Noch dazu, wo Sie eine Minderjährige waren, die durch Gesetze geschützt ist.«

4. Schritt: Ich spreche ausführlich mit meiner/m Therapeutin/en über den Mißbrauch. Ich durchlebe jeden einzelnen Vorfall, an den ich mich erinnern kann, noch einmal und beginne, mich mit meinen dazugehörigen Gefühlen auseinanderzusetzen. Ich teile meine Gefühle der Scham mit den Mitgliedern meiner Gruppe von Überlebenden.

Dies ist ein angstbesetzter, schmerzlicher Schritt für eine Überlebende. Er kann auch für den Therapeuten unheimlich, schmerzlich und unerträglich sein. Und das ist auch der Grund, warum es für eine Überlebende so wichtig ist, wenn möglich mit einem Therapeuten zu arbeiten, der (oder die) Erfahrung mit der Behandlung von Inzestüberlebenden hat. Manche können ehrlich zugeben: »Ich komme nicht damit zurecht, die grausigen Einzelheiten des Inzests zu hören. Ich überweise solche Klientinnen anderswohin.« Diese Entscheidung verdient Respekt. Es ist jedoch schwierig, Therapeuten zu respektieren, die die Behandlung fortführen, aber das Bedürfnis der Klientin, über das Geschehene zu sprechen, herunterspielen, weil sie selbst sich beim Thema Inzest unwohl fühlen. Über die schauerlichen Einzelheiten zu sprechen ist ein notwendiger Schritt zur Heilung. Er kann nicht vermieden werden; die Vergangenheit muß erinnert und gefühlsmäßig durchlebt werden, wenn die Überlebende sie überwinden und hinter sich lassen soll.

Einige Therapeuten empfehlen Methoden, die Erinnerungen bewußt mit einem neuen, hoffnungsvolleren Ende zu versehen. Das bedeutet, daß eine vergangene Erfahrung zweimal durchlebt werden muß – erst einmal so, wie es tatsächlich war, und dann ein zweites Mal mit einem neuen Schluß. So, wie sich beim zweiten Heilungsschritt manche Überlebende fragten, ob ihr Schmerz denn nie aufhören werde, so fragen sich die Überlebenden bei diesem Schritt, ob sie dieselben Erinnerungen denn immer wieder durchleben müßten. Es ist aber möglich, *eine Erinnerung* noch einmal so zu durchleben, daß ein Therapeut dabei ist, der in Zusammenarbeit mit der Klientin in der Therapiesitzung die alte Erinnerung auf neue Weise enden läßt.

Eine Klientin hatte einen Traum gehabt, in dem sich ihre Familie, gekleidet wie die alten Pioniere, auf einem weiten Feld befand. Die ganze Familie beteiligte sich daran, sie lebendig zu begraben. Sie und ihre Therapeutin beschlossen, daß sie das Bild verändern könnte, und benutzten dazu eine umstrittene Technik. Sie legten Kissen zusammen, die ihre Familie darstellen sollten, und die Klientin nahm einen Tennisschläger und schaffte es, den Kopf ihres Peinigers abzuschlagen und den anderen Familienmitgliedern eine Tracht Prügel zu verabreichen. Sie erzählte, daß sie sich danach getröstet und befriedigt gefühlt habe.

Es gibt eine Reihe von anderen Wegen, um den Prozeß des Darüber-Redens und Verarbeitens in Gang zu bringen. Da das Erlebnis Schamgefühle hervorruft, fragen die Klientinnen manchmal, ob sie sich mit dem Gesicht zur Wand setzen können, damit sie ihre Therapeutin nicht ansehen müssen. Anderen fällt es leichter, wenn sie die Erinnerungen niederschreiben und später laut vorlesen können. Es gibt auch Frauen, die Gedichte oder bildnerische Mittel brauchen, um ihre Gefühle darzustellen.

Es ist schwer, beschämende Gefühle in Worte zu fassen. Aber teilt eine Überlebende sie nicht jemandem mit, ist es für sie viel schwerer, ihre Isolation und Einsamkeit zu überwinden.

5. Schritt: Ich beginne zu erkennen, daß ich mich wahrscheinlich zur Zeit des Mißbrauchs angemessen verhalten habe. (Das heißt, meine Reaktionen waren den Umständen angemessen; der Mißbrauch war es nicht.)

Frauen sind sehr oft verwirrt darüber, warum sie sich in den Jahren des Inzests so und nicht anders verhalten haben. Sie können sich selbst besser akzeptieren, wenn sie dieses Verhalten zu verstehen beginnen. Eine Überlebende erinnert sich an ihre Jugendzeit, in der sie häufiger straffällig wurde:

> Es ist mir heute so viel klarer. Ich war nicht durch und durch verdorben; ich reagierte auf die Situation bei uns zu Hause, in der Hoffnung, irgend jemand würde erkennen, daß die Dinge furchtbar aus dem Gleis geraten waren. Es war irgendwie so, als wollte ich unbedingt, daß jemand das mit dem Inzest herausfände, aber ich konnte mich nicht einfach hinstellen und es selbst sagen. Natürlich hat es nie jemand gemerkt. Dann, so mit 18 oder 19, hatten sie mich soweit, daß ich glaubte, *ich* wäre die Böse. Und inzwischen hatte ich sogar vergessen, warum ich überhaupt damit angefangen hatte, straffällig zu werden. Ich kann das heute ganz klar sehen.

Das Abrutschen in die Kriminalität war eine verständliche Reaktion und auch angemessen, als der Mißbrauch geschah, wie ja auch

Reaktionen auf Mißbrauch, die sonst per Gesetz verboten sind, plausibel sind. Das Ausmaß der Verletztheit kann eine ebenso verletzende Reaktion hervorrufen, auch wenn das selten geschieht. Im Jahr 1987 gab es in der Öffentlichkeit einen überwältigenden Aufschrei zugunsten eines Mädchens aus Long Island, New York, die einen Killer engagiert hatte, um ihren Vater zu töten, nachdem sie erfahren hatte, daß ihre Schwester von ihm vergewaltigt worden war, so, wie es auch ihr ein Leben lang geschehen war. Die Bevölkerung schien für diese Extremreaktion Verständnis zu haben.[2]

Eine Frau kann ihr früheres straffälliges Verhalten als eine erworbene Überlebenstechnik akzeptieren; es war eine Wahl, die sie zu einer Zeit traf, als ihre Wahlmöglichkeiten außerordentlich gering waren. Aber sie muß sich deshalb nicht für »verdorben« halten. Es gab Gründe dafür, warum sie sich so verhielt. Wäre sie eine Erwachsene gewesen, hätte man ein derartiges Verhalten allerdings als Straftat ansehen müssen. Doch bei einer Minderjährigen, die mißbraucht wurde, war dieses »Ausagieren« verständlich, und sie kann es sich, wenn sie dies alles bedacht hat, sicherlich vergeben.

6. Schritt: Wenn irgend etwas an dieser Belästigung mir Lust bereitet hat, dann bemühe ich mich darum, dies als Tatsache anzuerkennen, und ich setze mich mit den Schuldgefühlen, die damit verbunden sind, auseinander.

Viele Frauen leugnen viele Jahre lang, daß die inzestuösen Begegnungen auch mit Lustgefühlen verbunden waren; erst dann beginnen sie ganz langsam, sich dieser Erkenntnis anzunähern. Natürlich ist nicht jeder Mißbrauch mit Lust verbunden, und viele Täter kümmert es nicht im geringsten, ob sie dem Kind weh tun. Es hat den Anschein, daß es für Frauen, die durch den Mißbrauch körperliche Schmerzen oder sonstige Beschwerden erlitten haben, nicht ganz so kompliziert ist, ihre Schuldgefühle loszuwerden, wie für diejenigen, die Lust empfanden.

Manche Täter beginnen damit, daß sie das Kind streicheln, zart berühren, küssen und mit ihm schmusen. Das ruft in ihm natür-

lich angenehme Empfindungen hervor. Wenn noch hinzukommt, daß das Kind ansonsten wenig Zuneigung oder Freundlichkeit von anderen Familienmitgliedern erhalten hat, dann wird der Mißbrauch zu der einzigen Art von körperlicher Zuwendung, die es bekommt. Wenn das Mädchen später zu verstehen beginnt, daß dieses Verhalten für einen Erwachsenen, dem es sein Vertrauen geschenkt hat, unpassend ist, dann schämt es sich und fühlt sich zugleich verantwortlich für den sinnlichen Genuß. Schließlich, es ist doch sein Körper? Und es hat die Lust doch gewollt, oder nicht?
Zu irgendeinem Zeitpunkt während des Heilungsprozesses beginnt die Überlebende zu verstehen, daß es in gewisser Weise *nicht* ihr Körper war. Sie konnte die Reaktionen ihres Körpers eben nicht beherrschen, auch wenn wir gewöhnlich davon ausgehen, daß sie dem Willen unterliegen. *Eine orgastische Reaktion bei einem Kind unterliegt nicht seinem Willen: Das ist genau der Punkt.* Wenn es für den Täter wichtig war, daß sein Opfer einen Höhepunkt erlebte, dann erlebte es einen. Er manipulierte und kontrollierte es physisch. Das Mädchen war nur ein Objekt, an dem er seine sexuelle Geschicklichkeit ausprobierte.
Um sich mit der »Wirklichkeit« dieser Lustempfindungen auseinanderzusetzen, ist es hilfreich, mit dem »kleinen Mädchen« in uns in Kontakt zu kommen. Wenn die Überlebende die orgastische Reaktion mit den Augen einer Erwachsenen betrachtet, kann sie zu dem Fehlschluß kommen, daß sie sich als Kind vom Täter Sex gewünscht hat, weil es sich gut anfühlte. Aber wenn sie zu dem kleinen Mädchen, das sie damals war, wieder eine Verbindung hat, dann kann sie sich als das sehen, was sie war – ein naives, hilfloses Opfer, das sich nach Liebe und Zuneigung sehnte wie alle kleinen Mädchen. Und dann kann sie ihre sinnlichen Reaktionen als notwendig und lebensrettend ansehen.

7. Schritt: Ich erkenne den Zusammenhang zwischen der Belästigung und meinen heutigen Verhaltensmustern und Beziehungen. Ich beginne, eine gewisse Eigenverantwortung zu entwickeln.
In jedem Heilungsprozeß gibt es einen Scheitelpunkt, von dem an eine Umkehr ausgeschlossen ist, einen »point of no return«.

Damit meinen wir, daß jede Überlebende irgendwann zum erstenmal fühlt, daß ihr Leben sich wendet und in die richtige Richtung steuert und daß sie sich auf eine vollkommene Gesundung zubewegt und nie mehr so sein wird wie zuvor. Oder wie eine Klientin es ausdrückte: »Ich fange jetzt an zu sehen, daß ich selbst es *zulasse*, daß mir Dinge angetan werden – auch wenn ich immer noch meiner Umwelt die Schuld dafür gebe, wie ungerecht das Leben ist. Ich verhalte mich immer noch so, als wäre ich ein Opfer.«

Diese Äußerung läßt die zunehmende Stärke dieser Frau erkennen, denn sie übernimmt damit die Verantwortung für ihre eigenen Handlungen. Sie beginnt zu erkennen, daß sie als Kind gegen Mißbrauch machtlos war, daß sie als Erwachsene jedoch Wahlmöglichkeiten hat. Als Kind hätte sie nicht sagen können: »Also tschüs, Leute, ich hau' ab aus dieser miesen Familie und such' mir eine neue.« Aber heute kann sie sagen: »Ich werde nicht wieder zulassen, daß man mich grausam behandelt. Ich werde kein unangemessenes Verhalten mehr akzeptieren. Ich werde mich nicht immer wieder zum Opfer machen lassen.«

8. Schritt: Ich erkenne, daß ich selbst bestimmen kann, ob ich eine Konfrontation mit dem (oder den) Täter(n) will oder nicht.

Bevor eine Überlebende darüber nachdenkt, ob sie dem Täter gegenübertreten möchte oder nicht, ist es äußerst wichtig, daß sie genau weiß, was sie mit einer solchen Konfrontation beabsichtigt. Falls sie sich rächen möchte oder erreichen will, daß der Täter auf eine bestimmte Weise reagiert, oder wenn sie sein Verhalten auf irgendeine Weise kontrollieren oder beeinflussen will, dann wird ihr eine Gegenüberstellung wahrscheinlich nicht viel bringen.

Die einzige Befriedigung, die eine Überlebende bei einer Konfrontation gewiß erfährt, liegt darin, daß sie Gelegenheit bekommt, ihre Gefühle offen auszudrücken – welche auch immer es sein mögen. Für viele Frauen ist es, als ob ihnen eine Zentnerlast von ihrer Seele fällt, wenn sie es schaffen, ihre Gefühle herauszulassen. Diese Gefühle bei ihrem Verursacher, bei dem, der an allem schuld war, abzureagieren wirkt sich oft sehr positiv auf ihr

Selbstbild aus. »Endlich«, sagte eine Überlebende, »konnte ich das laut sagen, was ich immer zurückgehalten hatte und was 32 Jahre lang in mir gegärt hatte.« Sie fuhr fort: »Es gibt nichts Besseres für das Bild, das wir uns von uns machen, als den Mut aufzubringen, sich endlich von der Sklaverei zu befreien, die mit der ständigen Geheimhaltung und Unterdrückung der Gefühle verbunden ist.«

Doch wenn eine Frau sich in dieser Weise Luft macht, kann die Reaktion des Täters neue Gefühle in ihr auslösen. Viele Frauen, die den Täter offen mit ihrer Verletzung und mit ihrem Zorn konfrontieren, bekommen als Antwort darauf bloß Argumente zu hören, die die Bedeutung des Inzests und seiner Auswirkung auf ihre Gefühle herunterspielen sollen.

Zu den möglichen Reaktionen des Täters gehört zum Beispiel »Wie kannst du nur heute noch so denken, schließlich ist es lange her« oder »Du weißt, daß ich dir nie wirklich weh getan habe« oder »Du wolltest es genausosehr wie ich«. Die Überlebende muß gesund genug sein, sich von diesen Reaktionen zu distanzieren, und darf nicht zulassen, daß ein Schatten auf ihren eigenen Erfolg fällt – daß sie nämlich endlich imstande ist, die Gefühle herauszulassen, die sie jahrelang unterdrückt hat. Viele Frauen finden in dieser schwierigen Phase ihres inneren Wachstums einen ganz starken Rückhalt in ihrer Selbsthilfegruppe.

Viele Frauen haben noch immer Angst vor dem Täter, und deshalb ist es unbedingt erforderlich, daß die Konfrontation auf neutralem Boden stattfindet und ein Fluchtweg offenbleibt. Vielen war es sehr dienlich, daß sie den Ort, an dem das Treffen stattfinden sollte, mit großer Sorgfalt ausgewählt und auch Beistand und Schutz für sich selbst eingeplant hatten. Eine Frau wählte einen Park, weil sie im Freien nicht so leicht in die Enge gedrängt werden konnte und auch, damit ihr Vater nicht in irgendein Zimmer flüchten und die Tür abschließen könnte. Auf dem Gelände verstreut hatte sie Freundinnen postiert, die so taten, als machten sie dort zufällig ein Picknick. In Wirklichkeit paßten sie auf und waren bereit einzugreifen, falls ihr Vater gewalttätig werden würde oder sie sonstwie Hilfe brauchte.

Am wichtigsten ist aber, daß jede Überlebende die Überzeugung gewinnt, daß sie wirklich die Wahl hat, *sie allein*, ob es zu einer Gegenüberstellung kommen soll oder nicht. Für ihre Heilung ist eine Konfrontation nicht notwendig; doch wenn sie beschließt, ihre Emotionen auf diese Weise zu lösen, dann sollte sie dafür einen sicheren Ort wählen. Sie kann dabei eine Stärkung ihres Selbstwertgefühls gewinnen.

9. Schritt: In dem Maße, wie ich lerne, meinen eigenen Wahrnehmungen zu vertrauen, beginne ich zu verstehen, welche Wünsche ich mit einer Beziehung verbinde.
Es kann sein, daß eine Überlebende noch nie darüber nachgedacht hat, was sie selbst sich eigentlich von einer Beziehung wünscht. Nur allzu häufig machen sich die erwachsen gewordenen Inzestopfer mehr Gedanken über die Wünsche ihres Partners. Wenn Frauen gefragt werden, wie sie ihre Bedürfnisse befriedigen, dann ist die Antwort oft von Schwarz-Weiß-Denken bestimmt: Entweder sind sie bereit, ein total unangemessenes Verhalten zu akzeptieren, oder sie erwarten eine unrealistische Vollkommenheit.
Mit der Zeit lernt eine Überlebende, was sich für sie gut anfühlt und zu einem akzeptablen Verhaltensmodus werden kann. Eine Frau sagte:

> Ich höre endlich damit auf, alles und jedes in Kästchen von Gut und Böse, Weiß und Schwarz zu packen. Ich kann jetzt die ganze Variationsbreite sehen, und ich weiß, daß das Kästchendenken falsch ist und nichts bringt. Ich kann jetzt die anderen Menschen und mich selbst so annehmen, wie sie sind, mit all ihren Fehlern, und ich bin nicht länger auf der Suche nach Perfektion. Meine Beziehungen haben sich drastisch verändert, seit ich angefangen habe, das zu begreifen. Die anderen Menschen scheinen zu spüren, daß ich sie akzeptiere, und auch sie nehmen mich jetzt an. Nur so kann ich weiterleben.

Die Überlebende beginnt die Fertigkeiten zu erwerben, die sie auf einer sehr frühen Entwicklungsstufe nicht mitbekommen hat. Sie übt sich darin, auf sich selbst zu vertrauen. Dieser Prozeß kann damit beginnen, daß sie lernt, wenigstens einer anderen Person zu vertrauen, beispielsweise ihrer Therapeutin.

Hat sich eine Person als vertrauenswürdig erwiesen, dann weitet die Überlebende ihr Übungsfeld aus, zum Beispiel auf Situationen, die größere Unsicherheiten enthalten und für die sie vielleicht bisher nicht einmal die Grundregeln kennt. Beispielsweise muß sie vielleicht lernen, wie sie an ihrem Arbeitsplatz Ärger ausdrükken kann, ohne gleich ihren Job zu verlieren. Sie muß vielleicht auch eine gewisse Gewandtheit im Umgang mit anderen Menschen erwerben, um sich zum Beispiel bei einer Verabredung mit einem Mann wohl zu fühlen.
Schließlich weiß sie, daß sie Rechte hat, daß ihre Gefühle zählen und daß sie sich so zeigen kann, wie sie ist, und trotzdem von anderen Menschen akzeptiert und sogar geliebt wird. Das ist für sie ein großer Schritt.

10. Schritt: Ich kann Intimität genießen
Es ist das Gefühl der Scham, das die Inzestüberlebende isoliert und den Weg zur Intimität verstellt. Die Scham bewirkt, daß ein Mensch sich davor fürchtet, bloßgestellt zu werden, sie hindert ihn daran, anderen Menschen Vertrauen zu schenken, und verängstigt durch die ständige Not, ein Geheimnis wahren zu müssen. Deswegen fühlt sich eine betroffene Frau so anders als andere Menschen: Sie befürchtet, von allen verlassen zu werden, sobald ihr Geheimnis ans Tageslicht kommt, und versteckt deshalb ihr wahres Selbst vor den anderen. Also ist sie einsam, und der Teufelskreis setzt sich fort und treibt sie immer tiefer in Isolation, Verzweiflung bis hin zu wirklicher Geistesgestörtheit. Die Illustration (auf Seite 255) erklärt diesen Circulus vitiosus. Der einzige Ausweg aus der Falle der Scham ist zugleich der einzige Weg hin zur Intimität: Die Überlebende lernt, anderen ihre Gefühle mitzuteilen. Vielleicht beginnt sie damit bei ihrer Therapeutin und bezieht dann auch die Mitglieder einer Selbsthilfegruppe Überlebender ein, die alle auf ähnliche Weise mißbraucht worden sind. Falls es solche Möglichkeiten in ihrer Umgebung nicht gibt, kann sie sich zuerst einer Therapeutin, einer Beraterin oder einer zuverlässigen Freundin anvertrauen und dann ihr Geheimnis einer kleinen, aber vertrauenswürdigen Gruppe von Menschen

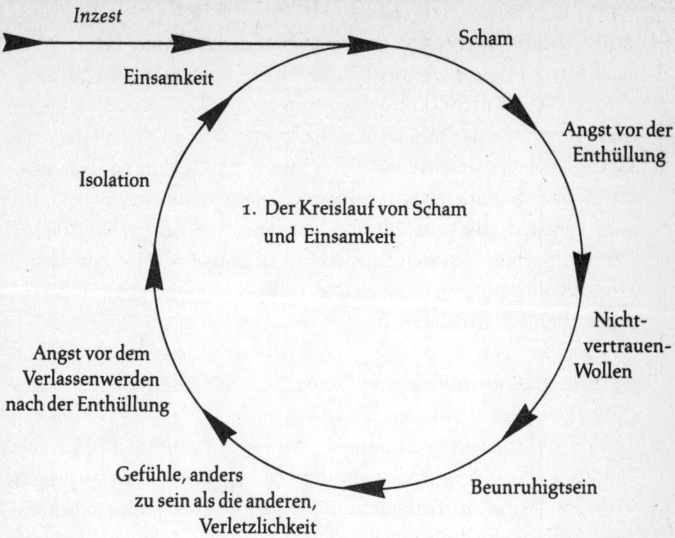
Inzest
Scham
Angst vor der Enthüllung
Nicht-vertrauen-Wollen
Beunruhigtsein
Gefühle, anders zu sein als die anderen, Verletzlichkeit
Angst vor dem Verlassenwerden nach der Enthüllung
Isolation
Einsamkeit
1. Der Kreislauf von Scham und Einsamkeit

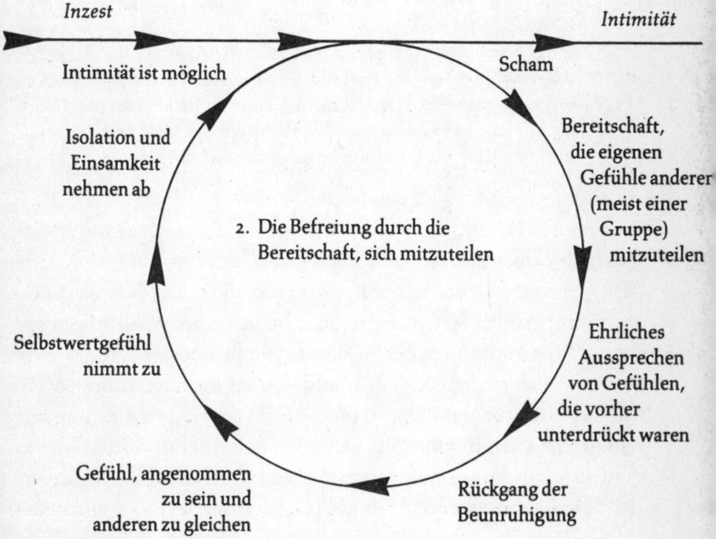
Inzest
Intimität
Scham
Bereitschaft, die eigenen Gefühle anderer (meist einer Gruppe) mitzuteilen
Ehrliches Aussprechen von Gefühlen, die vorher unterdrückt waren
Rückgang der Beunruhigung
Gefühl, angenommen zu sein und anderen zu gleichen
Selbstwertgefühl nimmt zu
Isolation und Einsamkeit nehmen ab
Intimität ist möglich
2. Die Befreiung durch die Bereitschaft, sich mitzuteilen

eröffnen, die sie verstehen und akzeptieren. (Mehr Information darüber, wie sie vorgehen kann, findet sich in Kapitel 8 unter Punkt 26, Seite 306.)

Der untere Kreis auf der Grafik zeigt, wie das Mitteilen von Gefühlen helfen kann, den Teufelskreis der Scham zu durchbrechen, so daß Nähe entstehen kann. Die Überlebende erlebt, wie ihre Angst nachläßt, fühlt sich von anderen akzeptiert, erkennt den daraus erfolgenden Zuwachs an Selbstwertgefühl, fühlt sich weniger einsam und isoliert und stellt schließlich fest, daß Intimität möglich wird.

11. Schritt: Ich entwickle ein Bewußtsein meines Selbst, und mein Selbstwertgefühl hat zugenommen.

Ein Gefühl für den Wert der eigenen Person kann nicht in einem Vakuum erworben werden. In dem Maße, wie Frauen es wagen, ihre Geschichte zu erzählen, und Bestätigung von anderen bekommen, wächst ihr Selbstwert.

Eine Frau erklärte das so:

> Als ich mein »Geheimnis« in meiner Selbsthilfegruppe erzählt hatte, war meine erste Reaktion Angst und Unsicherheit. Ich war überzeugt, daß alle sich von mir abgestoßen fühlten. Aber als ich dann den anderen Frauen ins Gesicht blickte und sah, daß manchen Tränen in den Augen standen, da wußte ich, daß sie mich annahmen – trotz dem, was mir angetan worden war. Plötzlich konnte ich die Sache so ansehen – der Mißbrauch *war mir angetan worden*; ich war es nicht *selbst* gewesen.

Es genügt aber nicht, daß man durch andere Anerkennung erfährt; die Überlebende muß auch selbst aktiv werden, wenn ihr Selbstwertgefühl wachsen soll. Eine Frau, die sich bisher als »Fußabtreter« gefühlt hat, kann vielleicht bei einem Selbstbehauptungs-Training mitmachen. Das »schwankende Schilfrohr« läßt sich bei einer Auseinandersetzung einmal nicht von ihrer Meinung abbringen. Das »Opferlamm« weist andere in die Schranken und grenzt sich ab. Eine gute Regel für den Anfang lautet, daß die Frau sich vornimmt, wenigstens dreimal in einer Woche ein lautes »Nein« gegenüber einem Menschen oder irgendeinem Vorhaben zu äußern. Wenn Frauen lernen, zu etwas, was sie nicht wollen, nein zu sagen, dann erfahren sie, daß ihre Gefühle, ja sie selbst, etwas zählen. Sie sind nicht länger kindliche Opfer, denen kaum eine Alternative offensteht. Sie sind Erwachsene, die Risiken eingehen und etwas wagen. Eine Frau, die sich selbst als mutig erlebt, findet ihren Weg – fort vom ständigen Sich-Opfern und hin zu einem gesunden Selbstwertgefühl.

12. Schritt: Mein Widerstand, über den Inzest zu sprechen (wenn auch nicht unbedingt über seine Einzelheiten), hat abgenommen.
Die meisten Überlebenden erinnern sich deutlich an das erste Mal, als sie ihr Geheimnis erzählten. »Ich kriegte einen knallroten Kopf, und mein Herz schlug wie wild« – so beschreiben viele ihre Gefühle bei dieser Enthüllung. Aber mit jedem Mal, wo eine Frau Vertrauen hat und vorsichtig ihren Schmerz vor einem teilnehmenden und unterstützenden Menschen aufdeckt, werden die körperlichen Reaktionen schwächer. Eine Überlebende sagt dazu: »Heute macht es mir nichts mehr aus, im Gegenteil. Ich finde es ermutigend, daß ich über meinen Mißbrauch sprechen kann, ohne mich dabei so zu quälen wie früher.«
Eine Art Desensibilisierung tritt ein. Die Überlebende steckt nicht mehr in den Klauen der Scham; sie fühlt sich nicht mehr wie früher herabgesetzt und abgewertet.

13. Schritt: Ich erkenne, daß ich die Wahl habe, ob ich dem Täter vergeben will oder nicht. Ich habe mir selbst vergeben.
Vergebung ist eine komplizierte Sache, ganz gleich, ob man sie aus psychologischer oder religiöser Sicht betrachtet. Mit diesem Begriff wird eine Überlebende ständig konfrontiert, so daß manche ihn allmählich hassen und die ganze Idee weit von sich weisen. Vielleicht bringt es etwas, wenn wir hier einmal sagen, was Vergebung *nicht* ist. Vergeben heißt nicht vergessen, es bedeutet nicht, daß die Erinnerungen und der Zorn unter den Teppich gekehrt werden und so getan wird, als wären sie nie gewesen. Überlebende sollten diesen simplen, aber nur allzu weitverbreiteten Gebrauch des Wortes ablehnen. In Wirklichkeit kann eine Frau nur dann

vergeben, wenn sie sich an das Verbrechen, das man ihr angetan hat, erinnert und die Wut und die Bestürzung, die sie damals noch nicht ausdrücken konnte, ausgelebt hat.

Vergebung ist nicht passiv und süß. In dieser Hinsicht leben wir mit der Hypothek einer recht simplifizierten Vorstellung von christlicher Vergebung, nämlich daß wir nicht richten und schnell zur Vergebung bereit sein sollen. Es gibt viele Bibelzitate, die dafür herangezogen werden, wie »Richtet nicht, auf daß ihr nicht gerichtet werdet!«, »Wirf nicht den ersten Stein«, »Halte die andere Wange hin« usw.[3]

Überlebende, die Christen sind, brauchen sich nicht von einigen ausgewählten Passagen aus der Heiligen Schrift beirren lassen, die Sanftmut und Passivität mit Vergebung und Güte gleichzusetzen scheinen. Der Jesus, den wir aus den Evangelien kennen, zeigt schließlich auch seinen Zorn über Missetaten und bekämpft das Böse ebenso vehement, wie er die Liebe predigt.

Ebensowenig kann Vergebung einfach erteilt werden – auch nicht von einem Geistlichen. Vergebung entsteht im Inneren des menschlichen Herzens, und kein Außenstehender kann sie durch ein bloßes Wort geschehen lassen.

Vergebung bietet der Überlebenden die Gelegenheit zu Reifung und Wachstum. Hat sie sich erinnert und geweint und sich und anderen ihren Schmerz eingestanden und wie dieser sich auf ihr Handeln ausgewirkt hat, dann ist eine Überlebende auch soweit, sich selbst zu vergeben. Sie hat den Inzest nicht gewollt. Sie ist kein schlechter Mensch, weil es dazu kam. Sie ist in diesem Punkt unschuldig.

Allerdings, für alle Vergehen, die sie, vielleicht als Folge des Inzests, als Erwachsene gegenüber anderen begangen hat, muß sie die Verantwortung übernehmen. Vielleicht hat sie ihren Kindern weh getan, weil ihr selbst weh getan wurde, oder sie war unfähig zu lieben und hat denen, die sie lieben wollten, Schmerz und Verletzungen zugefügt. Sie akzeptiert, was sie getan hat, empfindet Reue und seelischen Schmerz darüber und nimmt sich vor, sich zu ändern.

Sie vergibt sich selbst, indem sie ihren Zorn und ihren Schmerz

losläßt und ihn vielleicht Gott überläßt, der schließlich sehr viel besser als sie darüber richten kann, wie der Täter bestraft werden sollte.
Vergebung bedeutet, richtig verstanden, eine Bürde abzulegen und hinterher wieder aufrecht dastehen zu können.

14. Schritt: Ich bin fähig, meine zurückliegende Wut zu spüren, aber ich habe mich so weit davon gelöst, daß sie kein dauernder Bestandteil meines Gefühlslebens ist und weder meine sonstigen Emotionen noch die Bewältigung meines Alltags oder meine Beziehungen zu anderen Menschen negativ beeinflußt. Ich lebe nicht mehr in der Vergangenheit. Ich lebe in der Gegenwart und heiße die Zukunft mit all ihren Ängsten, Unvollkommenheiten und Unvorhersehbarkeiten willkommen.
Die düstere Wolke beginnt sich zu heben. Es war ein so langer, langsamer Prozeß, daß es schwer ist, einen exakten Augenblick der Veränderung festzuhalten, doch eine Zentnerlast scheint von ihren Schultern zu fallen. Eine Frau drückte das so aus:

> Ich habe den Eindruck, daß ich die alltäglichen Schwierigkeiten in meinem Leben heute besser hinnehmen kann. Früher ging ich immer gleich in die Luft, und hinterher tat es mir leid. Heute kann ich mich von außen sehen und merken, wenn sich in mir ein Unbehagen aufbaut. Dann lasse ich meine Gefühle zu, und dann, erst dann tue ich etwas, um meine Gefühle zu steuern. Mein alter Zorn beeinträchtigt mein Leben nicht mehr. Ich kann Gegenwart und Vergangenheit auseinanderhalten und den Unterschied zwischen ihnen erkennen. Ich kann heute ohne die Bürde des Schmerzes von gestern leben.

Andere Frauen haben das Gefühl, daß eine Form von Trauerarbeit endlich abgeschlossen ist. Das Leid der Vergangenheit ist zur Ruhe gekommen. Erst jetzt kann die Überlebende den Schmerz loslassen. Erst jetzt kann sie das Leben mit all seinen Unvollkommenheiten annehmen und seine Schönheit bestaunen. Erst jetzt kann sie akzeptieren, daß Angst zu haben menschlich ist, daß das Leben unberechenbar ist und daß sie den Wunsch hat, weiterzuleben und Freude wie Leid zu fühlen.

Kapitel 8

Genesung: das Leben wiedergewinnen

Es war ein schöner Oktobertag, als ich meine Therapie beendete. Alles in allem hatte es sechs Jahre gedauert.

Halloween, der Tag vor Allerheiligen, stand bevor, mit seinen Gespenstern, Geistern und unheimlichen Geräuschen, die durch die Nacht hallen. Der Kalender schien recht zu behalten. Dies war keine Zeit, um mich von meiner Angst loszusagen, sondern eher der Zeitpunkt, mir meine Ängste einzugestehen, sie beim Namen zu nennen und ihnen ein Fest zu bereiten. Denn traditionsgemäß ist der Abend vor Allerheiligen die Zeit, in der die Toten aus ihren Gräbern kommen, und bei uns in Amerika sind mit diesem Tag allerlei unheimliche und furchterregende Symbole verbunden, in denen die Angst Gestalt annimmt: Fledermäuse, die in Spukhäusern kreischen, fratzenhafte Kürbislaternen, schwarze Katzen, die Unglück bringen, und Totengeister, die zurückkommen, um die Lebenden zu erschrecken.

Ja, Halloween war durchaus die richtige Zeit, um mir meine Ängste in Erinnerung zu rufen, denn Angst hat mich mein Leben lang begleitet: eine dunkle, abgrundtiefe Angst, die wie ein schweres Gewicht auf meinem Rücken lastete. Immer hatte ich vor etwas Angst: Angst vor Schmerzen; Angst, umgebracht zu werden, falls ich etwas Falsches sagte; Angst, nicht perfekt zu sein; Angst, von den anderen verachtet zu werden, wenn sie merkten, wie ich wirklich war. Grüne, jämmerliche Angst, die niemals nachließ.

Ich hatte aber inzwischen die Aufgabe bewältigt, meine Ängste zu

benennen, und wenn ich ihnen jetzt direkt ins Gesicht sehe, dann erkenne ich, daß es sich mit ihnen wie mit den Gespenstern zu Halloween verhält: Im Dunkeln sind sie furchterregend, aber bei Licht besehen eigentlich recht harmlos. Wie hatte ich mich von der Last der Angst befreit?
Zum einen hatte ich mich in der Therapie meinen Ängsten gestellt und mit einem riesigen Knüppel auf sie eingedroschen, um sie kleinzukriegen. Unsere Kinder hatten früher ein Buch, das Brian und das furchtbare Dingsbums *hieß und davon handelt, wie ein kleiner Junge dem »Dingsbums«, einem zotteligen, gehörnten Monster, das im Keller hinter dem Ofen haust, entgegentreten muß.*
Eines Tages kann der kleine Junge seine Mutter nicht finden, und in seiner Angst, daß das Biest ihr etwas angetan haben könnte, nimmt er all seinen Mut zusammen, um in den Keller zu gehen und es zu stellen. Er findet es auf der Waschmaschine, häßlich wie die Nacht, nimmt einen Besenstiel und fängt an, es zu jagen und auf es einzudreschen. Das »Dingsbums« wimmert um Gnade, aber der kleine Junge macht weiter. Das Dingsbums wird mit jedem Schlag kleiner, bis es so winzig und komisch geworden ist, daß sich der kleine Junge verwundert fragt, warum er jemals vor ihm Angst hatte. Er öffnet die Kellertür und findet seine Mutter im Garten hinter dem Haus beim Blumenpflücken.
Ich habe so lange auf mein eigenes »Dingsbums« eingeschlagen, bis es auf ein erträgliches Maß zurechtgestutzt war. Ich habe mich dazu gezwungen, mich meinen Ängsten zu stellen. Ich habe sie sogar in ein Buch gebannt. Dinge zu Papier zu bringen und sie anderen zu lesen zu geben ermöglicht es einem, sie als das zu sehen, was sie sind. In dieser Hinsicht hat das geschriebene Wort große Macht.
Doch neben dem Bemühen, meine Angst auf ein erträgliches Maß herunterzuschrauben, war ich damit beschäftigt, von innen heraus etwas Neues aufzubauen. Dieser Prozeß läßt sich mit der Handlung der berühmten amerikanischen Kinderbücher über den »Zauberer von Oz« vergleichen: Er ähnelt der Reise auf der Straße mit den goldenen Pflastersteinen, zu der sich Dorothy und

ihre Gefährten aufmachen, um nach einem Zauberspruch für die Lösung ihrer Probleme zu suchen. Unterwegs finden sie dann all das, wonach sie gesucht haben: Der strohgefüllte Vogelscheuchenmann bekommt einen Verstand, als er sich einen Weg zur Smaragdstadt ausdenken muß; der herzlose Blech-Holzfäller bekommt ein Herz, als er Nächstenliebe übt; und der feige Löwe wird tapfer, als er seine Freunde verteidigt. Am Schluß der Filmversion bleibt dem Zauberer von Oz nur noch, jedem einen Orden aus Pappe an die Brust zu heften. Nicht einmal der Große Oz kann geistige Gaben verleihen; sie können nur aus dem, was immer schon da war, wachsen.

Von einem bestimmten Punkt an veränderte sich auch meine Reise: Aus der Suche nach einem erlösenden Zauberwort, das von außen kommen sollte, wurde ein Aufbauen, das sich in meinem Inneren abspielte. Als ich mit der Therapie begann, hatte ich das Gefühl, ich sei eine Festung mit meterdicken Wänden, die nichts weiter schützten als einen leeren Raum, ein Nichts. Ich hatte das Gefühl, hohl zu sein und immer in Angst. Mein Inneres war wie ein weißer Raum ohne irgendein Zeichen an der Wand.

Dies änderte sich, als ich in meinem Inneren auf ein kleines Mädchen stieß und mir klar wurde, daß ich doch nicht hohl und leer war. Eines Tages brach ich beim Anblick eines Fotos aus meiner ersten Klasse in Schluchzen aus, weil ich mich an mich selbst erinnerte. Meine Therapeutin fragte behutsam: »Und wie fühlt sich das kleine Mädchen?«

»Kalt«, schluchzte ich, »kalt und allein.«

Bis zu diesem Moment war das kleine Mädchen von mir getrennt gewesen. Ich adoptierte es auf der Stelle. Ich schnappte es mir wie eine Mutter und drückte es an mich, bis es mir gehörte, bis es ich selbst wurde.

Um für das kleine Mädchen, das in meinem Inneren kauerte, etwas tun zu können, mußte ich herausfinden, was es brauchte. Meine Therapeutin zeigte mir den Weg, wie wir uns aneinander wärmen konnten, denn das kleine Mädchen und ich waren endlich eins geworden, und wir hatten dieselben Bedürfnisse. Ich will damit nicht sagen, daß ich zu einem sechsjährigen Mädchen wurde, sondern daß seine Gefühle zu einem Teil meiner selbst wurden. Auf einmal sah ich die Welt mit den Augen eines Kindes, und das ist die allerbeste Art, sie zu betrachten. Zwar war ich nun ganz ungeschützt und verletzlich, doch die Welt lag in all ihrer Frische vor mir.

Langsam wuchs ein neues Gefühl: Ich war aus einem Stück, ich hatte eine Mitte.

In der Adventszeit, zu Beginn des Kirchenjahres und der Vorbereitung auf das Weihnachtsfest, fing ich an, ein »Tagebuch meiner Seele« zu führen. Ich schrieb nieder, was ich fühlte – Angst wie Freude, Fortschritte wie Rückschläge. Wenn ich mir das Tagebuch heute anschaue, sehe ich ein durchgehendes Thema, den Gegensatz von warm und kalt, und es wird auch erkennbar, daß ich allmählich die innere Wärme erwarb, die für das Überleben so wichtig ist. Die Weihnachtsgeschichte handelt von der Ankunft des Lichts, der Hoffnung und des Vertrauens auf Erden. Sein Sinnbild ist ein strahlendes Kind, das von einer liebevollen Mutter gewärmt und behütet wird. Draußen sind Engel und ein Stern, der den dunklen Himmel erleuchtet.

Ich ließ das Licht leuchten und die Wärme wachsen. Es wurde Frühling. Ich bin eine begeisterte Gärtnerin, und ich erkenne heute, wie in der Sprache meines Tagebuchs immer mehr Bilder auftauchen, die Wachstum ausdrücken: Saat, die in dunkler Erde aufgeht und nach dem Licht strebt. Zaghafte, zarte Triebe, die man leicht niedertrampeln und plattdrücken kann, die aber in der Sommersonne zu kräftigen Pflanzen heranwachsen. Drückende Hitze und Trockenheit als Gaben besonderer Art, weil sie bewirken, daß die Pflanzen tiefe Wurzeln bilden; Wurzeln, wie sie nur widrige Umstände hervorbringen können. Und gerade sie unterscheiden die nach außen prangenden, kurzlebigen Blumen von den tiefverwurzelten Stauden, die alle Jahreszeiten überdauern, auch den Winter mit seiner Kälte.

Meine ganze Welt war in Bewegung geraten. Und das war die Zeit, in der die Angst allmählich von mir wich, obwohl ich es damals gar nicht wahrnahm.

Mein Vater war tot, schon seit zehn Jahren. Er konnte mich nicht mehr umbringen, auch wenn ich das Gewicht seiner toten Hand noch außerhalb des Grabes auf mir spürte; ein Gewicht und eine Angst, die mir sagte: »Wenn du jemals etwas verrätst, wirst du vernichtet.«

Schließlich beschloß ich, ihn zu töten – natürlich im übertragenen Sinne, denn für den Rest der Welt war er schon lange tot. Ich schrieb über meine Verletzungen; ich offenbarte mein Geheimnis allen in der Familie; ich drohte ihm mit der Faust und verfluchte ihn; ich träumte von ihm. In einem denkwürdigen Traum wartete ich mit unseren Ortspolizisten in ihrem orange-weißen Streifenwagen hinter unserem Haus, um ihn wegen des Verbrechens, das er an mir begangen hatte, festzunehmen. Tatsächlich kam ein blauer Wagen, mit meiner Mutter am Steuer, den Weg herauf, und mein Vater stieg aus, klein und verängstigt, die gefesselten Hände vor dem Bauch. Der Traum endete damit, daß meine Mutter auf die Polizisten zueilte, um sie davon abzuhalten, ihn mitzunehmen.

Allmählich erinnerte ich mich auch an seine guten Seiten. In meiner tristen und trostlosen Kindheit war er der einzige, der Lieder sang und Mundharmonika spielte. Er konnte endlose Geschichten ausspinnen und so spannend erzählen, daß sie mir immer noch in den Ohren klingen. Er war es, der mich mit langen Wortlisten, die ich laut buchstabieren mußte, auf den alljährlichen Buchstabierwettbewerb vorbereitete. Wenn ich gewonnen hatte und deshalb zu Hause anrief, weinte er am Telefon. Er liebte mich. Seine Liebe war eine verdrehte, schädliche, böse und bizarre Angelegenheit, aber er liebte mich. Ich empfand es als richtig, mir das einzugestehen.

Bei meiner Mutter lagen die Dinge anders. Sie lebte noch, und ich hatte nie den Wunsch verspürt, sie umzubringen oder ihr weh zu tun, denn sie war es ja nicht gewesen, die mich mißbraucht hatte. Was ich mir immer von ihr gewünscht hatte, das waren Liebe, Wärme, Anerkennung und mütterlicher Schutz.

Schließlich wurde mir klar, daß ich diese Dinge von ihr niemals bekommen würde. In gewisser Weise habe ich ihr vergeben, wie ich meinem Vater vergeben habe. Ich kann nur für mich selbst sprechen, aber für mich war es so, daß ich in dem Moment vergeben konnte, als ich ihnen nicht länger die Macht zugestand, mich zu verletzen. Ich beschloß, nicht länger nach den Dingen zu streben, die meine Mutter mir nicht geben konnte – oder wollte. Warum sollte ich weiter an die verschlossene Tür eines leeren Hauses pochen?

Es war nicht falsch gewesen, mich nach Liebe, Wärme, Anerkennung und Schutz zu sehnen. Nur hatte ich am falschen Ort danach gesucht. So begann ich, mich anderswo nach Bemutterung und Fürsorglichkeit umzusehen – bei vielen verschiedenen Menschen, aus deren vielfältigen Gaben ich mir eine Art Ersatzmutter zusammenfügte. Ich gehe in Gruppen in meiner Kirchengemeinde, in denen mich ältere Frauen liebevoll bemuttern. Ich habe eine Freundin, die Schriftstellerin ist und die meine Texte durchsieht und kein noch so teures Ferngespräch scheut, um mir Mut zuzusprechen. Meine Kinder bemuttern mich, ohne daß es in einen Rollentausch ausartet: Meine ältere Tochter nimmt mich zum Einkaufsbummel mit und schleppt mich mit der ganzen Energie und Begeisterung eines Teenagers durch Labyrinthe voller Kleiderständer und Umkleidekabinen, um hübsche Sachen für mich zu finden. Meine jüngere Tochter ist die Art Kind, das einen unvermittelt umarmt und einem einen Kuß auf die Nase drückt – so, wie eine Mutter ihrem Kind durchs Haar fährt und ihm dabei mit einem Lächeln sagt: »Ich mag dich so, wie du bist.« Menschen, mit denen ich befreundet bin, Männer wie Frauen, bemuttern mich, indem sie mir sagen, daß ich amüsant bin oder praktisch oder ein gutes Vorbild für andere. Und sie laden mich zum Essen ein und machen mir Geburtstagsgeschenke – mir, die ich zu Hause nie auch nur einen Geburtstagskuchen, geschweige denn eine richtige Feier hatte.

Was ich von meinem Mann bekomme, ist weniger Fürsorglichkeit als Freundschaft. Er ist mein Gefährte, tagein und tagaus. Durch ihn habe ich schließlich gelernt, auch Männern ein wenig Vertrauen zu schenken, und durch ihn lerne ich die Freude und die Innigkeit kennen, die in der Liebe zwischen Mann und Frau möglich sind. Das erforderte beiderseits Geduld und Liebe.

Ich habe angefangen, der Welt und vielen ihrer Bewohner zu vertrauen. Wenn ich Angst habe oder mich verletzt fühle, kann ich heute meistens erkennen, ob und inwieweit das von meiner schrecklichen Vergangenheit herrührt. Mein Leben wiederzugewinnen, das bedeutete, Vergangenheit und Gegenwart zusammenzubringen, die Bruchstücke meines Lebens zu einem Ganzen zu verschmelzen und die Person, die dabei herauskam, als die zu nehmen, die sie war, ist und in Zukunft sein wird. Denn ich kann nie vergessen, daß in mir ein kleines Mädchen steckt, das verletzt, erniedrigt und mißbraucht wurde. Auf meinem Weg durch die Jahreszeiten meines Lebens werde ich an frohen wie an traurigen Tagen immer auf es achtgeben und es nie verlieren. Das kleine Mädchen und ich sind eins.

——Wir beschließen diesen Bericht über erwachsene Frauen, die den Inzest überlebt haben, mit drei kleinen Skizzen und einer Liste von Überlebenstechniken, die wir aus den Schilderungen einer Vielzahl von Überlebenden zusammengestellt haben. Jede der nun folgenden Geschichten ist wirklich passiert; lediglich die Namen sowie die Zeit- und Ortsangaben wurden geändert. Jede Geschichte zeigt eine erwachsene Frau, die trotz ihrer mißbrauchten Kindheit ihr Leben in den Griff bekommen hat. Alle vier Frauen sind über vierzig; alle haben eine lange Geschichte mit dem Mißbrauch hinter sich; alle haben mit den Problemen, die wir in diesem Buch angesprochen haben, gekämpft. Bei allen war der Schmerz ein Leben lang gegenwärtig, und alle haben schließlich gelernt, ihn in ihr Leben zu integrieren, indem sie Schmerz in Mut und Leiden in Tatkraft verwandelten.

——Vier Geschichten vom Mut

Ruth hat sich gerade eine Quiche und einen Salat zum Mittagessen bestellt. Wir haben uns in einem freundlichen Restaurant in der Nähe der spirituellen Buchhandlung verabredet, die sie gern besucht, wenn sie einen freien Tag hat. Heute hat sich ihr Stöbern gelohnt, denn sie hat drei kleine Bücher für ihren neugeborenen Neffen gefunden. Eines ist speziell zum Anfassen und Befühlen gedacht, das zweite enthält Kinderreime, und das dritte ist ein Knautschbüchlein über Tiere. Für sich selbst hat sie ein Buch über spirituelle Erfahrungen erstanden, ein modernes *Pilgrim's Progress*. Morgen will sie anfangen, es zu lesen. Ruth liest jeden Tag und meditiert jeden Morgen; so behält sie einen klaren Kopf und wahrt ihr seelisches Gleichgewicht.

In ihrer Freizeit schreibt sie Gedichte und Kurzgeschichten. Allerdings ist ihre freie Zeit beschränkt, da sie eine Position im gehobenen Management eines größeren Unternehmens hat. Als jahrelange zuverlässige und fähige Mitarbeiterin genießt sie heute, im Alter von 48 Jahren, ein solides Einkommen, eine gesicherte Zukunft und ein angenehmes Leben.

Ruth ist immer noch dabei zu lernen, mit dem Leid ihrer Vergangenheit umzugehen. Wir haben bereits einen Teil ihrer Geschichte gehört. Sie war von ihrer Mutter emotional im Stich gelassen worden, weil diese sich ausschließlich um Ruths behinderten jüngeren Bruder kümmerte, der ständig Pflege brauchte und häufig ins Krankenhaus mußte. Ruth kümmerte sich um ihren alkoholabhängigen Vater, holte ihn zum Essen aus der Kneipe nach Hause und brachte ihn abends ins Bett, bevor ihre Mutter heimkam. Als sie elf war, vergewaltigte er sie auf brutale Weise. Ruth stammt aus ärmlichen Verhältnissen voller Erniedrigung, Lieblosigkeit und Mißbrauch.

Und dennoch sitzt sie uns freundlich lächelnd gegenüber, das grau werdende Haar vorteilhaft geschnitten, bekleidet mit Jeans und einem legeren Hemd. Entspannt genießt sie ihren freien Tag. Auch ihr Leben als Erwachsene war kein Honigschlecken. Von ihrem ersten Mann hatte sie zwei Kinder. Jedesmal, wenn er mit ihr geschlafen hatte, ging er ins Badezimmer und übergab sich. Sie dachte, es müsse an ihr liegen, weil sie so häßlich sei; allerdings nur bis zu dem Tag, als sie von der Arbeit nach Hause kam und ihn mit einem Mann im Bett fand.

Ihr zweiter Mann war Alkoholiker. Nachdem er die geringen

Ersparnisse der Familie in kürzester Zeit durchgebracht hatte, machte er ihr eines Tages den Vorschlag, das familiäre Budget ein wenig aufzubessern, indem sie gegen Bezahlung mit einem seiner Bekannten schliefe. Sie willigte ein, denn die Familie befand sich finanziell wirklich in einem Engpaß. Aus dem einen Mal wurde Gewohnheit, aus der Gewohnheit ein Beruf, und mit ihrer Prostitution verdiente sie nicht nur das Essen für die Familie, sondern auch ein Boot für ihren Mann und reichlich Schnaps. Die Ehe endete abrupt und sehr dramatisch, als sie dahinterkam, daß ihr Mann ihre halbwüchsige Tochter sexuell mißbraucht hatte. Sie verließ ihn und weigerte sich, zu ihm zurückzukehren, selbst nachdem er eine Entziehungskur gemacht hatte. Er belästigte sie jedoch weiter, paßte sie mit seinem Wagen vor ihrer Wohnungstür ab oder rief sie mitten in der Nacht an und bedrohte sie.
Sie zog ihre Kinder groß. Sie ging auf eine Abendschule und fand schließlich einen gutbezahlten Job, der außerdem schnelle Aufstiegschancen bot. Als sie vierzig war, begann sie eine Therapie und lernte, ihre Vergangenheit sachlich und nüchtern zu betrachten. Sie unterhält durchaus langfristige Beziehungen zu Männern, aber von einer Ehe will sie nichts mehr wissen.
Heute abend will sie mit einigen Freundinnen aus ihrer ACOA-Gruppe (Adult Children of Alcoholics – Erwachsene Kinder von Alkoholikern) eine »Pyjama-Party« veranstalten. Sie wollen als geschlossene Gruppe – nur »die Mädels« – in ein nettes Hotel gehen und wie die Teenager Babydoll-Nachthemden anziehen, ihre Teddybären mitnehmen, jede Menge Cola trinken, Kartoffelchips futtern und Oldies hören. Sie freuen sich darauf, sich etwas von der kindlichen Unbeschwertheit zurückzuholen, die ihnen verwehrt geblieben ist.

Die beiden Frauen sitzen in dem geschmackvoll eingerichteten Wohnzimmer eines Hauses in North Shore, einem gepflegten Villenvorort von Chicago. Wir trinken Früchtetee und knabbern Kekse, während wir uns unterhalten.
Charlene und Celeste sind seit fast zwanzig Jahren miteinander befreundet. Ihre Ehemänner waren Geschäftspartner, so daß sie

sich häufig auf Partys und bei Geschäftsessen trafen. Celeste gibt Musikunterricht, und Charlene besucht seit Jahren ihre Konzertabende. Sie sind regelmäßig zusammen ins Museum gegangen, zu Symphoniekonzerten in die Stadt gefahren und haben viele Nachmittage zusammen verplaudert. Beide sind 55 Jahre alt, aber es ist erst ein Jahr her, daß Celeste den Mut hatte, Charlene zu sagen: »Weißt du, ich bin als Kind von meinem Vater belästigt worden.« Worauf Charlene antwortete: »Ich auch.« Und sie sich in die Arme fielen.

Und jetzt, in unserer Gegenwart, sprechen sie zum erstenmal ausführlich miteinander über die Folgen dieser Belästigung. Sie ergänzen sich gut in dem, was sie sagen; sie sind beide kultiviert, zurückhaltend und gebildet, und während sie reden, sind sie auf unauffällige Weise solidarisch, geben einander durch Worte und kleine Gesten Rückhalt und zeigen so, welchen Wert sie ihrer jahrelangen Freundschaft beimessen.

Charlenes Vater war ein Betrüger; er saß wegen schweren Diebstahls im Gefängnis, konnte aber eine Begnadigung herausschinden. Nachdem er entlassen war, setzte er seine Betrügereien fort, aber es gelang ihm, dem Arm des Gesetzes zu entgehen. Nach seiner Entlassung und Begnadigung, Charlene war gerade zehn Jahre alt, zog sie zu ihm. Er verging sich bei jeder Gelegenheit an ihr, bis ihre Mutter sich von ihm scheiden ließ.

Die Mutter war Alkoholikerin – das weiß Charlene heute –, und das extrem gestörte Verhalten beider Elternteile führte bei Charlene zu dem Vorsatz, ein absolut »normales«, moralisch unanfechtbares Leben in Wohlstand zu führen. Mit Bedacht suchte sie sich einen Ehemann, der ihr Geld, eine privilegierte Stellung und einen guten Namen bot.

Obwohl sie ihre Vergangenheit zu leugnen versuchte, wurde sie als erwachsene Frau schließlich doch von ihr eingeholt. »Ich stand vor einem großen Durcheinander«, erzählt sie. »Wem kannst du etwas sagen? Niemandem, also läßt du es. Du tust so, als seist du eine ehrbare Hausfrau aus dem Mittleren Westen, also praktisch eine Jungfrau, und du hältst dich aufrecht, so gut es geht. Ansonsten fing ich an zu trinken.«

Vor acht Jahren konnte Charlene ihrem Alkoholproblem nicht länger ausweichen und ging zu den Anonymen Alkoholikern. Als sie den fünften Schritt erreicht hatte (»Wir gaben Gott, uns selbst und einem anderen Menschen gegenüber unverhüllt unsere Fehler zu«), gestand sie zum erstenmal den Inzest. Sie wandte sich an einen erfahrenen Priester, um zu beichten; der Priester, selbst ehemaliger Alkoholiker, machte ihr klar, daß Inzest ein tiefgreifendes Problem ist, und riet ihr zu einer Einzeltherapie.

In den acht Jahren, die seither vergangen sind, hat Charlene erkannt, daß die Jahre, in denen sie immer gelächelt hatte, liebenswürdig gewesen war und so getan hatte, als sei alles in Ordnung, auch eine Zeit gewesen war, in der sie sich immer wieder hatte hintergehen, ausnutzen und schikanieren lassen. »Ich hatte jahrelang alles in mich hineingefressen, mich total verschlossen«, sagt sie. Je mehr innere Stärke sie gewinnt, desto besser gelingt es ihr, sich nicht wieder zum Opfer machen zu lassen.

Celeste kann alles nachvollziehen und nickt. Ihr Vater war Mitglied einer strengen religiösen Sekte, so daß sie sich als Heranwachsende zum einen wegen des Inzests, zum anderen wegen ihrer »merkwürdigen« Familie als Außenseiterin fühlte. Der Inzest begann, als sie zehn war, und er dauerte an, bis sie vierzehn war. »Schließlich war ich in der Lage, ihm zu sagen, er solle mich in Ruhe lassen, und das hat er dann mehr oder weniger auch getan«, sagt sie. Sie war nämlich dahintergekommen, daß ihr Vater eine Geliebte hatte, und hatte gedroht, dies der Mutter zu erzählen, falls er sie weiter belästigte. »Meine Mutter hat später von dieser Freundin erfahren, aber nicht durch mich«, sagt sie, »doch entscheidend war, daß ich ihn mit meinem Wissen unter Druck setzen konnte, und das habe ich getan.«

Celeste und ihr Mann haben vier Kinder großgezogen. Sie hat ihr Leben lang Musikunterricht gegeben und bei zahlreichen öffentlichen Anlässen gespielt; jetzt hat sie angefangen zu komponieren. Für sie bedeutete ihre Musik immer zugleich auch Therapie, aber sie hat auch im Glauben und in der Vergebung Wege gefunden, mit ihrem Leid umzugehen. »Ich habe gebetet und mich bemüht, gütig mit meinem Vater zu sein«, sagt sie. »Es liegt in meinem

Wesen, mich so zu verhalten, aber ich kann auch meine Wut ausdrücken.« Ihr Vater, der inzwischen verstorben ist, hatte auch versucht, sich an einer von Celestes Töchtern zu vergreifen. Als ihre Tochter ihr davon erzählte, ging Celeste zu ihrem Vater und sagte ihm heftig die Meinung. Dann schärfte sie ihren Töchtern ein, niemals mit ihm allein zu bleiben.

Celeste hat beschlossen, keine Therapie zu machen. Sie ist der Meinung, daß sie ihr ganzes Erwachsenenleben hindurch mit dem Problem gut fertig geworden ist, und sie stellt sich jetzt auf ein zurückgezogenes Leben in stiller innerer Kreativität ein. Jüngeren Frauen gibt sie den Rat: »Nimm dich selbst als einen von Gott geschaffenen Menschen an, und sei gewiß, daß das, was geschehen ist, nicht an dir lag. Befreie dich von den Schuldgefühlen und denk daran, daß wir alle der Vergebung bedürfen.«

Charlenes Rat ist der einer Frau, die jahrelang mit ihrer Alkoholsucht zu kämpfen hatte. Er lautet: »Sieh zu, daß du qualifizierte Hilfe findest. Eine Person, der du vertrauen kannst. Für mich kam die Wende, als ich endlich alles herauslassen konnte. Wenn du frühzeitig damit anfängst, brauchst du das Ganze nicht bis ins vorgerückte Alter mit dir herumzuschleppen. Die späteren Jahre sollten glückliche Jahre sein.«

Lois ist heute ausgebildete Therapeutin. Ursprünglich hatte sie ein längeres Studium an einem renommierten theologischen Seminar absolviert und war im Bereich der christlichen Erziehung tätig gewesen. Als sie vierzig war, ging ihre Welt in Scherben, als sie sich daran erinnerte, daß ihr Vater, ein tiefreligiöser Mensch und eine Stütze seiner Kirchengemeinde, sie sexuell mißbraucht hatte.

Lois ist eine angenehme, freundliche Frau, auf sanfte, herzliche Weise attraktiv. Sie muß über die paradoxe Situation, in der sie sich heute befindet, lächeln: Wutentbrannt hatte sie sich vor nunmehr zehn Jahren von der Kirche abgewandt – und heute veranstaltet sie, nach schweren inneren Auseinandersetzungen und einer kompletten Kehrtwendung, für Geistliche Symposien und Seminare zum Thema »Sexueller Mißbrauch von Frauen«.

»Ich besuche die verschiedensten kirchlichen Gruppen – obwohl ich selbst keiner Religionsgemeinschaft angehöre –, weil ich ihnen Hilfe anbieten kann«, erklärt sie. »Die Geistlichen sind eine wichtige Zielgruppe. Sie müssen darüber Bescheid wissen, und sie wollen es heute auch.«

Wenn irgend jemand den Seelsorgern etwas beibringen kann, ist das Lois. Nicht nur ihre therapeutische und theologische Ausbildung, auch ihre Erfahrungen als Inzestüberlebende haben sie vielerlei über den Heilungsprozeß gelehrt. Sie war schon vierzig Jahre alt, als sie sich endlich an den sexuellen Mißbrauch erinnerte, und ihr Vater war zu dieser Zeit schon alt und gebrechlich. Trotzdem hatte sie eine derartige Wut im Bauch, daß sie Angst hatte, sie könnte ihren Vater umbringen. Als sie wieder nach Hause gekommen war, da ihre Mutter im Sterben lag, schloß sie sich deshalb nachts in ihrem Zimmer ein. Trotzdem wachte sie angsterfüllt auf, weil sie glaubte, sie wäre in der Nacht, ohne es zu wissen, aufgestanden und hätte den alten Mann erwürgt.

Innerhalb von knapp vier Wochen starben beide Eltern, und Lois blieb mit ihrer Wut allein zurück. »Ich schrieb ihm Briefe und redete an seinem Grab auf ihn ein. Ich wünschte, ich wäre stark genug gewesen, um ihn zur Rede zu stellen, als er noch lebte.« Aber sie hat sich damit abgefunden, daß sie es nun einmal nicht war, und weiß, daß sie zumindest ihr möglichstes getan hat, um ihre Wut loszuwerden.

Was war für sie das Schwerste? »Der Verlust meiner Traumfamilie hat mich am meisten erschüttert. Früher kamen alle zu uns, um bei uns zu spielen. Wir waren vorbildlich, eine ›typische‹ Familie von guten Kirchgängern. Aber ich kam schließlich nicht mehr drumherum, mir einzugestehen, daß meine Familie überhaupt nicht in Ordnung gewesen war.«

Außerdem mußte sie lernen, mit ihrer Wut umzugehen. »Wütend zu sein war bei uns zu Hause verpönt. Und völlig undenkbar war es, Gott zu zürnen!« Erst jüngst wurde ihr klar, daß ihre beiden Brüder das Ausmaß ihrer Wut wohl nie begreifen werden.

Lois weiß, wer sie ist und wo sie steht, und dazu gehören einige Bereiche, in denen sie entschieden noch Fortschritte machen

möchte: »Ich bin meilenweit von einer sexuellen Beziehung entfernt«, sagt sie, obwohl ihr die ersten zaghaften Schritte in diese Richtung Auftrieb geben. Sie geht nämlich jetzt auch schon zu einigen Single-Treffs, bei denen die dort anwesenden Männer ernsthaft an einer Bindung – spätere Heirat nicht ausgeschlossen – interessiert sind. Außerdem kommt sie langsam dahin, sich auch privat mit Männern zu verabreden.
Sie hätte gern eigene Kinder gehabt. Mittlerweile kann sie akzeptieren, daß sie nie welche haben wird; sie hat um den Verlust getrauert und getan, was in ihrer Macht stand, um einen Teil des Schmerzes aufzufangen. »Ich habe meine Nichten und die Kinder von Freunden«, sagt sie. Die Beziehung zu ihr tue den Kindern wohl. »Ich kann gut zuhören, und sie erzählen mir Sachen, die ihre Eltern nicht zu hören kriegen. Wenn sie bei mir sind, können sie sich so geben, wie sie sind. Ich habe mir vorgenommen, eine Tante erster Güte zu sein.«
Sie hat die Verantwortung für sich selbst übernommen.
Sie hat auch gelernt, daß Vergebung ein längerer Prozeß ist. »Es kann sein, daß ich meinem Vater vergeben habe, ich bin mir aber nicht sicher. Was ich dagegen weiß, ist, daß das Vergangene mein Leben nicht mehr zerstört, und das ist wohl ein Zeichen von Vergebung.«
Lois vermittelt das, was sie über die Heilungswege weiß, anderen, die weder erfahren haben, wie groß die Schmerzen sind, noch auf welche Weise eine Heilung möglich ist und wie man mit der Tatsache umgeht, daß es im Leben keineswegs gerecht zugeht.

Das Einmaleins der Selbstheilung: Wie Sie selbst für sich sorgen können

Sich als Inzestüberlebende anzunehmen, das bedeutet, auch zu akzeptieren, daß die Wunde eine bleibende Narbe hinterläßt. Überlebende lernen, mit dieser Narbe zu leben. Wenn sie wieder Schmerzen spüren, wissen sie, woher der Schmerz rührt, und sie finden einen Weg, die aufbrechende Wunde zu versorgen.

Im großen und ganzen beschreiben wir in diesem Abschnitt keine dramatischen oder welterschütternden Ereignisse. Es gibt auf dem Weg der Genesung sicherlich Phasen unerträglichen Leidens. Aber wahrscheinlich müssen wir uns häufiger mit kleineren Verletzungen auseinandersetzen: Das ist der tägliche Preis des Überlebens. Und es wird wohl ein lebenslang andauernder Prozeß bleiben, die jeweilige Schmerzursache herauszufinden und sie auf die uns gemäße Weise zu heilen. Eine fünfzigjährige Inzestüberlebende antwortete auf die Frage, womit sie am meisten zu kämpfen hat: »Dran zu bleiben; die Probleme ändern sich von Tag zu Tag.« Es ist unrealistisch anzunehmen, daß eine Überlebende ihre Verletzung jemals vollständig hinter sich lassen kann. Sie kann jedoch lernen, damit zu leben; auch die Zeit heilt Wunden, und der Schmerz verliert allmählich seine Macht. Und während sie weiterlebt und sich bemüht, mutig und freundlich zu sein und die Hoffnung nicht aufzugeben, stehen ihr mancherlei Hilfsmöglichkeiten zur Verfügung. Unsere Gesprächspartnerinnen haben uns geschildert, was sie für sich als besonders hilfreich empfunden haben. Daraus haben wir eine Liste mit Tips zusammengestellt, die uns geradezu als ein Einmaleins der Selbstheilung erschienen. Natürlich nützen diese Ratschläge nicht jeder Frau zu jeder Zeit. Aber sie zeigen Bewältigungsmöglichkeiten auf, die sich im Leben anderer Frauen bewährt haben; Frauen, die ihr durch den Inzest zerstörtes Leben wiedergewonnen und neu aufgebaut haben. Wir möchten diese Tips keinesfalls als Vorschriften, sondern als Vorschläge verstanden wissen, nicht als Allheilmittel, sondern als Ermutigung und Hoffnungsschimmer. Sie stammen von den Expertinnen auf diesem Gebiet, den Inzestüberlebenden selbst.

1. *Sag, was Du willst. Sag nein zu dem, was Du nicht willst!*
Die Unfähigkeit, die eigenen Bedürfnisse klar und deutlich zu artikulieren, ist nicht auf Inzestüberlebende beschränkt; viele Menschen erwarten, daß die anderen ihre Gedanken lesen können. Wir glauben, daß unsere Angehörigen, Freundinnen oder Kollegen auf telepathische Weise unsere Wünsche erraten können und uns das Gewünschte auf einem goldenen Tablett servieren.

Natürlich liegt das Grundproblem darin, Dir darüber klar zu sein, was Du willst und brauchst. Ehemalige Inzestopfer haben so viel Übung darin, sich selbst zu verleugnen und die eigenen Bedürfnisse hintanzustellen, daß es für sie oftmals Schwerstarbeit bedeutet, herauszufinden, was denn nun ihre eigenen Bedürfnisse sind. Und oft kostet es sie sogar noch größere Überwindung, ihren Mund aufzumachen und anderen zu sagen, was sie wollen – und was sie nicht wollen. »Bitte, faß mich nicht mehr auf diese Weise an«, kann eine Frau zu ihrem überraschten Mann sagen, der bis dahin vielleicht keine Ahnung hatte, daß ihr eine bestimmte Berührung unangenehm sein könnte. »Ich mag das nicht so gern; ich habe es lieber sanfter.«

»Ich muß jetzt eine Weile allein sein« oder »Ich möchte furchtbar gern, daß du mich nur ganz fest in den Arm nimmst« sind Wünsche, die helfen, gewisse Grenzen zu bestimmen, die es entweder bisher nicht gegeben hat oder die in der Vergangenheit ständig überschritten wurden. Der erste Satz bedeutet: »Halte dich momentan fern«, der andere »Bitte, komm näher«. Beides sind wichtige Botschaften. Und zu lernen, diese Dinge zu sagen – und sich selbst sie sagen zu hören –, ist die allerwichtigste.

2. *Die Welt ist voller schöner Dinge – Du mußt sie nur sehen!*
Unsere Augen für die Schönheit der Welt zu öffnen – sei es ein Sonnenuntergang, ein Gemälde, ein geschmackvoll eingerichteter Raum oder Kinder beim Spiel – heißt, das Gute zu bejahen. Frauen, die einen Inzest überlebt haben, sind als Kinder primitiven, häßlichen und brutalen Ereignissen ausgeliefert gewesen. Wenn sie zu dieser erniedrigenden, beschämenden Vergangenheit Abstand nehmen und sich statt dessen dem Schönen zuwenden, können sie erfahren, daß die Welt gut ist. Sie fühlen sich intakter, nicht mehr so zerrissen. Unser Leben braucht nicht von der häßlichen Vergangenheit überschattet zu werden. Wenn wir als Erwachsene zulassen, daß uns Schmutz und Häßlichkeit umgeben, drückt sich darin auch unsere Einstellung zu uns selbst und unserem Körper aus. Wenn wir uns aber dem Schönen öffnen, bejahen wir damit auch das Gute und Schöne in uns.

Viele Inzestüberlebende sind Sammlerinnen oder haben andere Hobbys, die ihnen dazu verhelfen, ihren Sinn für Schönheit zu entwickeln. Barbara mag antike Möbel, die zwar Dellen und abgestoßene Kanten aufweisen, aber dennoch nichts von ihrer Schönheit eingebüßt haben. Auch diese Dinge haben überlebt! Marguerite sammelt Kristallglas, weil sie sich von seiner Zerbrechlichkeit und Reinheit angezogen fühlt. Sie staubt ihre Gläser und Karaffen sorgfältig ab und schaut gern zu, wie sich das Licht darin bricht. Eine andere Überlebende sammelt Quilts, die traditionellen amerikanischen Patchworkdecken. Wenn sie sie betrachtet, denkt sie daran, wie die Schöpferin der Decke die einzelnen farbigen Quadrate Stück für Stück anfertigte und sie dann zusammennähte. Das erinnert sie daran, wie sie ihr eigenes Leben stückchenweise neu zusammensetzt. Manchmal fühlt sich ihr Leben wie ein sogenanntes »crazy quilt« an, das mit einem unregelmäßigen Durcheinander von Farben und Stoffresten ganz verrückt aussieht – aber für sie sind auch »verrückte« Quilts schön.

Eine ältere Frau, die in Frankreich geboren und aufgewachsen ist, erzählte uns, daß sie, wenn die Spannungen in ihrem Leben unerträglich würden, nach Paris zurückkehre, wo sie »in Kultur und Schönheit eintaucht«.

Das Schöne ist da, wo wir es suchen – eine Iris in einer Vase, ein Besuch in einer Kunstausstellung, ein Waldspaziergang. Wenn wir hinsehen und die Schönheit in uns aufnehmen, ist das eine Form von »Seelennahrung«, die uns stärkt und guttut.

3. *Schäm Dich Deiner Tränen nicht!*

Ehemalige Inzestopfer haben vieles zu betrauern, und sie sollten auch weinen. Tränen sind natürlich nicht nur ein Zeichen von Trauer, und Kummer ist ein vielschichtiges Gefühl, das sich von Stufe zu Stufe verändert. Hinter Tränen können sich Wut und Zorn, Enttäuschung und Verwirrung verbergen. Oder schlicht eine tiefe Traurigkeit, weil wir niemals eine richtige Kindheit hatten. Alle Überlebenden machen diese Gefühle irgendwann einmal durch, und Tränen können eine gute Gelegenheit bieten, unseren Gefühlen freien Lauf zu lassen.

Manche Frauen suchen sich ganz bewußt Anlässe zum Weinen. Ruth fand Erleichterung darin, am Grab ihres Vaters zu weinen und auf die Erde zu trommeln; Lillian machte ihrem Ärger Luft, indem sie nachts allein auf die Terrasse ging und unter Tränen ihre geballten Fäuste drohend zum Himmel reckte und ihren Vater unflätig beschimpfte.

Aber am häufigsten kommen einem die Tränen zu ungebetener Zeit. In jeder Selbsthilfegruppe von Inzestüberlebenden fließen regelmäßig Tränen, oft ohne ersichtlichen Grund. Sie haben eine Ventilfunktion, und wir brauchen nicht immer rational zu erfassen, wodurch sie jeweils ausgelöst worden sind.

Vielen Frauen ist es peinlich, daß ihnen im Kino, beim Fernsehen oder sonst einer Gelegenheit, die scheinbar kaum etwas mit dem Inzest zu tun hat, die Tränen in die Augen steigen oder sie richtig losheulen müssen. Vielleicht geht es im Film um eine unbeschwerte Kindheit, vielleicht handelt es sich aber auch um einen so tiefsitzenden Kummer, daß sie selbst keinen direkten Zusammenhang erkennen können. Aber wir sollten nachsichtig mit uns sein; wir beklagen eine verlorene Kindheit und müssen wohl manchmal traurig sein. Ebensowenig, wie wir jemandem, der gerade einen nahen Angehörigen verloren hat, das Weinen verwehren würden, sollten wir uns selbst verbieten, Tränen über unsere verlorene Kindheit zu vergießen – auch diese Trauer ist echt.

4. *Laß Dich nicht von Deiner Angst lähmen!*

Wir reden hier so viel von »Mut haben« und »Risiken eingehen« – den ständigen Weggefährten der Inzestüberlebenden. Aber wenn es tatsächlich darum geht, seinen Mut unter Beweis zu stellen, wäre die Formulierung »Etwas mit und trotz aller Angst zu tun« vielleicht angemessener.

Es handelte sich nicht um ein Risiko, wenn die Entscheidung auf der Hand läge und ganz leicht wäre. Was die Überlebenden aber versuchen müssen, ist etwas vollkommen Neues für sie, und das allein löst schon Angst aus. Auch haben wir oft begründete Angst, denn wir fürchten, erneut zum Opfer zu werden. Aber wir empfehlen hier auch keine Riesensprünge, die lediglich beweisen würden, daß Inzestüberlebende tollkühne »Superfrauen« wären. Wir sprechen davon, auf unsere innere Stimme zu hören, den möglichen Ausgang einer Situation sorgfältig abzuwägen und sich *dann* für eine bestimmte Handlungsweise zu entscheiden. Wir könnten uns z. B. fragen: »Was wäre das Schlimmste, das passieren könnte?« Und dann zitternd und zagend ins kalte Wasser springen. Hinterher, wenn wir alles überstanden haben, wissen wir, daß wir wieder einmal überlebt haben, und beim nächstenmal ist es schon ein bißchen einfacher.

Sara fürchtete sich vor der Großstadt; in den Straßen des Vorortes, in dem sie wohnte, fühlte sie sich einigermaßen sicher, aber dichter Verkehr und Menschenmengen ließen ihr Herz vor Angst erstarren. Also zwang sie sich dazu, telefonisch Auskunft über Busverbindungen und Abfahrtszeiten einzuholen. Mit einem Stadtplan gewappnet, fuhr sie in die Stadt, stieg aus, ging in den Zoo, aß an einem Imbißstand zu Mittag, schaute bei einer Frauenbuchhandlung vorbei und fuhr am Spätnachmittag wieder nach Hause. Sie bezwang einen Großteil ihrer Angst und verlebte einen herrlichen Tag. Das Gefühl von Stärke und Leistungsfähigkeit, das sie durchströmte, tat gut, und beim zweitenmal war die Fahrt schon einfacher.

Carol fürchtete sich vor dem schnellen Verkehr auf der Autobahn, aber sie wollte flexibel sein und mußte deshalb lernen, auch diesen Bereich ihres Lebens in den Griff zu bekommen. Obwohl ihr Mann ihr meistens anbot, sie zu fahren, zwang sie sich, allein und bei jedem Wetter zu allen möglichen Orten zu fahren. Heute hat sie nicht so sehr Angst vor den Gefahren des Straßenverkehrs als einen gesunden Respekt davor.

Die Ängste, von denen die meisten Inzestüberlebenden heimgesucht werden, sind leichte Phobien, die sie daran hindern, ein geregeltes Leben zu führen, das Leben zu genießen und Erfahrungen zu machen, die ihr Selbstwertgefühl erhöhen könnten. Um solche Ängste zu besiegen, gibt es kein besseres Mittel, als »etwas mit und trotz aller Angst zu tun«.

5. Beweg Dich, aber tu des Guten nicht zuviel!
Es bedarf keines Buches über Inzestüberlebende, um zu wissen, daß regelmäßige Bewegung dem Körper guttut. Alle – von Jane Fonda bis zum Deutschen Sportbund – predigen uns das bereits. Warum also sprechen wir das Thema an?
Ein wichtiger Grund dafür ist, daß bestimmte Fitneßmethoden für Überlebende schlicht *falsch* sind und uns schaden können. Unsere Gesellschaft ist in dieser Hinsicht kein guter Ratgeber; uns werden abgemagerte und ausgezehrte Frauenkörper als Symbole von Gesundheit präsentiert und verrücktes, zwanghaftes Verhalten als »ernsthafter Sport« verkauft.
Einige Inzestüberlebende liebäugeln mit perfektionistischen Vorstellungen, wozu auch eine perfekte Figur gehören kann. Sie unterwerfen sich einer rigide kontrollierten Ernährung und einem systematisierten Fitneßtraining, um dem Schlankheitsideal zu entsprechen, das in unseren Medien wie auch von der Werbebranche propagiert wird. Harte, total übertriebene Trainingsprogramme, die dazu dienen sollen, einen perfekten Körper auszubilden, bringen uns nichts und können unserem Selbstwertgefühl sogar schaden.
Wir müssen solche Vorstellungen, die sich in Slogans wie »Training bis an die Schmerzgrenze«, »Wenn es nicht weh tut, hilft es nicht« oder »Je mehr du leidest, desto mehr erreichst du« ausdrükken, entschieden ablehnen.
Warum sollte eine Inzestüberlebende, deren ganzes Leben von Schmerz bestimmt war, sich derartige »Weisheiten« zu eigen machen? Strapazen gab es bereits zur Genüge, danke sehr.
Überlebende können ihre eigenen vernünftigen Zielvorstellungen dagegensetzen, zum Beispiel Energie, Vitalität, Gesundheit und körperliches und geistiges Wohlbefinden. Fitneßübungen können durchaus in den Tagesablauf integriert werden, aber sie sollten eher von der sanften, aufbauenden Sorte sein, z. B. ein täglicher kurzer Marsch, bei dem Du Dir aber auch die Zeit nimmst, ab und zu stehenzubleiben, um den Duft eines Fliederbuschs einzuatmen oder den Kindern beim Spiel zuzusehen. Den Weg zur Arbeit mit dem Fahrrad oder zu Fuß zu machen, die Treppe anstelle des

Fahrstuhls zu benutzen sind prima Alternativen. Wer einen Heimtrainer hat, kann sich das Dauertraining durch gleichzeitiges Fernsehen oder sogar Lesen angenehmer machen.

Sich körperlich fit zu halten hat viele Vorzüge. Wir beginnen unseren Körper zu fühlen; selbst ein Muskelkater erinnert uns daran, daß wir überhaupt einen Körper *haben*! Dadurch, daß unser Körper »sportlicher« wird, fühlen wir uns attraktiver, und unser Selbstwertempfinden nimmt zu, denn wir wissen, daß wir uns um den »Tempel« unserer Seele kümmern.

6. Ernähr Dich gesund!

Ähnlich wie das Fitneßtraining stellt die Ernährung für viele Inzestüberlebende ein Problem dar, das durch die allgemeine Haltung in der Gesellschaft noch verschärft wird. Das einzige, was die Gesellschaft uns lehrt, ist, daß schlank zu sein gut ist; sie setzt sich nicht mit der Frage auseinander, *auf welche Weise wir schlank werden*. Natürlich schaden wir uns durch übermäßiges Essen mehr, als daß wir uns etwas Gutes tun. Viele von uns, die sich erst vollstopfen und dann zum Erbrechen bringen, sind aber gar nicht so sehr am Essen selbst und dem Wohlbefinden, das es mit sich bringen kann, interessiert, als daran, sich von ihren Gefühlen abzulenken. Und auch bei einer Diät, die uns dünn wie Bohnenstangen machen soll, der aber wesentliche Nährstoffe fehlen, geht es sicher mehr um die Kontrolle des Eßverhaltens als um die Qualität des Essens.

Auch hier müssen wir uns gegen versteckte Botschaften wie »Dünn sein ist schön, egal, wie du es erreichst« wehren und einen Weg finden, uns auf gesunde Weise zu ernähren. Vollwertkost bietet eine Möglichkeit, uns selbst zu bestätigen, daß unser Körper wirklich Aufmerksamkeit verdient. Es gilt inzwischen als gesichert, daß eine ballaststoffreiche, fettarme Ernährung dazu beiträgt, gesund zu bleiben und Krankheiten vorzubeugen. Jane Brodys *Good Food Book*[1] setzt sich auf vernünftige und hilfreiche Art mit diesem Thema auseinander und enthält wundervolle Rezepte für eine kohlehydratreiche, wohlschmeckende Kost.

Aber es gibt auch noch die sogenannten »Trostbringer«, Gerichte, die uns rundum zufrieden machen. In einem Kochbuch steht über diese Speisen: »Es gibt Nahrung für den Körper und Nahrung für die Seele. Die eine erhält dich am Leben, die andere macht dich glücklich ... Diese Gerichte haben magische Heilkräfte, die kein Arzt oder Chemiker herbeizaubern könnte.« Eine Überlebende erhielt von ihrer Großmutter die Zuwendung, die sie bei ihrer Mutter nicht fand. Wenn sie als Kind zu ihr ging, holte die Großmutter einen frischgebackenen Brotlaib hervor, drückte ihn an ihren üppigen Busen und schnitt ihr eine große Scheibe Brot herunter. Dann bestrich sie die Scheibe dick mit hausgemachter Butter und Marmelade. Es wird niemanden überraschen, daß noch viele Jahre später nichts diese Frau besser zu trösten vermag als eine Scheibe warmes, selbstgebackenes Brot.

Zu den schon fast klassischen »Trostspendern« zählt sicher die Hühnersuppe. Ihr Duft und ihr Geschmack rufen Erinnerungsbilder an eine liebevolle Mutter wach, die in der Küche steht und sich zärtlich um ihr krankes Kind kümmert – ganz anders, als viele Überlebende ihre eigenen Mütter erlebten.

Selbstgebackenes Brot und Brötchen zählen ebenfalls zu dieser Kategorie und können zudem äußerst nahrhaft sein, wie Jane Brody aufzeigt. Ob Vanillepudding, Milchreis, Eis, Kakao oder eine Geburtstagstorte – jede Frau hat ihre eigenen Vorlieben und kann in ihren Lieblingsspeisen schwelgen, wenn die Situation es verlangt; dieser Trost bleibt ihr auf jeden Fall.

Es ist nicht verwunderlich, daß den meisten von uns süße Sachen am besten schmecken, und es gibt absolut keinen Grund, uns zu kasteien, indem wir völlig darauf verzichten. Was wäre das Leben ganz ohne einen Eisbecher mit Erdbeeren und Schlagsahne oder ein Stück Sahnetorte? Wir könnten uns weitaus schlimmere Dinge antun.

Wenn wir uns gedankenlos mit Kalorienbomben vollstopfen, ohne etwas zu schmecken und nur um unsere Gefühle und damit unseren Schmerz zu betäuben, dann kann diese Angewohnheit zu einem ebenso schlimmen Feind werden wie der Alkohol- oder Tablettenmißbrauch. Uns hilft am meisten, wenn wir uns der Tatsache bewußt bleiben, daß unser Eßverhalten für uns durchaus ein Problem sein oder werden kann, und die entsprechenden vernünftigen Entscheidungen treffen, ohne uns zu etwas zu zwingen.

7. *Lerne Zwischentöne zu akzeptieren!*

Je gesünder Überlebende werden, desto mehr erkennen sie, daß ihre Alternativen selten entweder schwarz oder weiß sind, sondern eine von vielen intensiven Grauschattierungen – Zwischentönen – haben. Es gibt Richtiges und Falsches, Gutes und Böses auf dieser Welt, aber das steckt oft alles im selben Paket, und die Verpackungen sind trügerisch.

Überlebende denken häufig mit äußerst gemischten Gefühlen an den Inzest. Wenn sie alles, was in diesen langen Jahren geschehen ist, einfach als schlecht und den Vater als böse abtun könnten, wäre alles viel einfacher. Schwierig auszuhalten ist die Ambivalenz. Du kannst den Inzest hassen und die Wunden, die er geschlagen hat, noch immer spüren und Dich doch zugleich daran erinnern, daß Du den Mann, der Dich mißbraucht hat, mochtest. Wir schütteln den Kopf und können es nicht begreifen, aber tatsächlich ist es so, daß viele Inzestüberlebende am Ende die Sünde hassen, dem Sünder selbst aber noch immer etwas Liebe entgegenbringen.

Wie können wir mit derart gespaltenen Gefühlen leben? Indem wir uns selbst ans Wegpacken machen. Wir können die schlechten Gefühle, die bösen Taten und die eindeutigen Verbrechen in einen Müllsack stopfen und vor die Haustür stellen, damit sie auf der Müllkippe landen. Aber wenn es irgendwelche schönen Gefühle, gütige und liebevolle Zuwendung gab, brauchen wir die nicht gleichzeitig wegzuwerfen.

Viele mißbrauchte Frauen sind davon überzeugt, daß ihre Väter sie trotz des Inzests geliebt haben. Dadurch, daß wir auch die Erinnerungen an wahre Zuneigung oder echte Gefühle oder Hilfe, die sie uns gaben, wie Abfall behandeln, gewinnen wir gar nichts.

Wenn Deine Vergangenheit ein einziger Horror war, dann scheue Dich nicht, das auch zu sagen. Aber wenn Du verwirrt bist, weil es auch etwas Gutes gab – warum solltest Du diese Gefühle nicht bewahren und Dich an ihnen freuen? Durch diese Art, mit unserer inzestuösen Vergangenheit umzugehen, können wir vielleicht auch unser Wissen um die satten dunklen Grautöne auf andere Lebensbereiche übertragen und nicht mehr wie früher alles strikt nach dem Schwarz-Weiß-Schema unterteilen.

8. Umarmungen tun gut!

Es gibt nichts Besseres, um Zuneigung, Wärme und Fürsorglichkeit auszudrücken, als eine Umarmung. Für eine Inzestüberlebende ist es die am wenigsten bedrohliche Methode, sich selbst zu bestätigen – und von anderen die Bestätigung zu erhalten –, daß sie ein wertvoller Mensch ist, der es verdient, geliebt zu werden. Über die psychologischen Hintergründe des Berührens ist viel geschrieben worden; ehemalige Inzestopfer müssen selbst ausprobieren, wobei sie sich gut oder auch schlecht fühlen. Und sie müssen lernen, anderen auch mitzuteilen, welche Gefühle bestimmte Berührungen – ob beim Sex oder während einer Umarmung oder auch nur beim Händchenhalten – bei ihnen auslösen.

Im Unterschied zu anderen Berührungen ist an einer Umarmung durchaus nichts Zaghaftes. Wir teilen dabei dem anderen Menschen mit unserem ganzen Körper mit, wie froh wir sind, daß es ihn gibt, und daß wir ihn für gut und wertvoll halten und gern mit ihm zusammen sind.

Möglicherweise müssen Überlebende beides erst noch lernen: selbst jemanden zu umarmen und umarmt zu werden. Nach einer Fernsehsendung über Kindesmißbrauch sagte eine Frau, sie habe sich die ganze Zeit gewünscht, daß die Sozialarbeiterin in der Sendung das kleine Mädchen einmal an sich gedrückt hätte. Sie identifizierte sich mit dem Kind und hatte das Gefühl, die Kleine hätte es dringend nötig gehabt, daß ihr jemand gesagt hätte, sie sei kein schlimmes Mädchen, und sie dabei fest in den Arm genommen hätte.

Wenn wir umarmt werden, wird das Kind in uns angesprochen. Das Kind, dessen Abgrenzungsversuche damals ständig ignoriert wurden und dessen intimste Bereiche vom Täter entblößt und verletzt wurden. Vielleicht wurde es auch von ihm oder anderen geschlagen und zusätzlich auch noch von der ganzen Familie zum

Sündenbock gemacht und beschimpft. Viele Überlebende fühlten sich gedemütigt und beschämt durch etwas, was *andere* taten.
Alle Kinder wünschen sich, in den Arm genommen zu werden und gesagt zu bekommen, wie wundervoll sie sind und daß sie ohne Wenn und Aber geliebt werden. Das haben viele von uns als Kind nie erlebt. Jetzt, als erwachsene Frauen, können sie es noch nachholen.

9. Lerne, »Ich-Botschaften« zu senden!
Überlebende müssen mit ihren eigenen Gefühlen in Kontakt kommen und sich zugleich dagegen wehren, daß ihnen andere sagen, wer sie sind und was sie fühlen. »Die eigenen Gefühle in Besitz zu nehmen« ist eine Kunst, die zu erlernen Zeit braucht; doch auf dem Weg dahin ist es eine enorme Hilfe, wenn eine Überlebende lernt, »ich« zu sagen, wenn sie von sich selbst spricht.
Solche »Ich-Botschaften« zu formulieren ist schwerer, als es sich zunächst anhört. Es ist sehr viel einfacher, »man«, »jemand« oder auch »du« zu sagen, wenn wir eigentlich uns selber meinen. Ein Beispiel: »Ich fühle mich verletzt, wenn du das und das sagst« bringt etwas ganz anderes zum Ausdruck als »Du sagst immer so verletzende Dinge«. Wir müssen unser eigenes Fühlen in unsere Sprache einbringen und genau das ausdrücken, was wir meinen, und dann auch fest dazu stehen.
Unsere Mitmenschen werden vielleicht überrascht oder unangenehm berührt sein. Denn in unserer Gesellschaft haben wir uns an eine Sprache gewöhnt, die die Wahrheit umgeht und mit dem Finger von uns weg deutet. Was würde passieren, wenn Geschäftsleute und Politiker damit anfingen, radikal ehrlich und sprachlich eindeutig miteinander zu reden? Wenn wir uns selbst gegenüber aufrichtiger werden, sehen wir allmählich, wie andere Menschen die Sprache benutzen, um die Wahrheit zu verschleiern und sich selbst aus der Verantwortung zu stehlen. In ihrer Kindheit wurden viele Überlebende so behandelt, als ob sie gar nicht existierten.
Wir müssen uns unsere Gefühle zurückerobern, wir müssen aufstehen und »ich« sagen lernen, wenn wir von uns sprechen. Wir

dürfen keinen Zweifel daran lassen, daß wir existieren und Gefühle haben, die uns wichtig sind und zu denen wir uns bekennen wollen.

10. Probier es mal mit einem Tagebuch!
»Ein Tagebuch führen« – das klingt für alle, denen das Schreiben schwerfällt, etwas erschreckend. So manche von uns hat Probleme damit, sich schriftlich auszudrücken, während anderen Schreiben leichter als Reden fällt. Etwas aufzuschreiben, das nur für einen selbst bestimmt ist, ist eine der besten Therapien, die es gibt.
Warum ist es so nützlich, Dinge aufs Papier zu bringen, vor allem, wenn es einem nicht so leicht von der Hand geht? Zunächst einmal ist ein Tagebuch etwas *Geschriebenes*, eine Aufzeichnung, die Du jederzeit hervorholen und nachlesen kannst. Träume und »Rückblenden« sind Teile unseres Inzest-Puzzles, die sich schneller zusammensetzen lassen, wenn Du sie festhältst. Du kannst auf einmal Zusammenhänge erkennen, wichtige Bilder und Wörter entdecken und, was am wichtigsten ist, Deine eigenen Fortschritte von Tag zu Tag und von Woche zu Woche beobachten.
Schreiben kann auch eine kathartische Wirkung haben. Da niemand außer Dir das Tagebuch liest, kannst Du Bilder darin malen, Gedichte schreiben oder auch fluchen. Für Frauen, denen es schwerfällt, ihre Wut mündlich auszudrücken, ist ein riesiges »LECK MICH AM ARSCH« auf einem Blatt Papier enorm befriedigend. Du wirst Deine Wut los und tust niemandem weh.
In einem sehr guten Film über den sexuellen Mißbrauch von Kindern mit dem Titel *Breaking the Silence* (»Wir brechen das Schweigen«) erinnert sich eine Frau daran, daß sie »Blumen, Blumen, Blumen!« in ihr Tagebuch schrieb. Bis zu einem Besuch in ihrem Elternhaus war ihr völlig schleierhaft, warum sie das geschrieben hatte. Als sie zufällig in ihr altes Kinderzimmer kam und die geblümte Tapete sah, fiel es ihr wie Schuppen von den Augen. Wenn sie als Kind von ihrem Vater mißbraucht wurde, hatte sie sich in diesen Blumen auf der Tapete verloren. Durch ihr Tagebuch konnte sie den Zusammenhang erkennen.
Noch ein weiterer Vorteil sollte erwähnt werden. Eine sogenannte

»Schreibsperre« ist meistens auch eine »Gefühlssperre«. Wenn ein Mensch nicht schreiben kann, hat er wahrscheinlich auch Schwierigkeiten, seine Gefühle auszudrücken. Andersherum kann es aber auch nützlich sein, sich bewußt zum Schreiben anzuhalten, weil dadurch Gefühle freigesetzt werden und die Dinge wieder in Fluß kommen.

Ein Tagebuch hilft uns auch dabei, unsere Fortschritte zu erkennen. Viele Überlebende finden es überaus befriedigend, sich ab und zu die Zeit zu nehmen und ihre alten Tagebucheintragungen zu lesen. Auf einmal haben sie es schwarz auf weiß, wie weit sie bereits in ihrem Heilungsprozeß fortgeschritten sind. Eine Überlebende berichtete, daß sie eine Zeitlang total frustriert war, weil sie das Gefühl hatte, daß sie überhaupt nicht vorankam. Erst als sie sich ihre Tagebücher aus den vergangenen Jahren vorgenommen habe, seien ihr die enormen Fortschritte, die sie gemacht hätte, deutlich geworden, und sie habe wieder Mut gefaßt. Allein dadurch, daß sie sich ihre Vergangenheit vor Augen führte, konnte sie ihren derzeitigen Zustand in so positivem Licht sehen.

11. Laß Deine Wut an einem Kissen aus!

Wut und Empörung sind die angemessene Reaktion auf alles, was einer Inzestüberlebenden als Kind widerfahren ist. Das Verhalten der Erwachsenen war verabscheuungswürdig und durch *nichts* zu rechtfertigen.

Die meisten Frauen haben jedoch ihre Wut jahrelang unter Verschluß gehalten, indem sie sich einerseits vormachten, ihnen sei ja gar nichts passiert, und indem sie andererseits jegliche Wut, die trotzdem noch in ihnen aufstieg, bis zur völligen Verleugnung unterdrückten. Wenn sich der Vorhang des Selbstbetrugs hebt und die Wahrheit zum Vorschein kommt, beginnen die Überlebenden, ihre aufgestaute Wut wahrzunehmen. Wohin damit? Am besten wäre es, sie könnte sich dorthin richten, wohin sie gehört, aber das ist häufig nicht ganz ungefährlich; möglicherweise ist der Täter aber auch schon tot, und die übrigen Familienmitglieder sind außer Reichweite. Läßt Du aber Deine Wut an Deiner eigenen, neuen Familie oder an Deinen Bekannten aus, verhältst Du Dich

unfair, ganz besonders, wenn Du sie an Deinen eigenen Kindern ausläßt.
Was kannst Du also mit dieser ganzen unterdrückten Wut anfangen? Eine Möglichkeit ist, sich ein Kissen zu holen und es mit Füßen zu treten oder mit den Fäusten zu bearbeiten. Dazu brauchst Du einen Ort, an dem Dich keiner sieht (vor allem nicht die Kinder, die das nicht verstehen würden und verstört wären) und wo Du schluchzen, heulen und auf irgend etwas einprügeln kannst, bis Deine Wut verebbt ist. Dem Erfindungsreichtum sind keine Grenzen gesetzt: Eine Frau schaffte sich Boxhandschuhe und einen Punchingball an; eine andere backt ihr eigenes Brot und hat dabei reichlich Gelegenheit, den Teig mit aller Kraft zu kneten und zu schlagen. (Sie sagt, ihr Brot ist »absolute Spitze«!)
Klingt das nach einem regelrechten Koller? Richtig! Aber für alles, was Du als Kind durchmachen mußtest, stehen dir schon ein paar Wutausbrüche zu.

12. *Hol Dir Dein unbeschwertes Lachen zurück!*
Man sagt, mit dem Teufel sei nicht zu spaßen, und in der Hölle gäbe es nichts zu lachen. Überlebende beschreiben ihre Kindheit oft als Hölle. Nichts konnte wieder lustig sein oder Spaß machen, nachdem sie in »das Geheimnis« einbezogen waren. Es gab kein herzhaftes, unbekümmertes Lachen mehr. Humor war, wie so vieles andere in einer gestörten Familie, nicht mehr angebracht. Zwar lachte der Täter oft, wenn er sich über sein Opfer lustig machte – was aber kaum als Humor zu bezeichnen war –, oder er ließ ein schmieriges Grinsen sehen, wenn er über Sex oder »schmutzige« Dinge redete.
Wie bekommt man es hin, mit so einer scheußlichen Vergangenheit zu leben und trotzdem unbeschwert fröhlich zu sein und zu lachen? Sind Überlebende dazu verurteilt, sich selbst ständig ernst zu nehmen, weil sie so schweres Leid mit sich herumschleppen?
Je mehr wir dahinterkommen, uns selbst zu vertrauen, und nicht mehr glauben, daß wir in allem perfekt sein müssen, desto leichter fällt es uns, über uns selbst und die Welt zu lachen. Lachen ist gesund. Von dem Moment an, wo wir unsere Augen für die

Schöpfung um uns herum öffnen – statt unseren Blick ausschließlich nach innen zu richten und dort nur Schuld- und Schamgefühle zu finden –, können wir komische und herzerwärmende Dinge sehen.
Vieles von dem, was uns als Humor verkauft wird, ist in Wirklichkeit nur herabsetzend, unmenschlich und grausam; solche Witze brauchen ihr Opfer. Überlebende müssen über diese Art von Humor nicht lachen; sie wissen, wie es ist, lächerlich gemacht und gehänselt zu werden. Wenn wir unsere Augen und Ohren der Schöpfung öffnen, dann finden wir genug Launiges, Spleeniges und Heiteres. Und wenn wir einen Witz erzählen oder über unsere eigene Tolpatschigkeit lachen können, dann treiben wir den Teufel aus und lassen den Engel der Freude an seiner Stelle erscheinen.

13. Beruhig Dich mit Musik – aber mit der richtigen
»Musik ist Balsam für die geschundene Seele« sagt ein Sprichwort. Das Herrliche an der Musik ist, daß sie – mehr als jedes Wort – lindert, heilt und Freude schenkt. Sie ist eines der wirksamsten Mittel, um unseren angespannten Nerven und ängstlichen Seelen Ruhe zu schenken.
So zahlreich die Überlebenden, so verschieden ihr musikalischer Geschmack. Viele Frauen sagten uns, daß sie aus Whitney Houstons Songs Kraft und Inspiration schöpfen, insbesondere ihrem Titel »The Greatest Love of All« mit der Beschwörung der Liebe zum eigenen Selbst. Für andere Frauengenerationen ist es Helen Reddy, die ihnen aus der Seele spricht, oder Gospelmusik, die Glauben und Hoffnung ausstrahlt.
Klassische Musik steht bei den meisten unserer Gesprächspartnerinnen an erster Stelle, wobei die bevorzugten Komponisten, Stücke und Musikepochen individuell natürlich sehr verschieden waren. Aber kaum eine würde bestreiten, daß Bach und Mozart die Kraft haben, unsere Gefühle zu ordnen und Ruhe in einen gehetzten Tagesablauf zu bringen. Mehrere Frauen, die selbst ein Instrument spielen, sprachen von der Kraft, die sie für sich aus dem Musizieren und Musikhören schöpfen.

Viele Überlebende fühlen sich andererseits von moderner Rockmusik abgestoßen, vor allem von den Texten, die mehr oder weniger deutliche sexuelle Anspielungen enthalten und Gewalt verherrlichen. Ein Rat scheint uns hier angebracht. Bei vielen Gesundheits-, Fitneß- oder Gymnastikgruppen wird Pop-Musik zur Untermalung der Übungen gespielt. Darunter können Titel sein, die von ehemaligen Inzestopfern als störend oder sogar zutiefst beunruhigend empfunden werden. Sie erinnern an Sex, ob durch den Rhythmus oder den Text, und sie können eine »Rückblende« auslösen. Wenn eine Frau dann gerade in einer Haltung liegt oder sitzt, in der sie sich angreifbar fühlt, kann das ihre Angst vor dem Aufleben der Vergangenheit noch verstärken. Uns geht es ja gerade darum, ein besseres Verhältnis zu unserem Körper zu bekommen, doch wenn Texte gesungen werden, die von Vergewaltigung, Mißhandlung oder anderen Verletzungen handeln, sehen wir uns womöglich schon wieder als Opfer.
In so einem Fall solltest Du Dich nicht genieren, die Leiterin des Kurses auf den problematischen Charakter der Musik anzusprechen. Falls sie auf Deine Kritik nicht reagiert oder über Deine Gründe spottet, mach Dir klar, daß du auch Rechte hast. Es gibt genug Übungsprogramme auf Tonband oder Video, die weniger aufdringliche Musik benutzen. Es kann gut sein, daß es für Dich wichtig ist, daß Deine Sexualität nicht gerade dann in Liedern thematisiert wird, wenn Du versuchst, Dein körperliches, geistiges und sexuelles Selbst durch Körperübungen miteinander in Einklang zu bringen.

14. Erleb die Natur!
Barbara, deren bewegende Geschichte sich durch unser gesamtes Buch zieht, hat als Hobby die Tierfotografie. Obwohl sie in der Stadt wohnt, kann sie fast ihre gesamte Freizeit mit ihrem Steckenpferd verbringen. Ab Mitte März besucht sie regelmäßig den Zoo, um die Vögel, vor allem Enten und Gänse, bei Paarung und Nestbau zu beobachten und später bei der Aufzucht der Entenküken. Vom Frühling bis zum Spätsommer hält Barbara den ganzen Lebenszyklus ihrer Lieblingstiere in Bildern fest. Im Herbst reist

sie mit dem Zelt in ein Naturschutzgebiet und macht Fotos vom Vogelzug der Wildgänse.

Viele Überlebende scheuen keine Mühe, um sich an der Schönheit der Natur zu erfreuen. Jane ist eine passionierte Gärtnerin, die jede Minute, die sie erübrigen kann, bei ihren Blumen, mit dem Anlegen neuer Beete oder beim Lesen von Pflanzenkatalogen verbringt. Sie sagt: »Die Gartenarbeit hilft mir, weil ich dabei jedes Zeitgefühl verliere. Der Teil von mir, der seine Befriedigung im Hegen und Pflegen findet, kommt hier zu seinem Recht. Außerdem kann ich im Garten meine Gefühle und Probleme in Selbstgesprächen abarbeiten. Der Garten nimmt alle meine Sorgen auf und läßt mich die Welt vergessen. Wenn ich ins Haus zurückgehe, bin ich ganz ruhig.«

Andere Frauen gehen nicht ganz so weit in ihrer Naturliebe wie Barbara mit ihrer Fotografie und Jane mit ihrer Gartenarbeit. Doch viele freuen sich am Anblick von Bäumen, die im Sommer trutzige Bollwerke aus Laub, im Winter nackte Skelette der Stärke sind. Bäume scheinen eine gewisse Zuversicht zu vermitteln. Für andere haben Sonnenuntergänge, Gewitter, wildwachsende Blumen, Tiere oder Regenbögen diese Bedeutung. In der Natur findet sich der ganze Reichtum des Lebens. Inzestüberlebende, die sich an Naturschönheiten erfreuen, holen sich dort Kraft und Sicherheit.

15. Öffne Dich einer höheren Macht!

Es gibt unter den Überlebenden viele gläubige Frauen, die einer der großen Religionsgemeinschaften wie dem Christentum oder dem Judentum angehören; andere glauben nicht an einen persönlichen Gott, doch auch sie setzen ihr Vertrauen in eine höhere Macht. Viele der Überlebenden halten ihr spirituelles Leben oder ihren Glauben an Gott für das wichtigste unter den Elementen, die ihnen zur Gesundung verhelfen.

Menschen, die nicht gläubig sind, mag das rätselhaft erscheinen. Atheisten und Agnostiker begründen ihre Anschauungen ja oft damit, daß die Vorherrschaft des Bösen in der Welt beweise, daß es keinen Gott gäbe oder falls doch, so sei es zumindest kein gütiger.

Ganz gewiß sind sich auch Inzestüberlebende des Elends und Leids in der Welt bewußt, von Häßlichkeit und Ungerechtigkeit gar nicht zu reden. Man könnte also erwarten, daß sie Gott verfluchen, statt ihn zu preisen.

Warum hatten die meisten unserer Gesprächspartnerinnen das Bedürfnis, an eine höhere Macht zu glauben?

Wir können hier nur einige der uns häufiger genannten Gründe skizzieren. Wenn Frauen sich vom Christentum angezogen fühlten, so lag das an der Ausstrahlungskraft der Gestalt Jesu Christi. Viele Überlebende können sich mit seinem Leiden, mit seinem Erbarmen mit den Menschen und mit seinem Triumph über Sünde und Tod identifizieren. Sie haben die Zuversicht, daß er, der ans Kreuz geschlagen wurde, ihren Schmerz versteht. Die Gestalt Jesu ist weder unnahbar noch kalt, sie vermittelt Wärme und Nähe.

Andere schildern ihre Spiritualität als ein Sichhingeben an eine Macht, die größer ist als sie selbst und von der sie sich von Tag zu Tag leiten lassen. Sie verleihen dieser höheren Macht keinen Namen, kein bestimmtes Geschlecht, ordnen es keiner Sekte zu; sie spüren dieses andere immer dann, wenn sie mit sich selbst oder anderen Menschen Mitgefühl empfinden. Viele Überlebende nehmen durch tägliche Meditation Kontakt mit diesem anderen auf. Beim Meditieren kommen ihre Seelen zur Ruhe und öffnen sich der Führung durch die übergeordnete Macht. Manche erleben sich bei dieser Reise in höhere Welten als Teil einer größeren Gemeinschaft und sind überzeugt, daß der Pfad der geistigen Heilung, so weit er auch sein mag, der einzig wahre ist.

16. Wie wär's mit einem Haustier?

Es gibt kaum eine Überlebende, die nicht ein Haustier besitzt, an dem sie sehr hängt, sei es nun Katze oder Hund, Wellensittich oder Kanarienvogel. Vielleicht lieben und verwöhnen sie ihre Tiere so sehr, weil sie sich als Kinder wünschten, selbst einmal verwöhnt zu werden.

Natürlich sind die Vorlieben individuell verschieden. Doch manchmal hat die Wahl eines bestimmten Tiers auch etwas mit den Folgen des Mißbrauchs zu tun. Roberta hält sich einen Wellensittich; sie leidet nicht nur an diversen Allergien, sie gibt auch unumwunden zu, daß sie Schwierigkeiten hat, ihre Gefühle offen zu zeigen. Eine Katze will gestreichelt, ein Hund ausgeführt werden, und sie weiß, daß ihr diese Bedürfnisse lästig wären. Ein Vogel dagegen erwartet gerade das bißchen an Zuwendung, das sie geben kann. Und er gibt ihr durchaus etwas zurück; er hüpft pflichtschuldig auf ihren Finger oder setzt sich auf ihre Schulter, »gibt Küßchen« und zwitschert, wenn sie Zeit zum Spielen hat. Aber wenn sie keine Lust dazu hat, braucht sie sich nicht um ihn zu kümmern, und der Vogel ist in seinem Käfig vollauf zufrieden.

Andere Überlebende sehnen sich nach einer gemütlichen dicken Katze, die zusammengerollt bei ihnen im Bett liegt. Katzen haben eine ähnliche Bedeutung wie Teddybären, die bei Überlebenden so beliebt sind. Sie sind angenehme, warme Tiere, die beim Mittagsschlaf oder abends beim Zubettgehen mit ihrem tröstlichen Schnurren Wohlbehagen verbreiten. Man kann mit ihnen schmusen, und sie geben reichlich Gelegenheit zum Streicheln und Verwöhnen.

Viele Überlebende lieben Hunde, doch es gibt auch Frauen, die von ihrem Peiniger zu sexuellen Handlungen mit Hunden gezwungen wurden und denen aus verständlichen Gründen Hunde ein Greuel sind.[2] Manche Inzestopfer schätzen Wachhunde besonders, weil sie ihnen Sicherheit geben. Andere haben einen gutmütigen alten Hund, der z. B. zu ihren Füßen liegt, wenn sie am Schreibtisch sitzen – wie im Moment Carol Poston. Sein Schwanzwedeln und seine sanften, verständnisvollen Blicke zeigen ihr Zuwendung und Nähe. Er sorgt dafür, daß sie jeden Tag ihren Spaziergang macht, und freut sich unbändig, wenn sie ihre Schuhe für die Gartenarbeit anzieht. Und sie kann seinen weichen Hundeohren alles anvertrauen und ihren Kopf in seinem weichen Fell vergraben und sich bei ihm ausweinen – und bekommt Anbetung und feuchte Hundeküsse zurück.

17. Hör auf, Dir Vorwürfe zu machen!

Was könnte in unserem Zusammenhang verständlicher – und fruchtloser – sein als die Sätze, die mit »Hätte ich nur...« oder »Hätte ich doch bloß nicht...« beginnen. Es sind flehentliche Versuche, die Zeit zurückzudrehen oder das Geschehene so lange zurechtzurücken, bis wir endlich zufrieden sind. Aber da wir nicht über eine Zeitmaschine verfügen, können wir die Zeit nun einmal nicht zurückdrehen, um etwas anderes zu machen, und wir können es schon gar nicht »hinkriegen«, den Inzest ungeschehen zu machen.

Alle Überlebende müssen endlich die Wahrheit anerkennen, daß der Inzest *nicht* ihre Schuld war. Ein »Hätte ich doch nur...« nützt gar nichts. Doch heute als Erwachsene sind sie für ihr Verhalten verantwortlich, und wenn sie mürrisch durch die Gegend laufen und sich selbst für das Geschehene hassen, dann bestrafen sie damit sich (und auch ihre Umwelt) für etwas, was nicht mehr zu ändern ist, auch wenn sie es noch so gern radikal auslöschen möchten.

Und was noch schlimmer ist, das Schuldgefühl über den Inzest kann dazu führen, daß eine Frau erneut zum Opfer wird. Eine 55jährige sagte im Rückblick auf die schmerzerfüllten Jahre nach dem Inzest: »Es war, als ob ich nur mit einem Arm zur Welt gekommen wäre. Ich dachte, mit mir könne etwas nicht stimmen, daß ich so etwas auf mich gezogen hatte. Und so ließ ich mich immer wieder zum Opfer machen.« Durch Selbsthaß und Selbstbezichtigungen nimmt die Selbstachtung immer mehr ab oder wird sogar völlig aufgegeben.

Überlebende müssen die Gleichung neu formulieren: Wenn Du aufhörst, Dir Vorwürfe zu machen und Dich zu hassen, dann werden Deine Selbstachtung und Dein Selbstwertgefühl sich im Quadrat multiplizieren.

18. Lies Bücher, die Dir helfen!

Die meisten Überlebenden haben festgestellt, daß ihr Weg zur Selbsterkenntnis mit Büchern begann. Lesen ist ein wichtiger Bestandteil des Heilungsprozesses. Wir haben deshalb am Schluß

des Buches eine Liste mit Buchtiteln zusammengestellt (Literaturauswahl, Seite 312 ff.) – für alle, die sich noch intensiver damit beschäftigen wollen.
Hier an dieser Stelle möchten wir schon einmal darauf hinweisen, daß es mehrere Kategorien von Büchern gibt, die nützlich sein können. Dazu zählen:

- Autobiografische Erfahrungsberichte von Betroffenen, die den Inzest überstanden haben. Aus solchen Berichten erfahren wir, daß wir nicht allein dastehen, und die besten können uns dabei durch ihren Stil und ihre Inhalte helfen, unsere eigenen Gefühle zu klären.
- Wissenschaftliche Bücher, d. h. Bücher, die *von* Wissenschaftlern, die auf diesem Gebiet forschen, *für* Wissenschaftler geschrieben wurden. Solche Bücher können durchaus hilfreich sein, wenn Du soweit bist, Dich mit den verschiedenen Behandlungsmethoden oder der Art Deiner Schädigung zu befassen. Viele Überlebende meinen, daß es für ihr Selbstverständnis wichtig war, daß sie ihre Symptome zu diagnostizieren lernten. In diesen Büchern findet sich meist ein Überblick über inzestuöse Familien im allgemeinen und wie unsere Kultur mit dem Problem des Inzests umgeht, also wie häufig er ist, welche Verhaltensweisen kulturell erlaubt sind und wie weit gesellschaftliche Tabus gefaßt werden. Durch diese Bücher können wir also größere Zusammenhänge herstellen.
- Bücher, die geistige Führung anbieten, können für viele von großem Nutzen sein. Die ACOA (Adult Children of Alcoholics) gibt tägliche Hilfestellungen. Bücher darüber, wie Du das Kind in Dir heilst, und Werke über geistiges Wachstum wie Scott Pecks *Der wunderbare Weg* können Dir Orientierungshilfe leisten, wie Du allen Widrigkeiten zum Trotz zu einem lohnenden und erfüllten Leben finden kannst.
- Kinderbücher. Viele Überlebende fühlen sich von Kinderbüchern angezogen, vielleicht, weil sie um die unschuldige Kindheit, in der sie sich daran hätten erfreuen können, betrogen wurden. Wer selber Kinder hat, findet natürlich reichlich Gelegenheit, diesen Gelüsten nachzugehen. Wenn Du keine Kinder

hast, kostet es Dich vielleicht einige Überwindung, in einer Buchhandlung oder Bücherei danach zu fragen, aber es lohnt sich sicher. Außerdem braucht ja niemand zu wissen, daß *Die kleine Hexe* oder *Ronja Räubertochter* für einen selbst und nicht für Nichten und Neffen bestimmt sind. Kinderbücher sind zeitlos, und wenn Dir der Sinn danach steht, alle Bücher um den Zauberer von Oz von vorn bis hinten durchzulesen, dann kannst Du Dir selbst sagen, daß Du zum einen eine Bildungslücke schließen willst und Dich zum anderen köstlich amüsierst.

19. Sag einfach danke, wenn Dir ein Kompliment gemacht wird!
Überlebende tun sich oft schwer mit Komplimenten. Es gehört schon Übung dazu, einfach danke schön zu sagen, wenn jemand uns lobt oder uns sonst etwas Nettes und Tröstliches begegnet.
Manche Frauen fühlen sich gedrängt, ständig sich selbst oder ihre Leistungen herabzusetzen, indem sie lauter Erklärungen abgeben, warum ihnen an sich gar keine Anerkennung gebührt. »Das hast du wirklich toll organisiert«, sagt vielleicht jemand zu ihr bei einem Fest oder Ausflug, und prompt erwidert sie: »Ach, das war doch nichts. Mir haben ja so viele Leute geholfen, daß ich gar nichts zu tun brauchte.« Oder wenn ihr jemand wegen ihres Aussehens Komplimente macht, reagiert sie mit einem: »Ach, *dieses* alte Kleid!« oder: »Wirklich? Das gefällt Ihnen? Ich hab's im Ausverkauf für 29,90 DM gekauft.«
Wäre es nicht schön, wenn sie ein Lob einfach als ein Zeichen der Anerkennung für etwas, was an ihr gut ist, annehmen könnte? Wir kennen eine Überlebende, die ihr Selbstwertgefühl dadurch wiederaufbaut, daß sie sich jedes Kompliment, das man ihr macht, viermal im stillen wiederholt. Sie will ganz sicher sein, daß die Worte ankommen und sie diese Wertschätzung auch wirklich in sich aufnimmt.
Im allgemeinen sind Überlebende so anspruchslos und bescheiden, daß sie sich keine Sorgen zu machen brauchen, ihnen könnten die Komplimente zu Kopf steigen, oder sie könnten aufgeblasene Angeberinnen werden, bloß weil sie sie annehmen. Man hat ihnen

in der Vergangenheit so oft gesagt, daß sie häßlich, schlecht, schuldig und im Unrecht seien, daß manche wohl jahrelang Komplimente hören müßten, um ihr Selbstwertgefühl einigermaßen auf Stand zu bringen.
Wir, die wir einen Inzest überlebt haben, haben es einfach nötig, uns ein Lob »anzuziehen« und uns darin zu sonnen, daß wir geschätzt werden, und sollten deshalb jedem, der uns ein Kompliment macht, ein liebenswürdiges Danke zurückgeben.

20. *Nimm Dir Zeit und hab mit Dir selbst Geduld!*
Der Heilungsprozeß braucht seine Zeit, eine lange Zeit, und Du solltest Dich darauf einstellen, Dir diese Zeit auch zu gönnen. Du hast lange unglückliche Jahre hinter Dir und wahrscheinlich eine ganze Reihe von falschen Entscheidungen getroffen, so daß es nur logisch ist, daß die Veränderungen nicht über Nacht geschehen.
Wir sollten auch daran denken, daß viele Überlebende Perfektionistinnen sind: Sie erwarten sehr viel von sich selber. Wenn sie sehen, wie lange sie brauchen, um gesund zu werden, neigen solche Frauen dazu, sich selbst »fertigzumachen«, weil sie immer noch nicht alles auf die Reihe bekommen haben und immer noch Fehler machen. Sie hätten mehr Geduld mit einem dummen Tier als mit sich selbst.
Ein beliebtes Kinder-Sweatshirt trägt die Aufschrift: »Nur Geduld. Gott ist mit mir noch nicht fertig.« Diesen Gedanken sollten sich Überlebende zu eigen machen. Wir sind noch im Werden. Unsere Gefühle sind wie das Wetter – veränderlich.
Dazu eine Geschichte: Eine Inzestüberlebende, die sich darum bemühte, wieder gesund zu werden, beschloß zur Massage zu gehen, um mit ihren körperlichen Streßsymptomen besser fertig zu werden. Nach der ersten Behandlung fühlte sie sich ermutigt, weil sie tatsächlich eine gewisse Erleichterung verspürt hatte. Beim nächstenmal war sie jedoch »total kaputt«. Sie rollte sich wie ein Igel auf der Massagebank zusammen und mußte die Behandlung abbrechen. Hinterher war sie unendlich enttäuscht und wütend auf sich. So würde sie niemals gesund werden! Wie konnte sie sich nur so aufführen! Was für eine Geldverschwendung!

Als sie sich aber die Zeit nahm, sich ruhig hinzusetzen und alles noch einmal zu überdenken, was sich bei der Massage abgespielt hatte, wurde ihr manches klar. Zunächst einmal hatte sie die Musikberieselung nervös gemacht; sie hatte ein Gefühl der Beklemmung und der Unsicherheit ausgelöst. Sie hätte sicher nur zu fragen brauchen, und die Masseuse hätte entweder andere Musik angestellt oder sie ganz ausgeschaltet.
Außerdem konnte sie jetzt erkennen, daß es sie störte, nackt und nur mit einem Handtuch bedeckt dazuliegen; beim nächstenmal könnte sie Shorts oder einen Bodystocking anziehen.
So lernt eine Überlebende im Alltag allmählich, mehr Geduld mit sich zu haben. Ihre Reaktionen waren nicht falsch gewesen, und sie ist doch kein so schlimmer oder hoffnungsloser Fall, wie sie anfangs dachte. Sie brauchte nur Zeit, um alles gründlich zu durchdenken, ihre Gefühle auszuloten und dann behutsam mit sich umzugehen. Sie sollte die zweite Massagestunde als das ansehen, was sie war: eine außerordentlich lehrreiche Erfahrung.

21. *Ein schmeichelndes »Darunter« tut Körper und Seele gut!*
Sexueller Mißbrauch raubt einer Frau die Freude an ihrem sexuellen Ich. Es ist erniedrigt und herabgesetzt worden, und diese zutiefst verletzenden Erfahrungen können nur allmählich in einer vertrauensvollen Atmosphäre aufgearbeitet werden. Bei ihren Bemühungen um eine gesunde Sexualität kann eine Überlebende auch in scheinbaren Nebensächlichkeiten Unterstützung finden.
Zum Beispiel ist es ganz wichtig, daß sie sich hübsche Sachen zum Daruntertragen kauft, ob es sich nun um Unterwäsche, Nachthemden oder Negligés handelt. Alles, was sie direkt auf der Haut trägt, sollte hübsch und mit Liebe ausgesucht sein; dadurch sagt sie sich nämlich selbst, daß sie hübsch ist, denn sonst hätte sie sich die Mühe ja gar nicht erst gemacht.
Einen Streifzug durch die Wäschegeschäfte zu unternehmen, um für sich selbst feine Sachen zu kaufen, kann manche Überlebende hart ankommen, denn sie ist nicht daran gewöhnt, sich selbst so viel Aufmerksamkeit zu schenken. Jeans sind eine Sache, ein spitzenbesetzter BH ist etwas ganz anderes.

Vielleicht sollte sie eine Freundin mitnehmen, die sich öfter mal solchen Luxus leistet. Diese könnte sie zu einem Tisch mit farbigen Slips oder einem Regal mit Spitzennachthemden führen, an denen sie – »mißbrauchgeschädigt«, wie sie ist – sonst fast automatisch vorbeilaufen würde. Vielleicht würde die Freundin sie auch dazu ermuntern, die seidigen Dinge mal in die Hand zu nehmen und anzufühlen, wie schön das Material ist. Es könnte gut sein, daß eine Überlebende mehrere Anläufe braucht, bevor sie es tatsächlich schafft, sich selbst etwas zu kaufen.
Das macht nichts. Vielleicht bleiben die feinen Sachen auch eine ganze Weile in der Schublade liegen, bevor sie tatsächlich getragen werden. Das macht auch nichts. Der Tag, an dem sie soweit ist, sie zu tragen, wird schon kommen. Natürlich ist sie die einzige, die weiß, was sie unter ihren Alltagssachen trägt, aber für sie selbst bedeutet der Gedanke, daß sie schön genug ist, um ein schönes Darunter zu tragen, wieder einen Schritt in die richtige Richtung.

22. *Stell den Mann, der Dich mißbraucht hat!*
Eine Konfrontation mit dem früheren Peiniger ist sicherlich nicht unbedingt nötig, aber es gibt durchaus Überlebende, die sich mit dem Gedanken daran tragen. In Kapitel 7 haben wir einige Beispiele für solche Konfrontationen gegeben. An dieser Stelle möchten wir nochmals betonen, daß es nicht sinnvoll ist, mit der Erwartung, daß noch etwas zu ändern sei, in diese Auseinandersetzung zu gehen. Es kann gut sein, daß der Täter Deine Anklage ignoriert oder behauptet, daß Du lügst, oder Dir eine ganze Reihe neuer Anschuldigungen entgegenschleudert. Wenn Du nicht stark genug bist, mit diesen Eventualitäten umzugehen, überlege Dir gut, ob es sich lohnt. Wenn schon eine Gegenüberstellung, dann sollte sie ausschließlich zu Deiner inneren Befriedigung verlaufen.
Vorher solltest Du Dir einen Plan machen. Vielleicht könntest Du die Auseinandersetzung auch schon probeweise mit Deiner Therapeutin durchspielen. Laß das Treffen auf sicherem oder neutralem Boden stattfinden, z. B. im Büro Deiner Therapeutin. Falls die Gefahr besteht, daß es zu Gewalttätigkeiten kommen könnte,

mußt du entsprechende Vorsorge treffen; Du selbst kannst am besten beurteilen, ob Sicherheitsvorkehrungen nötig sind.
Wenn der Mann, der Dich mißbraucht hat, schon gestorben ist und eine persönliche Auseinandersetzung unmöglich geworden ist, könnte ein Besuch an seinem Grab Dir dieselbe Befriedigung bringen. Es gibt Frauen, die dort eine Vase hingestellt oder ein Gefäß vergraben haben, in denen sie Briefe oder Zettel hinterlegen können. Einige sprechen mit dem Toten, schlagen mit den Fäusten auf das Grab oder stoßen Verwünschungen aus. Andere spüren den Drang, den Grabstein zu beschädigen. Wir befürworten eine Gesetzesübertretung nicht, doch ist diese Reaktion verständlich, und wer das täte, müßte sich darüber im klaren sein, daß es sich dabei um Vandalismus handelt. Du könntest sogar ...

23. *Schreib dem Täter einen Brief!*
In vielen Fällen hilft es einer Frau, die einen Inzest erlebt hat, einen Brief zu schreiben, in dem sie ihren Gefühlen freien Lauf läßt, den sie aber *nicht* abschickt. Das kann für Frauen besonders nützlich sein, die sich in einer Therapie befinden oder in einer Selbsthilfegruppe mitmachen, in der sie viel Rückhalt haben. Eine Frau erzählte, daß sie sich an dem Tag, an dem sie ihrer Gruppe ihren Brief laut vorlas, nicht nur durch den Beistand ihrer Leidensgenossinnen getragen fühlte, sondern auch erlebte, wie in ihr eine Flut von Gefühlen losbrach und spontan zum Ausdruck kam. Sie fühlte sich ungeheuer erleichtert.
Wir haben sehr viele solcher nicht abgeschickter Briefe an den Täter gesehen – haßerfüllte, mit unflätigen Ausdrücken gespickte, aber auch einige, die sorgsam komponierte Gedichte enthielten. Die Form ist nebensächlich, solange diese Schreiben ihren Zweck erfüllen.
Viele Überlebende schreiben auch an ihre Mütter. Vielleicht ist es günstig, wenn die Frau Gefühle, die sie ihrer Mutter gegenüber empfindet, zuerst handschriftlich zur Sprache bringt; es scheint ein gutes Gefühl zu sein, alles erst einmal spontan hinzukritzeln und soviel im Text herumstreichen zu können, wie sie möchte. Die meisten Briefe, von denen wir Kenntnis haben, wurden dann

sauber getippt, bevor sie abgeschickt wurden. Wir schließen daraus, daß es den Frauen sehr wichtig war, daß alles klar und deutlich zu lesen war, und Mißverständnisse ausgeschlossen waren.
Viele Überlebende schreiben auch einen Brief an sich selbst, als Kind. Der Auslöser kann ein Schnappschuß sein, auf dem Du selbst als Kind zu sehen bist. Schreib diesem unschuldigen kleinen Mädchen einen Brief, sprich mit ihr über ihre Verwirrung und das Leid, das man ihr antut. Der Sinn der Übung ist klar: Du mußt das kleine Mädchen, das du einmal warst, als tüchtig, gut und verletzlich begreifen und nie, nie als am Inzest schuldig.

24. *Schau Dir Deinen Körper genau an und erkenne, daß Du gut bist!*

»Der Körper vergißt nichts.« Das hören wir immer wieder. Selbst nach jahrelanger Therapie leiden manche Frauen noch unter Phantomschmerzen und Verspannungen als Folge des Inzests.
Ihren Körper als etwas Gutes und Schönes anzusehen fällt den meisten Überlebenden sehr schwer. Ihr Körper wurde benutzt, mißbraucht, manchmal auch für immer beschädigt, aber nicht nur er trug Narben davon. Der schlimmste Schaden war psychischer Natur und brannte sich tief in ihre Seelen ein. Wie die Ehebrecherin Hester Prynne in Nathaniel Hawthornes berühmtem Roman *Der scharlachrote Buchstabe* haben diese Frauen oft das Gefühl, ein Sündenmal zu tragen, nur daß sie es Begegnungen verdanken, die weder wertvoll noch schön waren.
Wie kann eine Frau sich selbst davon überzeugen, daß sie schön, anziehend und körperlich unversehrt ist? Wie kann sie ihren Körper davon überzeugen, daß er schön und gut ist, wenn er auf seinen Erinnerungen beharrt?
Wir bekamen von unseren Gesprächspartnerinnen viele Hinweise zu diesem Problem, vor allem aber war zu hören, daß es sich dabei um einen sehr langwierigen Prozeß handelt. Eine besonders gute Methode ist, sich massieren zu lassen. Durch die Hände einer ausgebildeten und verständnisvollen Masseuse werden viele Überlebende von den Muskelverspannungen und den Schmerzen befreit, die mit den Erinnerungen an den Inzest einhergehen;

Schmerzen, die von »unangenehm« bis »unerträglich« reichen. Eine Tiefenmassage scheint auch bei sehr tiefgehenden Schmerzen für Entspannung zu sorgen.

Wir müssen uns mit unserem Körper vertraut machen, ihn berühren und schätzen lernen, eine Aufgabe, die schwierig sein kann. Wir sollten uns öfter ein ausgiebiges Badevergnügen gönnen, mit duftendem Schaum oder feiner Seife, bis wir wohlig entspannt sind und uns in unserer Haut zu Hause fühlen. Vielleicht ist dann der Augenblick gekommen, in den Spiegel zu schauen und uns zu betrachten und nach und nach wahrzunehmen, daß jeder unserer Körperteile seine eigene Schönheit hat.

25. *Geh fürsorglich mit Dir um!*

Viele Überlebende können gut für andere sorgen, doch ihren eigenen Bedürfnissen werden sie nicht gerecht. Sie müssen lernen, mit sich selbst fürsorglich umzugehen.

Wir plädieren damit keineswegs für eine beschränkte Selbstsucht oder Ich-Bezogenheit. Worum es geht, nämlich die eigenen Bedürfnisse wahrzunehmen und Körper und Seele das zu geben, was sie brauchen, ist ein Ausdruck von Selbstachtung und Selbstakzeptanz. Frauen, die ihre eigenen Bedürfnisse ständig zugunsten anderer zurückstellen, werden auf die Dauer zornig und gereizt. Es ist schwer, Deinen Nächsten wie Dich selbst zu lieben, wenn Du Dich nicht zunächst einmal selbst liebst.

Überlebende kennen die verschiedensten Methoden, um Integrität, Würde und Selbstachtung, die ihnen in ihrer Kindheit erbarmungslos entrissen wurden, wiederzuerlangen. Oft scheint es leichter, unsere einzige Schwachstelle zu erkennen als die vielen guten Seiten unseres Charakters.

- Feiere Dich selbst! Du hast den Inzest überlebt; Deine Chancen stehen gut, daß Du eine so unendlich schwierige Situation nicht noch einmal durchstehen mußt.
- Klopf Dir selbst auf die Schulter, wenn Du etwas geleistet hast, auf das Du stolz bist! Du hast es verdient. Als Kind bist Du wahrscheinlich zur Genüge kritisiert worden, also ist Dein Bedarf nach Anerkennung durch Dich selbst heute um so größer.

- Bitte Deine Freundinnen um eine Aufzählung Deiner guten Eigenschaften und klebe die Liste an Deinen Spiegel, so daß Du den Tag damit beginnen kannst.
- Hör zu, wenn man Dir Komplimente macht, und akzeptiere die Streicheleinheiten, die andere Dir geben.
- Kümmere Dich um die gesundheitlichen Belange Deines Körpers, geh regelmäßig zum Arzt, auch zum Zahnarzt.
- Gönn Dir die neue Frisur oder die Dauerwelle, die Du nötig hast. Überzeuge Dich davon, daß Dir Dein Äußeres gefällt.
- Kauf Dir selbst einen Blumenstrauß, mach mal ein Nickerchen, trödele herum, kauf Dir eine neue Bluse, ohne dabei Schuldgefühle zu haben. Verwöhne Dich!

26. Stell Dir eine starke Hilfsmannschaft zusammen!

Frauen, die in ihrer Kindheit mißbraucht wurden, fühlen sich oft isoliert und in ihrem Schmerz allein gelassen; viele sind sogar zeitweilig davon überzeugt, daß sie als einzige auf dieser Welt einen Inzest erlebt haben. Weil sie damals ganz allein dastanden und gezwungen waren, ihr Geheimnis zu hüten, haben sie sich daran gewöhnt, ihre Probleme allein zu bewältigen. Damals hatten sie Angst, um Hilfe zu bitten, weil sie glaubten – vielleicht völlig zu Recht –, daß sie doch keine bekommen würden.

Aber wenn Überlebende als Erwachsene versuchen, ihr Leben wiederzugewinnen, stehen sie nicht allein da, und es ist wichtig, daß sich jede ein Auffangnetz von Freundinnen und Bekannten aufbaut, die da sind, wenn sie sie braucht. Denn wenn sie ihre Vergangenheit in einer Therapie aufdeckt, wenn sie durch »Rückblenden« überwältigt wird und ihren Schmerz noch einmal durchlebt, dann läßt sich das kaum noch ertragen, wenn sie völlig auf sich gestellt ist.

Für Frauen, die zeit ihres Lebens einsam waren und weder Familie noch Freunde haben, kann es ein schwieriges Unterfangen sein, sich ein solches Netzwerk aufzubauen. Viele Frauen entscheiden sich dafür, bei einer Selbsterfahrungsgruppe für Überlebende oder einer Frauengruppe, die nicht auf ehemalige Inzestopfer beschränkt ist, mitzumachen; andere ziehen kirchliche Organisatio-

nen oder eines der entsprechenden, von den Prinzipien der AA abgeleiteten Zwölf-Schritte-Programme vor.
Jetzt ist die Zeit gekommen, einen kleinen Kreis vertrauter Freundinnen aufzubauen. Hör dabei auf Deine innere Stimme. Menschen, die voreingenommen, nörglerisch oder zynisch zu sein scheinen, wirst Du wohl kaum in Dein Bezugssystem einbeziehen; wahrscheinlich weißt Du aber schon, wer geeignet wäre und wer nicht. Wenn eine Frau einen freundlichen Eindruck macht, mußt Du ihr ein wenig von Dir erzählen und dann sehen, wie sie reagiert. Mach Dir Notizen. Wenn die Reaktion herzlich ist und Du Dich angenommen fühlst, erzähle ein bißchen mehr. Freundschaft braucht Zeit und besteht aus Geben und Nehmen. Freundschaft heißt nicht, daß überhaupt keine Kritik geübt werden darf, aber wenn, dann sollte sie konstruktiv sein und unter liebevollen Vorzeichen stehen.

Wie finde ich die richtige Therapeutin

Eine Psychotherapie kann *der* entscheidende Faktor sein, um den Gesundungsprozeß voranzutreiben. Doch die Suche nach einer Therapeutin (wir sprechen hier der Einfachheit halber nur von Therapeutinnen; das soll nicht heißen, daß eine Inzestüberlebende nicht auch zu einem männlichen Therapeuten gehen kann, d. Ü.) wird von vielen Überlebenden als Alptraum beschrieben. Im folgenden nennen wir einige Punkte, die Du beachten solltest, wenn Du Dir eine Therapeutin auswählst, die Dir auf Deinem Weg hilfreich zur Seite stehen soll. Und vergiß nicht, die Arbeitgeberin bist *Du*, denn die Aufgabe, bei der Du Unterstützung brauchst, mußt Du selbst tun – die Aufgabe, Dich selbst zu heilen und Dein Leben in die Hand zu nehmen.
Unglücklicherweise fangen die meisten Menschen in dem Moment an, nach einer Therapeutin Ausschau zu halten, in dem sie am wenigsten fähig sind, richtige Entscheidungen zu treffen: in einer Phase aufgewühlter Gefühle und extremer Überlastung. Fang deshalb, wenn irgend möglich, mit der Suche an, *bevor* die

Krise ihren Höhepunkt erreicht. Sonst stehst Du nachher mit der erstbesten Therapeutin da, die Du auftreiben konntest.

Aber zuerst müssen wir noch den Begriff »Therapeutin« klären. Während in Deutschland in den vergangenen Jahrzehnten nahezu alle Therapeuten Psychiater, d. h. Mediziner, waren, teilt sich heute eine Reihe von Berufen mit geistes- bzw. sozialwissenschaftlichen Abschlüssen diese Bezeichnung. Fachleute, die heute – neben Ärzten – die Berufsbezeichnung »Psychotherapeut« tragen, sind vor allem Diplom-Psychologen und Sozialpädagogen mit psychotherapeutischer Zusatzausbildung, die aus verschiedenen »Schulen« kommen und unterschiedliche Methoden vertreten. Der Titel Psychotherapeut ist bisher nicht gesetzlich geschützt.

Da es keinen sicheren Weg gibt, wie Du herausfinden kannst, welche dieser Experten am besten für Deine Bedürfnisse geeignet sind, ist es wichtig, die folgenden Richtlinien zu beachten:

1. Frage zunächst Freunde und Bekannte, die selber eine Therapie gemacht haben. Aber bedenke dabei, daß nicht immer gesagt ist, daß die Therapeutin, die einer Freundin bei deren Eheproblemen oder in Karrierefragen helfen konnte, auch für Dich, die Du ganz andere Probleme hast, geeignet ist. Ebensowenig, wie Du Dir denselben Mann wie Deine Freundin ausgesucht hättest, muß Dir ihre Therapeutin unbedingt gefallen.
2. Sieh Dich um. Wenn Du in einer größeren Stadt lebst, in der Dir mehrere Möglichkeiten offenstehen, unterhalte Dich mit den Therapeutinnen, bevor Du Dich entscheidest. Nimm Dich vor denen in acht, die Dich mit Mißfallen betrachten, wenn Du sagst, daß Du Dich auch bei anderen Therapeutinnen umhörst. Eine gute Therapeutin wird Verständnis dafür zeigen, daß Du Vorsicht walten läßt, und wird wissen, daß Du eine Beziehung herstellen mußt, in der Du Dich wohl fühlst.
3. Beschränke Dich nicht darauf, Einzelgespräche zu führen. Andere Quellen könnten Dir helfen, einen schnelleren Überblick auf diesem Feld zu gewinnen. Als Informationsquellen kommen u. a. die psychiatrischen Ambulanzen der städtischen Krankenhäuser in Frage, vor allem von Universitätskliniken,

oder Weiterbildungsinstitute für Psychotherapie oder -analyse. Die Mitarbeiterinnen der psychiatrischen Sozialstationen auf städtischer oder kommunaler Ebene arbeiten unter Umständen im Schichtdienst. Sprich mit der Stationsleiterin, die die einzelnen Mitarbeiterinnen und deren jeweilige Fähigkeiten genau kennen sollte. Vertreterinnen des Personalrats können Dir eventuell ebenfalls bestimmte Therapeutinnen empfehlen, die besonders geeignet sind, Probleme, wie Du sie hast, zu behandeln.

4. Finde heraus, ob es eine Expertin/einen Experten für Deinen Fall gibt. Die Zahl der Therapeutinnen, die sich darauf spezialisieren, steigt. Wenn Du von einer Therapeutin hörst, die vorwiegend Inzestüberlebende behandelt, zieh sie in die engere Wahl. Falls Du von keiner hörst, frage jede Therapeutin, mit der Du Kontakt aufnimmst, ob sie bereits andere Inzestüberlebende behandelt hat, wenn ja, wie viele und wie sie dazu steht. Auf diese Fragen gibt es keine richtigen oder falschen Antworten, aber anhand der Reaktion wirst Du erkennen, ob Du dieser Person vertrauen kannst.
5. Schließe Dich einer Gruppe von Überlebenden an. Es ist aufschlußreich zu sehen, wie andere Frauen ihre Probleme lösen, und vielleicht stößt Du auf ein intaktes »Auffangnetz«, weil ihr ähnliche Voraussetzungen mitbringt. Solche Gruppen können entweder als Selbsthilfegruppen oder unter Leitung einer Therapeutin stattfinden. Auch hier ist Dein eigenes Empfinden der beste Maßstab für die Entscheidung, ob Du von einer Gruppe profitieren könntest oder welche für Dich am besten geeignet wäre.
6. Scheue Dich nicht, der eventuell in Frage kommenden Therapeutin Fragen bezüglich ihres Verhaltens und ihrer Behandlungsmethoden zu stellen. Folgende Fragen könnten sich als nützlich erweisen:
   Frage: Haben Sie schon einmal Überlebende behandelt?
   Eine negative Antwort auf diese Frage ist hinzunehmen, wenn die Therapeutin Interesse daran hat, sich weiterzubilden. Dies kann mittels Büchern oder Seminaren geschehen, die auf die

Behandlung von Inzestüberlebenden abgestellt sind, ebenso durch das Hinzuziehen von Spezialisten und, was am wichtigsten ist, dadurch, daß sie *Dir* zuhört – der *wahren* Expertin auf diesem Gebiet.

Frage: Wie stehen Sie zur Behandlung von Inzestüberlebenden?

Eine befriedigende Antwort müßte Hoffnung und Engagement in der Bewältigung des Inzests zum Ausdruck bringen. Auch könnte in der Reaktion anklingen, daß diese Therapeutin Respekt und Verständnis für die Lebenskraft und Anpassungsfähigkeit von erwachsenen Inzestüberlebenden empfindet.

Frage: Sind Sie der Ansicht, daß verschiedene therapeutische Erfahrungen Patientinnen nützen, oder ziehen Sie es vor, die einzige zu sein, deren Dienste in Anspruch genommen werden?

Eine befriedigende Antwort wird die Patientin ermutigen, sich auf vielfältigste Weise zu entwickeln und ihre Heilung anzustreben, indem sie sich alle möglichen Hilfsquellen erschließt und zunutze macht.

Frage: Meinen Sie, daß eine sexuelle Beziehung zwischen Therapeut und Patientin unter Umständen angebracht sein kann?

Die einzige annehmbare Antwort auf diese Frage lautet: »Nein!« Zwar besteht zwischen Patientin und Therapeut oft eine sexuelle Anziehung, aber es ist für einen Therapeuten nie angebracht, diesen Gefühlen nachzugeben. Dies wäre eine Grenzüberschreitung, die sich für die Patientin ähnlich schädlich wie der Inzest auswirken würde. Karen Lison, die selbst Therapeutin ist, empfindet es als schockierend, daß sie hier darauf hinweisen muß, daß eine größere Anzahl von erwachsenen Überlebenden von ihren Therapeuten erneut zum Opfer gemacht worden sind.

7. Ganz allgemein gesprochen, such Dir einen Therapeuten oder eine Therapeutin oder eine Gruppe, mit der Du Dich wohl fühlst und wo eine einfühlsame, herzliche und respektvolle Atmosphäre zu herrschen scheint. Versuch, Therapeutinnen

aus dem Weg zu gehen, die einen kühlen und kritischen Eindruck machen, ebenso wie unbehaglichen Gruppenkonstellationen. Hör auf Deine innere Stimme und vertrau auf Deine Wahrnehmungen. Streb eine Beziehung an, in der Du Dich sicher, verstanden, angenommen und geschätzt fühlst.

Abschließend möchten wir noch etwas über den Mut sagen. Wir reden heute nicht mehr soviel über Tugenden und Laster wie die Menschen in der Vergangenheit – was vielleicht schade ist. Im klassischen Sinne zählt der Mut zu den sieben Kardinaltugenden und galt jahrhundertelang als wesentlicher Bestandteil des menschlichen Charakters, ohne den ein Mensch sich nicht zu einem moralischen Wesen entwickeln konnte.
Mut erwächst aus dem inneren Impuls, der uns zum Handeln, ja sogar zum Eingehen von Risiken antreibt, denn wir wissen, daß wir uns ändern wollen. Dem steht die Angst gegenüber, die uns lähmt. Angst macht die Menschen bewegungsunfähig. Sie verkümmern und hören auf, sich weiterzuentwickeln. Mut bewirkt das genaue Gegenteil.
Wenn wir Inzestüberlebenden begegneten, begegneten wir auch immer wieder dem Mut. Sich eine Therapeutin auszusuchen verlangt Mut – ebensoviel Mut, wie sich der Tatsache des Inzests zu stellen und sich damit auseinanderzusetzen. Es kostet Mut, eine Hand auszustrecken und einem anderen Menschen zu vertrauen, wie auch die Wendung nach innen und das Vertrauen auf sich selbst nur mit Mut zu bewältigen sind. Es gehört Mut dazu, Rechenschaft darüber abzulegen, wie der Inzest Teile unserer Persönlichkeit zerstört hat, und wiederum Mut, Wege zu deren Wiederherstellung zu finden. Allein schon, um uns zu erinnern, brauchen wir Mut.
Den meisten Mut kostet es, aufzustehen und zu sagen: »Ja, so bin ich. Ja, diese schreckliche Sache ist ein Teil von mir, aber deshalb bin ich noch lange kein schrecklicher Mensch. Und bitte erzählt mir nicht, daß ich auf ewig verloren und verkrüppelt bin, weil ich etwas erlebt habe, das ein anderer mir angetan hat. Auch ich bin ein Mensch und verdiene Respekt.«

Anmerkungen

Einleitung

1 Markus 4, 21–22. Vgl. auch Matthäus 5, 15, und Lukas 11, 33.

Kapitel 1

1 Das Zahlenmaterial bezüglich des sexuellen Mißbrauchs weist große Unterschiede auf und scheint sich schnell zu ändern. Die beste neuere Zahlenquelle findet sich bei John Crewdson, *By Silence Betrayed*, Boston 1988 (Little, Brown and Company), in dem Kapitel mit der Überschrift »Numbers«. Er gibt einen Überblick über die neuesten Befunde in den USA und Kanada und untersucht die ganze Variationsbreite von Zahlen, die in verschiedenen Untersuchungen vorgelegt wurden. Die höchsten Schätzungen gehen davon aus, daß eine von zwei Frauen und einer von drei Männern in irgendeiner Form einen sexuellen Mißbrauch in der Kindheit erlebt hat. Die größte Zufallsstichprobe war der Kinsey-Report von 1953 (A. C. Kinsey, W. B. Pomeroy, C. E. Martin und P. H. Gebhard, *Das sexuelle Verhalten der Frau*, dt. 1954). Kinsey und seine Mitarbeiter stellten fest, daß drei Prozent der befragten Frauen vor dem 14. Lebensjahr von einem männlichen Verwandten mißbraucht worden waren, eine Zahl, die sie für statistisch unerheblich hielten. Die Forscher um Kinsey wurden sowohl wegen ihrer Auswahlkriterien als auch wegen ihrer Ansicht, daß die 139 befragten Frauen, die einen Inzest erlebt hatten, dadurch keinen Schaden erlitten hatten, kritisiert.

Neuere Zahlen finden sich in Diana Russells Zufallsstichprobe von 930 Frauen aus dem Gebiet um San Francisco aus dem Jahr 1977. Danach war eine von sechs Frauen ein Opfer interfamiliären Mißbrauchs gewesen (*The Secret Trauma*, New York 1986). Russell glaubt heute, daß ihre Zahlen zumindest »eine Unterschätzung« darstellen, da 36 Prozent der Haushalte ein Interview verweigerten und darunter die Personen waren, die möglicherweise die stärkste Belästigung durchgemacht hatten (Diana Russell bei einem Vortrag am 17. 5. 1988 in Waukesha, Wisconsin). Weitere neuere Zahlen veröffentlichte das US-Justizministerium, das die Kindesbelästigung als »eines der häufigsten, am wenigsten verstandenen Verbrechen in unserem Land« bezeichnete und angab, daß »bis zu eines von vier Kindern betroffen sein könnte« (»Symposium Studies Child Molestation«, *New York Times*, 4. 10. 1984, sec. III, S. 3). Das FBI zitiert Informationen, nach deren Schätzungen eine von vier Frauen unter 18 einen sexuellen Mißbrauch erlebt, zehn Prozent der amerikanischen Familien von Inzest betroffen sind und »zwischen 60 000 und 100 000 Kinder weiblichen Geschlechts jährlich sexuell mißbraucht werden, wobei aber nur 20 Prozent der Verbrechen angezeigt werden« (Robert J. Barry, »Incest: The Last Taboo«, Nachdruck vom *FBI Law Enforcement Bulletin*, Januar–Februar 1984, S. 1).

2 Susan Forward und Craig Buck, *Betrayal of Innocence: Incest and Its Devastation*, New York 1979 (Penguin Books), und Sandra Butler, *Conspiracy of Silence: The Trauma of Incest*, San Francisco 1978 (Volcano Press).

3 Die Zahlenangabe entstammt einem Dokumentarfilm, der im Herbst 1983 von ABC, Chicago, gezeigt wurde. Danach waren alle Insassen der Frauen-Strafanstalt in Dwight, Illinois, als Kinder sexuell mißbraucht worden.

4 Eine ausführliche Darstellung der Dissoziation findet sich auf S. 58 ff.

5 Lynn Daugherty, *Why Me?*, Racine, Wisconsin, 1984 (Mother Courage Press), S. 11. Eine weitere brauchbare Definition ist die der V.O.I.C.E.S. in Action (Victims of Incest Can Emerge Survivors), einer nationalen Organisation von Inzestüberlebenden. Es handelt sich dabei um die vielleicht am weitesten gefaßte Definition: »Inzest ist ein Vertrauensbruch, begleitet von offenkundigen oder verdeckten sexuellen Handlungen – direkten oder indirekten, verbalen oder physischen (Geschlechtsverkehr eingeschlossen, aber nicht darauf beschränkt) zwischen einem Kind und einem vertrauten Erwachsenen und/oder einer Autoritätsperson.«

6 Jon Conte und John R. Schuerman, »The Effects of Sexual Abuse on Children: A Multidimensional View«, *Journal of Interpersonal Violence*, 2 (1987), S. 380–390.

7 Eine gründliche Zusammenfassung des vorhandenen Materials zur Häufigkeit des sexuellen Mißbrauchs von Jungen findet sich in: Judith Lewis Herman, *Father-Daughter Incest*, Cambridge, Mass., 1982 (Harvard University Press), S. 14. Weitere Information über Täter in: Diana Russell, *Sexual Exploitation: Rape, Child Sexual Abuse, Workplace Harassment*, Newbury Park, Kalifornien, 1984 (Sage Publications Inc.).

8 Alice Miller, *Am Anfang war Erziehung*, Frankfurt/M. 1980 (Suhrkamp), S. 293.

Kapitel 2

1 Ruth C. und C. Henry Kempe, *Kindesmißhandlung*, Stuttgart 1980 (Klett-Cotta), S. 73; David Finkelhor, *Child Sexual Abuse*, New York 1984 (The Free Press), S. 93.

2 Richard Kluft, Verfasser von *Childhood Antecedents of Multiple Personality*, Washington, D.C., 1985 (American Psychiatric Press), und Bennett G. Braun, Herausgeber von *Treatment of the Multiple Personality Disorder*, Washington, D.C., 1986 (American Psychiatric Press, Inc.), sind führende Experten auf dem Gebiet der Erforschung von

multiplen Persönlichkeiten. Viele Überlebende haben jedoch mit gutem Erfolg mit Therapeuten der klientzentrierten Richtung gearbeitet, die für gewöhnlich keine Hypnose einsetzen und die sich an das vom Klienten im Laufe der Therapie beigebrachte Material halten. Auf diese Weise ermöglichen sie, daß sich die verschiedenen Persönlichkeiten in ihrem eigenen »Tempo« äußern können und die Integration als natürlicher, nichtinszenierter Vorgang zustande kommt.

3 Natalie Shainess, *Sweet Suffering*, New York 1984 (Bobbs-Merrill Co., Inc.), S. 8.

4 Mark Twain, *Die Abenteuer von Tom Sawyer und Huckleberry Finn*, Dausien, Hanau/M., S. 214.

5 American Psychiatric Association, *Diagnostic and Statistical Manual of Mental Disorders*, Washington, D.C., 3. Aufl. 1980 (American Psychiatric Association). Im folgenden als *DSM III R* zitiert.

6 Diese Definitionen der Amnesie stammen aus *DSM III R*, S. 253.

7 Definitionen aus *DSM III*, S. 236.

8 Der Experte für die Untersuchung des Kindesmißbrauchs Hank Giaretto sagt: »Der Mißbrauch ist der Kern des Ausreißer-Problems. Die meisten der Kinder sind mißbraucht worden. Sonst wären sie nicht von zu Hause ausgerissen.« (John Crewdson und Lynn Emmerman, »Sex Abuse Extends Beyond Its Victims«, *Chicago Tribune*, 25. 9. 1984, sec. I, S. 1 ff.)

9 Aus einem Referat von Joy Ann Kenworthy, Ph. D., gehalten auf einer Tagung über »Freud, Incest, Women, and Psychotherapy: Avoidance of the Truth?« am 14. 9. 1984 in der Governors State University, University Park, Illinois.

Kapitel 3

1 Vladimir Nabokov, *Lolita*, Reinbek b. Hamburg 1976 (Rowohlt-Sonderausgabe), S. 22.

2 Selbst wenn Fälle vor Gericht kommen, sind Verurteilungen von Sexualtätern schwierig. Weitere Informationen bei John Crewdson, *By Silence Betrayed*, Boston 1988 (Little, Brown), Kapitel 10.

3 Vgl. Dan Kiley, *Das Peter Pan Syndrom*, München 1986 (Heyne-Taschenbuch). Das Buch befaßt sich mit der nach Meinung des Autors häufigen Weigerung vieler amerikanischer Männer, erwachsen zu werden. Wie Peter Pan in James Barries Geschichte brauchen diese Männer eine »Wendy«, die sie bemuttert, doch zugleich weigern sie sich standhaft, in die Erwachsenenwelt und ihre geteilte Verantwortung einzutreten.

Kapitel 4

1 Aus einem öffentlichen Vortrag im Oktober 1984 in Evanston, Illinois.

2 Erik Erikson, *Kindheit und Gesellschaft*, Stuttgart, 5. Aufl. 1974 (Klett-Cotta), S. 243.
3 Erik Erikson, *Identität und Lebenszyklus*, Frankfurt/a.M. 1976 (Suhrkamp), S. 62.
4 M. Scott Peck, *Der wunderbare Weg*, München 1986 (Bertelsmann), S. 24.
5 Ruth S. und C. Henry Kempe, *Kindesmißhandlung*, a. a. O., S. 69 f.
6 Jean Renvoize, *Incest: A Family Pattern*, London 1982 (Routledge and Kegan Paul), S. 101.
7 Roland C. Summit, »The Child Sexual Abuse Accommodation Syndrome«, *Child Abuse and Neglect*, 7 (1983), S. 182 f., 185.
8 Karen Meiselman, *Incest: A Psychological Study of Causes and Effects with Treatment Recommendations*, San Francisco 1978 (Jossey-Bass), S. 112 f.
9 Linda Tschirhart Sanford, *The Silent Children*, New York 1980 (Anchor Press/Doubleday), S. 157 f.
10 Renvoize, a. a. O., S. 26.
11 Vgl. Hesekiel 36, 26.

Kapitel 6

1 C. S. Lewis, *Mere Christianity*, New York 1952, 1960, 1978, S. 91 (Paperback-Ausgabe).
2 Wir verdanken die Erklärung dieses Konzepts Prof. Linda Williams an der University of Illinois in Chicago. Wir stellten fest, daß die Fachterminologie dieses Kapitels ursprünglich von der Filmkritikerin Laura Mulvey in dem Essay »Visual Pleasure and Narrative Cinema« (*Screen*, 16. 3. 1975) benutzt wurde, wo sie einen Mann als »Träger des Blicks« und die Frau als sein Objekt beschreibt. Wir müssen darauf hinweisen, daß die Welt des Films und die Welt, die von realen Männern und Frauen bewohnt wird, nicht begrifflich austauschbar sind. Der Film bedient sich seinem Wesen entsprechend des Voyeurismus; auf diese Weise sind wir in die Handlung einbezogen. Wir versuchen hier die Art, wie sich Männer und Frauen in der realen Welt aufführen, zu behandeln – auch wenn die Analogie zum Film dazu dienen kann, diese Auffassung zu erläutern.

Kapitel 7

1 Vgl. Eugene T. Gendlin, *Focusing*, Salzburg 1981 (Otto Müller). Gendlins »Focusing-Technik« ist eine weithin angewendete Methode, Menschen zu helfen, sich auf ihre Erinnerung zu konzentrieren, um die Ursachen für ihren Streß zu erkennen. Sie ist insofern besonders wertvoll für Inzestüberlebende, weil sie Frauen lehrt, wie sie auf ihren Körper hören und zurückliegende Schmerzen erinnern können.

2 Die 18jährige Cheryl Pierson wurde in Suffolk County, New York, schuldig gesprochen und zu sechs Monaten Gefängnis verurteilt, wegen der Vorbereitung des Mordes an ihrem Vater James, der sie ihrer Aussage zufolge sexuell mißbraucht hatte. Sie hatte einen Mitschüler überredet, ihn für 1000 Dollar zu töten. Dutzende von Inzestopfern schrieben zu ihren Gunsten Briefe an den Richter Harvey W. Sherman. Richter Sherman sagte, er glaube zwar, daß die Frau sexuell mißbraucht worden war, daß er aber einen Mord nicht ungesühnt lassen könne (*New York Times*, 6. 10. 1987, sec. II, S. 1 f.).

3 Beverley Flanigan von der University of Wisconsin-Madison hat eine der brauchbarsten Untersuchungen über das Thema der Vergebung verfaßt; das Buch wird unter dem Titel *Forgiving the Unforgivable* erscheinen. Professor Flanigan untersuchte individuelle Fälle in fünf sehr unterschiedlichen Gemeinden: in Utah, Virginia, Wisconsin, Florida und Neuseeland. Nach ihrem Befund stand der Inzest bei den von ihr Befragten in der Kategorie »unverzeihliche Sünde« ganz oben, und dennoch hatten sich die meisten Frauen zur Vergebung durchringen können, und zwar oft ohne geistlichen oder therapeutischen Beistand. Flanigan zieht die Schlußfolgerung, daß Vergebung die Menschen nicht miteinander versöhnt. Statt dessen stellt sie dem Opfer einen Weg anheim, sich selbst und seine Welt nach dem Vertrauensbruch wiederaufzubauen.

Kapitel 8

1 *The American Cuisine* von den Herausgebern des *Metropolitan Home*, Des Moines (Meredith Corporation, publ. von Crown Publishers). In Deutsch z. B.: Eva Rittinger, *Das biologische Vollwert-Kochbuch* (Gräfe und Unzer, München).

2 V.O.I.C.E.S. in Action (Victims of Incest Can Emerge Survivors), bereits in Kapitel 6 (s. auch Anm. 5 zu Kap. 1) als nationales Selbsthilfe-Netzwerk für Inzestüberlebende zitiert, hat auch eine spezielle Untergruppe für Frauen, die in Zusammenhang mit Tieren mißbraucht wurden.

Literaturauswahl

Allen, Charlotte Vale, *Daddy's Girl*, Berkley, New York 1980.

Bass, Ellen, *I Never Told Anyone. A Collection of Writings by Women Survivors of Child Sexual Abuse*, Harper and Row, New York 1983.

Bass, Ellen/Davis, Laura, *The Courage to Heal*, Harper and Row, New York 1988.

Beattie, Melody, *Co-Dependent No More*, Hazelden, Minn. 1987.

Black, Claudia, *Mir kann das nicht passieren. Kinder von Alkoholikern als Kinder, Jugendliche und Erwachsene*, M. Bögner-Kaufmann, Wildberg 1988.
Ein einfühlsam geschriebenes Buch, das Überlebenstechniken von Kindern aus Alkoholiker-Familien beschreibt und erklärt, wie diese Techniken im Erwachsenenalter wiederum Probleme verursachen können.

Brady, Katherine, *Father's Days*, Dell, New York 1981.

Briggs, Dorothy Corkille, *Selbstvertrauen wirkt Wunder. Wege zu neuem Lebensmut*, Ehrenwirth, 3. Aufl., München 1986.
Ein Handbuch für Eltern, das zu gesunden Erziehungspraktiken anregen soll.

Brownmiller, Susan, *Gegen unseren Willen. Vergewaltigung und Männerherrschaft*, S. Fischer, 3. Aufl., Frankfurt a. M. 1984.
Untersuchung eines sozialen Umfeldes, das sexuellen Mißbrauch erst möglich macht.

Butler, Sandra, *Conspiracy of Silence. The Trauma of Incest*, Volcano Press, San Francisco 1978; 1985 (aktualisiert).

Cermak, Timmen, *A Primer on Adult Children of Alcoholics*, Health Communications, Pompano Beach, Fla., 1985.

Colgrove, Melba/Bloomfield Harold/McWilliams, Peter, *How to Survive the Loss of Love*, Bantam, New York 1976.

Conte, Jon/Schuerman, John R., *The Effects of Sexual Abuse on Children. A Multidimensional View*, Journal of Interpersonal Violence, 2 (1987), S. 380–390.

Crewdson, John, *By Silence Betrayed. Sexual Abuse of Children in America*, Little, Brown and Company, Boston 1988.

Daugherty, Lynn, *Why Me?*, Mother Courage Press, Racine, Wis., 1984.

Dirks, Liane, *Die liebe Angst*, Roman, Hoffmann und Campe, Hamburg 1986.

Finkelhor, David, *Child Sexual Abuse*, The Free Press Publ., New York 1984.

Finkelhor, David, *The Trauma of Child Sexual Abuse. Two Models*, Journal of Interpersonal Violence, 2 (1987), S. 348–366.

Fortune, Marie M., *Sexual Violence. The Unmentionable Sin. An Ethical and Pastoral Perspective*, The Pilgrim Press, New York 1983.

Forward, Susan/Buck, Craig, *Betrayal of Innocence. Incest and its Devastation*, Penguin Books, New York 1979.

Fraser, Sylvia, *Meines Vaters Haus. Die Geschichte eines Inzests*, Claassen, Düsseldorf 1988.
Ein bewegender Lebensbericht einer Frau, die im reifen Alter erkennen muß, daß sie sich als Kind in zwei Persönlichkeiten aufgespalten hatte, um auf diese Weise sexuellen Mißbrauch zu überleben. Schritt für Schritt geht die Frau den Weg der Selbstheilung.

Gendlin, Eugene, *Focusing. Technik der Selbsthilfe bei der Lösung persönlicher Probleme*, Otto Müller Vlg., Salzburg 1981.
Ein klassischer Leitfaden für die, die lernen müssen, den Weg, über den vergangene Ereignisse gegenwärtige Funktionen beeinträchtigen, herauszuarbeiten.
Gil, Eliana, *Outgrowing the Pain*, Launch Press, San Francisco 1984.
Goodwin, Jean M., *Sexual Abuse. Incest Victims and Their Families*, Wright-PSG, Littleton, Mass., 1982.
Hazelden Meditationsbücher, *Jeder Tag ein neuer Anfang. Tägliche Meditation für Frauen*, Heyne, München 1988.
Exzellentes Buch der täglichen Meditation, insbesondere für Frauen.
Herman, Judith Lewis, *Father-Daughter Incest*, Harvard University Press, Cambridge, Mass., 1982.
Hirsch, Mathias, *Realer Inzest. Psychodynamik des sexuellen Mißbrauchs in der Familie*, Springer, Berlin 1987.
Jäckel, Karin, *Du bist doch mein Vater ...*, Heyne, München 1988.
Jäckel, Karin, *Es kann jede Frau treffen*, Heyne, München 1988.
Jäckel, Karin, *Inzest*, Moewig, Rastatt 1988.
Karkatsoulis, Panagiotis, *Inzest und Strafrecht. Die Bedeutung des Strafrechts am Beispiel des Inzesttatbestandes*, Centaurus, Pfaffenweiler '87.
Kaufman, Gershen, *Shame. The Power of Caring*, Schenkman Books, Cambridge, Mass., 1980.
Kavemann, Barbara/Lohstöter, Ingrid, *Väter als Täter. Sexuelle Gewalt gegen Mädchen*, Rowohlt, Reinbek 1984.
Kempe, Ruth S./Kempe, Henry C., *Kindesmißhandlung*, Klett-Cotta, Stuttgart 1980.
Ein bahnbrechendes Werk des Kinderarztes Henry Kempe und seiner Frau, Ruth Kempe. Die Autoren werden in den USA weithin als diejenigen angesehen, die erstmals die Aufmerksamkeit der medizinischen Öffentlichkeit auf das Schicksal mißhandelter Kinder lenkten.
Lerner, Harriet Goldhor, *Wohin mit meiner Wut. Neue Beziehungsmuster für Frauen*, Kreuz Vlg., Zürich 1987.
Hilfreich, um die Ursprünge der Wut zu erkennen und mit deren lähmenden Auswirkungen umgehen zu können.
Masson, Jeffrey Moussaieff, *Was hat man dir, du armes Kind, getan. Sigmund Freuds Unterdrückung der Verführungstheorie*, Rowohlt, Reinbek 1984.
Der Autor dieses Buches hinterfragt die Freudsche Ödipus-Theorie. Er stellt die These auf, daß Freud reale Fallgeschichten von Inzest einfach unterdrückte/verschwieg, da er und seine Kollegen der Erkenntnis der Realität dieses Tatbestandes noch nicht gewachsen waren.
Meiselmann, Karen, *Incest. A Psychological Study of Causes and Effects with Treatment Recommendations*, Jossey-Bass, San Francisco 1978.

Miller, Alice, *Am Anfang war Erziehung*, Suhrkamp, Frankfurt a. M. 1983.
Interessante Fallgeschichten; besonders nützlich durch eine Liste von Rechten des Kindes im Anhang des Buches.

Morris, Michele, *Diesmal überlebe ich*. Roman, Orlanda Frauenvlg. 1988.
Ein lebhafter, couragierter Bericht aus der Perspektive des Ich-Erzählers.

Norwood, Robin, *Wenn Frauen zu sehr lieben*, Rowohlt, Reinbek 1986.
Besonders hilfreich für Frauen, die in selbstzerstörerischen Beziehungen mit ihren Männern leben.

Peck, M. Scott, *Der wunderbare Weg*, Bertelsmann, München 1986.
Ein Leitfaden, um zu einem verantwortungsbewußten Menschen heranzureifen und seelisch zu gesunden.

Renvoize, Jean, *Incest. A Family Pattern*, Routledge and Kegan Paul, London 1982.

Roth, Geneen, *Essen als Ersatz. Wie man den Teufelskreis durchbricht*, Rowohlt, Reinbek 1989.
Ein einfühlsam geschriebenes und hilfreiches Buch, das die Ursprünge der Störungen von Eßgewohnheiten aufzeigt und auch den Hintergründen solcher Verhaltensweisen nachgeht.

Russell, Diana, *Sexual Exploitation. Rape, Child Sexual Abuse, Workplace Harassment*, Sage Publications, Newbury Park, Kalifornien, 1984.

Russell, Diana, *The Secret Trauma. Incest in the Lives of Girls and Women*, Basic Work, New York 1986.

Rush, Florence, *The Best-Kept Secret. Sexual Abuse of Children*, Prentice-Hall, Englewood Cliffs, New Jersey, 1980.

Sanford, Linda Tschirhart, *The Silent Children. A Parent's Guide to the Prevention of Child Sexual Abuse*, McGraw-Hill, New York 1982.

Sanford, Linda Tschirhart/Donovan, Mary Ellen, *Women and Self-Esteem. Understanding and Improving the Way We Think and Feel about Ourselves*, Penguin Books, New York 1986.

Schaef, Anne Wilson, *Co-Abhänigkeit. Nicht erkannt und falsch behandelt*, M. Bögner-Kaufmann, Wildberg 1986.
Die Autorin sieht Co-Abhängigkeit als eine Form von Sucht und zeigt Wege zur Heilung.

Shainess, Natalie, *Keine Lust zu leiden. Vom Teufelskreis weiblicher Lebensängste*, Heyne, München 1987.
Ihre Sicht des »weiblichen Masochismus« ist bis zum gewissen Grad widersprüchlich, doch Shainess versucht eindringlich die Eigendynamik der »Selbst-Opferung« verständlich zu machen.

V., Rachel, Hg., *A Woman like You. Life Stories of Women Recovering from Alcoholism and Addiction*, Harper and Row, New York 1985.

from Alcoholism and Addiction, Harper and Row, New York 1985.
Viorst, Judith, *Mut zur Trennung. Menschliche Verluste, die das Leben sinnvoll machen*, Hoffmann und Campe, Hamburg 1988.
Viorst beschreibt Wege zur Reife und Selbsterkenntnis.
Wegscheider-Cruse, Sharon, *Choice-Making. For Co-Dependents, Adult, Children, and Spirituality Seekers*, Health Communications, Pompano Beach, Fla., 1985.
Wegscheider-Cruse, Sharon, *Learning to love Yourself. Finding your Self-Worth*, Health Communications, Pompano Beach, Fla., 1987.
Whitfield, Charles, *Healing the Child Within*, Health Communications, Pompano Beach, Fla., 1987.
Woititz, J. G., *Struggle for Intimacy*, Health Communications, Pompano Beach, Fla., 1985.

Adressen

Hilfen für sexuell mißbrauchte Mädchen

5100 Aachen
Notruf für vergewaltigte Frauen und Mädchen e. V., Harscampstr. 5 b, 0241/344 11, Mi 17–20 Uhr
Frauen helfen Frauen, Boxgraben 49, 0241/344 11, Mi 17–22 Uhr

1000 Berlin
Mädchenhaus Berlin, »Wildwasser«, Mehringdamm 50, 030/786 50 17
Mädcheninitiative, c/o Frauenselbsthilfe e. V., Postfach 200757, Berlin 20, 030/373 30 08

4800 Bielefeld
Notruf für vergewaltigte Frauen und Mädchen e. V., Nordstr. 37, 0521/12 42 48, Mo u. Do 17–22 Uhr
Mädchenhaus Bielefeld e. V., Alfred-Brezi-Str. 10, 0521/17 30 16

3300 Braunschweig
Notruf für vergewaltigte Frauen und Mädchen e. V., Magnikirchstr. 4, 0531/433 02, Mo u. Do 17-22 Uhr

2800 Bremen
Mädchen Notruf JFH Burglesum, Bremer Heerstr. 30, 2820 Bremen 77
Stip-Institut, Beratung für sexuell mißbrauchte Mädchen und Frauen, Roonstr. 57, 0421/745 77

Schattenriß e. V., Arbeitsgruppe gegen sexuellen Mißbrauch von Mädchen, c/o Ulla Müller, Richard-Wagner-Str. 5, 0421/347465, oder Marion Schöne, 0421/342815

6100 Darmstadt
»Wildwasser Darmstadt«, c/o pro familia, 06151/43264, oder Frauenhaus, 06151/376814

4000 Düsseldorf
Information: AStA Frauenreferat, Universitätsstr. 1, 0211/311-4010

8520 Erlangen
Stadtjugendamt Erlangen, c/o Frau Opitz, Rathausplatz 1, 09131/862370
Information: Frauenreferat der Universität, 09131/85695

4300 Essen
Verein zur Förderung der Mädchenarbeit e. V., Heinrich-Strunck-Str. 18, 0201/621751
Arbeiterwohlfahrt, Lützowstr. 32, 0201/312051-53, Mo 18.30 bis 20.30 Uhr

7300 Esslingen
Verein Jugendhilfe e. V., Kirchackerstr. 11

2390 Flensburg
Beratung und Hilfe für sexuell mißbrauchte Mädchen, c/o Notruf, Postfach 1545, 0461/21807

6000 Frankfurt/M.
FeM-Mädchenhaus (Feministische Mädchenarbeit e. V.), Hinter den Ulmen 19, 069/531070

7800 Freiburg
Kinderschutzbund, z. Hd. von »Wildwasser«, Talstr. 21, 0761/72200
Selbsthilfegruppen für sexuell mißbrauchte Frauen und Mädchen, c/o Ursula, 0761/132533
BIFF, Reichsgrafenstr. 4, 0761/77478, Mi 18–20 Uhr, c/o Lola, Bußstr. 27, 0761/702562

7990 Friedrichshafen
Notruf für Frauen und Mädchen, Postfach 1472, 07544/5644, Mi 16 bis 19 Uhr.

6300 Gießen
Frauen- und Mädchenberatung e. V. Kassandra, Weserstr. 5, 0641/34430

5800 Hagen
Frauenladen, Bodelschwinghplatz 5

2000 Hamburg
Mädchenhaus, c/o Kinder- und Jugendnotdienst, Feuerbergstr. 43, 040/6320022 65
Dolle Deerns e. V., Verein zur Förderung feministischer Mädchenarbeit, Juliusstr. 16, 040/4394150, Mi 16–18 Uhr.
Figuren-Theater Fundus, Huuskoppel 68, 040/6083421 und 432498

3200 Hildesheim
Mädchen Info und Notruf, Güntherstr. 29, 05121/31755

3500 Kassel
pro familia, Frankfurter Str. 133 a, 0561/27413
Notruf für vergewaltigte Frauen und Mädchen e. V., 0561/772244
Schwarze Winkel, Gruppe gegen sexuellen Mißbrauch, Frauenhaus, 0561/898889, Di 16–19 Uhr

2300 Kiel
Mädchentreff, Rendsburger Landstr. 29, 0431/685870
Mädchenhausinitiative Lotta e. V., Krusenrotter Weg 17, 0431/64652

5000 Köln
»Wildwasser Köln«, c/o KISS, 0221/527081
Frauen lernen leben e. V., Venloerstr. 405

7140 Ludwigsburg
Mädchentreff, Hahnenstr. 47, 07141/32651

6700 Ludwigshafen
Berufsgruppe für sexuell mißbrauchte Mädchen, c/o Kinderschutzbund, 0621/525211
Selbsthilfe für mißbrauchte Frauen, Frauencafé, Schützenstr. 26, 0621/525221

6500 Mainz
Rosemarie Steinhage, Carloswirzstr. 10, 6503 Mainz-Kastel, 06134/22794

6800 Mannheim
Notruf für vergewaltigte und sexuell belästigte Frauen und Mädchen e. V., c/o Frauencafé, T 3,1, 0621/10 27 90 oder 10 55 90, Mi u. Fr. 18–20 Uhr
Berufsgruppe: Hilfe für sexuell mißbrauchte Mädchen, c/o Jugend- und Drogenberatungsstelle, P 6, 12–15, 0621/160 41, Mi u. Fr 18–20 Uhr

3550 Marburg
»Wildwasser Marburg«, Postfach 2329, Robert-Koch-Str. 19, 06421/631 83, Mo, Di, Do, Fr 10–12 Uhr, Di 17–19 Uhr, Mi 14–18 Uhr

4330 Mühlheim/Ruhr
Notruf für vergewaltigte Frauen und Mädchen, Teinerstr. 16, 0208/38 42 73, Mo–Fr 9–13 Uhr, Di 15–19 Uhr, Do 13–17 Uhr

8000 München
Notruf für vergewaltigte Frauen und Mädchen e. V., Güllstr. 3, 089/76 37 37, Mo–Fr 10–18 Uhr
Initiative Münchner Mädchenarbeit (IMMA), Baldestr. 8, 089/201 47 70
Zufluchtstelle für Mädchen, 089/18 36 09

4400 Münster
Notruf, Dortmunder Str. 11, 0251/66 57 77
Kinderschutzbund Lütke, Gasse 21, 0251/471 80
Selbsthilfegruppe Sylvia Pelz, Clevornstr. 12, 0251/79 71 96
»Zart und Bitter«, Initiative zur Unterstützung mißbrauchter Mädchen, 0251/584 19
Heidi Wilk, Meisenstr. 5, 4409 Harvexbeck

8500 Nürnberg
Selbsthilfegruppe, c/o FFGZ, Wilhelm-Marx-Str. 58, 0911/37 26 48
Notruf für vergewaltigte Frauen und Mädchen, Osianderstr. 11, 0911/28 44 00, Kontakt: Mi ab 20 Uhr, Beratung: Mo 10–14 Uhr, Mi u. Fr 16–19 Uhr

8400 Regensburg
Arbeitsgruppe gegen sexuellen Mißbrauch an Mädchen, Frauenprojektehaus, Prüfeningerstr. 32, 0941/241 71

6090 Rüsselsheim
Mädchentreff, Weißenauerstr. 19, 06142/684 42

6720 Speyer
Hilfe für sexuell mißhandelte Mädchen, c/o Frauenzentrum, Herdstr. 7, 06232/288 33

7000 Stuttgart
KOBRA e. V., Beratungsstelle für sexuell mißbrauchte Mädchen, Gerokstr. 8, 0711/24 38 65
»Wildwasser«, c/o Frauenzentrum, Kernerstr. 31, 0711/29 64 32, Mi 18–20 Uhr
Mädchentreff, Beratungsladen für Mädchen, Hackstr. 2, 0711/28 45 98
Information, Sarah Café, Johannesstr. 13, 0711/62 66 38

7400 Tübingen
Mädchenhausinitiative TIMA, Postfach 2522

6330 Wetzlar
Mädchen-Beratung, Kornmarkt 6, 06441/45 51 07

6200 Wiesbaden
»Wildwasser Wiesbaden«, Verein gegen sexuellen Mißbrauch, Wallufer-Str. 1, 06121/80 86 19

5600 Wuppertal
AG gegen sexuellen Mißbrauch, Dröppel-Femina e. V., Am Brögel 1, 0202/877 07

8700 Würzburg
Notruf und »Wildwasser«, Petrinistr. 15, 0931/28 41 80, Mi 15–17 Uhr

Österreich

8010 Graz
Beratung und Notruf, 0361/91 25 92, Mo–Fr 17–20 Uhr

6010 Innsbruck
Arbeitsgruppe gegen sexuellen Mißbrauch, Postfach 15

1000 Wien
Notruf und Beratung, 0222/56 72 13, Mo 9–12 Uhr, Di u. Do 18–21 Uhr